國家古籍整理出版專項經費資助項目

中華古籍保護計劃

ZHONG HUA GU JI BAO HU JI HUA CHENG GUO

·成 果·

中華醫藏

第三編

叢書卷

醫學切要全集

1

(清) 王文選 輯

《中華醫藏》編委會 編
江凌圳 主編

國家圖書館出版社

圖書在版編目(CIP)數據

醫學切要全集:全二册/(清)王文選輯;《中華醫藏》編委會編;江凌圳主編.
北京:國家圖書館出版社,2024.11.--(中華醫藏·第三編·叢書卷).--ISBN
978-7-5013-8205-7

Ⅰ.R2-52

中國國家版本館CIP數據核字第2024CW2304號

書　　名	醫學切要全集(全二册)
著　　者	(清)王文選　輯
叢 書 名	中華醫藏·第三編·叢書卷
著　　者	《中華醫藏》編委會　編　江凌圳　主編
項目統籌	殷夢霞
責任編輯	張愛芳　靳　諾　宋紅垚
編　　務	湯紅霞
封面設計	敬人書籍設計工作室
出版發行	國家圖書館出版社(北京市西城區文津街7號　100034) (原書目文獻出版社　北京圖書館出版社) 010-66114536　63802249　nlcpress@nlc.cn(郵購)
網　　址	http://www.nlcpress.com
印　　裝	北京華藝齋古籍印務有限公司
版次印次	2024年11月第1版　2024年11月第1次印刷
開　　本	787×1092　1/16
印　　張	71
書　　號	ISBN 978-7-5013-8205-7
定　　價	1600.00圓

《中華醫藏》規劃指導委員會　編纂委員會

專家委員會人員名單（二〇一二年）

規劃指導委員會

主任委員：蔡　武　王國强

副主任委員：楊志今　周和平　李大寧

委　　員：趙　雯　于　群　劉小琴　詹福瑞　蘇　國　石鵬建　閆　金　王　居

孫光奇　裴　飈　段　勇　王　煉　桑濱生　李　昱　晋保平

規劃指導委員會辦公室

主　　任：劉小琴

副 主 任：張志清　李　昱

成　　員：尹壽松　王思成　崔　蒙　柳長華　王振國

編纂委員會

主任委員：周和平　李大寧　張伯禮

副主任委員：劉小琴　李　昱　張志清

委　　員（按姓氏筆畫排序）：

王旭東　王莒生　王振國　王國辰　方自金　邢玉瑞　伊廣謙　多吉卓嘎

李秀明　李國慶　李鴻濤　吴　格　吴元豐　沈乃文　林世田　孟慶雲

胡旺林　柳長華　段逸山　徐　蜀　徐憶農　高文柱　郭又陵　陳先行

陳其廣　陳荔京　陳紅彦　黄建明　黄潤華　黄龍祥　崔　蒙　許逸民

張志斌　張華敏　達力扎布　董洪利　楊成凱　裘　儉　鄭金生　歐陽兵

魯兆麟　諸國本　潘桂娟　薛清禄　錢超塵　嚴世芸　嚴季瀾　羅　琳

編纂委員會辦公室

主　　任：張志清　劉保延

副 主 任：尹壽松　王思成　陳荔京　崔　蒙

成　　員（按姓氏筆畫排序）：

王紅蕾　李鴻濤　張華敏　楊照坤　裘　儉

專家委員會

顧　　問：傅熹年　丁　瑜　王　堯　安平秋

主任委員：李致忠　王永炎

副主任委員：曹洪欣

委　　員（按姓氏筆畫排序）：

王玉川　石學敏　史金波　白化文　朱良春　朱鳳瀚　李今庸　李經緯

余瀛鰲　馬繼興　陸廣莘　陳可冀　張燦玾　程毅中　路志正　鄧鐵濤

注：《中華醫藏》規劃指導委員會、編纂委員會、專家委員會人員名單據二〇一二年八月文化部、國家中醫藥管理局『關於成立《中華醫藏》規劃指導委員會、《中華醫藏》編纂委員會、《中華醫藏》專家委員會的通知』（文公共函〔二〇一二〕一五八五號）

《中華醫藏》規劃指導委員會　編纂委員會

專家委員會人員名單（二〇二二年）

規劃指導委員會

主任委員：胡和平　余艷紅　于文明

副主任委員：張　旭　熊遠明　王志勇

委　　員：馬秦臨　李　宏　陳彬斌　張志清　唐愛華　孫志誠　王新祥　王啓明
王小龍　張劍輝　羅　静　崔建民　王思成　劉群峰　李　昱　陳榕虎

規劃指導委員會辦公室

主　　任：陳彬斌　李　昱

副 主 任：張志清　陳榕虎

成　　員：湯　琳　邱　岳　賀曉路　李海燕　蕭永芝　王振國

編纂委員會辦公室

專家委員會

顧　問：傅熹年　丁　瑜　王　堯　安平秋

主任委員：周和平　李致忠　王永炎

副主任委員：曹洪欣

委　員（按姓氏筆畫排序）：

于智敏　王　琦　王玉川　王旭東　王莒生　王振國　王國辰　石學敏
史金波　白化文　仝小林　邢玉瑞　朱良春　朱鳳瀚　伊廣謙　李大寧
李今庸　李秀明　李宗友　李經緯　李鴻濤　余瀛鰲　沈澍農　武繼彪
孟慶雲　胡曉峰　柳長華　段逸山　馬繼興　高文柱　陸廣莘　陳可冀
陳其廣　黃龍祥　崔　蒙　張如青　張志斌　張華敏　張瑞賢　張燦玾
萬　芳　董洪利　程毅中　焦振廉　楊成凱　楊金萍　裘　儉　甄　艷
路志正　趙京生　臧守虎　鄭金生　鄧鐵濤　魯兆麟　劉保延　劉時覺
諸國本　潘桂娟　薛清禄　錢超塵　嚴世芸　嚴季瀾

注：《中華醫藏》規劃指導委員會、編纂委員會、專家委員會人員名單據二〇二二年六月文化和旅游部、國家中醫藥管理局『關於調整《中華醫藏》規劃指導委員會、編纂委員會、專家委員會的通知』（文旅公共發〔二〇二二〕六八號）

前言

中醫藥是中華民族的偉大創造，是包括我國漢族和少數民族醫藥在内的各民族醫藥的統稱，具有悠久的歷史傳統、獨特的理論體系和豐富的技術方法，反映了中華民族對自然、生命、健康和疾病的認識，是我國獨具特色優勢的衛生、經濟、科技、文化和生態資源，具有科學和人文雙重屬性。中醫藥古籍承載着中華民族特有的精神價值、思想智慧和生命健康知識，藴含着豐富而寶貴的原創思維、獨特理論和實踐經驗，是養生保健、防病治病理論與方法的寶藏，更是中醫藥科技創新和學術進步的源泉。發掘、整理、保護和利用中醫藥古籍，不僅是弘揚中華優秀傳統文化的重要舉措，也是傳承中醫藥學術精華、促進中醫藥原始創新的必由路徑。

毛澤東同志指出：『中國醫藥學是一個偉大的寶庫，應當努力發掘，加以提高。』在黨和政府的大力支持與推動下，我國持續開展了中醫藥古籍普查、整理和研究工作。1954年11月，《中共中央批轉中央文委黨組關於改進中醫工作問題的報告》中提出，『整理出版中醫書籍：出版中醫中藥書籍，包括整理、編輯和翻印古典的和近代的醫書』，係中央對中醫藥古籍工作的首次指示，對推動中醫藥古籍工作起到了重要作用。《1963—1972年科學技術發展規劃綱要》將『整理和注解歷代中醫名著』列爲工作任務，中醫藥古籍工作首次被納入國家規劃。爲落實全國《古籍整理出版規劃（1982—1990）》，自1982年起，原衛生部先後下達了二百餘種中醫藥古籍整理研究任務，整理出版了一批經典中醫藥古籍。2005年，財政部設立專項，實施了『中醫古籍搶救工程』。2010年，財政部支持國家中醫藥管理局實施公共衛生專項資金項目『中醫藥古籍保護與利用能力建設』，成果彙成《中國古醫籍整理叢書》陸續出版。同時，在有關部門的推動下，國家圖書館（國家古籍保護中心）、中國中醫科學院中醫藥信息研究所（全國中醫行業古籍保護中心）組織全國專家學者開展了大量調研工作，從一萬三千餘種中醫藥古籍中遴選古籍元典二千二百八十九種，初步形成了《中華醫藏》選目；在進行全國古籍普查的基礎上推進中醫藥古籍普查，編纂中醫藥古籍普查登記目録，進一步理清了中醫藥古籍的存世狀況。這些工作的開展，使得中醫藥古籍保護、整理和研究工作薪火相傳，延續至今。

習近平總書記指出，『中醫藥學是中國古代科學的瑰寶，也是打開中華文明寶庫的鑰匙』，强調要『切實把中醫藥這一祖先留給我們的寶貴財富繼承好、發展好、利用好』。黨的十八大以來，歷久而彌新的中醫藥學迎來了天時、地利、人和的歷史發展機遇，中醫藥古籍工作得到前所未有的重視和加强。2019年，《中共中央 國務院關於促進中醫藥傳承創新發展的意見》提出『挖掘和傳承中醫藥寶庫中的精華精髓。加强典籍研究利用，編撰《中華醫藏》』。2022年，中共中央辦公廳、國務院辦公廳印發的《關於推進新時代古籍工作的意見》，提出『梳理挖掘古典醫籍精華，推動中醫藥傳承創新發展，增進人民健康福祉』。系統總結、整理、挖掘中醫藥古籍資源，夯實中醫藥學進一步發展的理論基礎，促進中醫藥傳承創新發展，努力保障人民身心健康，增進社會福祉，成爲行業期待、社會所需和時代召喚。

爲此，在全國古籍普查工作已取得重大成果的今天，去粗取精，去僞存真，將中醫藥古籍的元典和精華萃爲一編尤爲重要，是一項强固中醫藥傳承創新發展大厦基石的偉大工程。

2018年，財政部正式將《中華醫藏》列入『中華古籍保護計劃』立項資助，由文化和旅游部牽頭，國家中醫藥管理局組織推進，國家圖書館（國家古籍保護中心）、中國中醫科學院中醫藥信息研究所（全國中醫行業古籍保護中心）具體實施。全國二十八家單位、三十四個課題組、近千名專家學者參與，國內外二百餘家古籍館藏機構支持項目實施。

《中華醫藏》是集保存、研究、利用爲一體的中醫藥古籍再生性保護項目。萃取精華、呈現元典，與部次流别、提要鈎玄是這套大型叢書的兩項核心工作，同時致力於推動中醫藥古籍的學術研究與資源開放共享。一方面通過深入細緻的目録學研究和全面實地考察，收録涵蓋中醫藥經典著作、各學科領域源頭性與代表性著作、歷代醫藥名家名著等，所選版本力求最精，采用『編』『類』相結合的方式，集成編纂，以先進的技術手段影印出版，使得珍貴醫籍化身千百，分藏各地，用之當代，垂之後世，架起中醫藥古籍保護和利用的橋梁。另一方面通過『辨章學術，考鏡源流』，形成每一類目的『類序』和每一書目的『提要』，可以爲科學研究提供豐富的文獻基礎，爲文化、教育和相關産業提供系統便捷的研究資料，爲臨床實踐、養生保健提供寶貴的經驗，使後世學者能『即類求書，因書究學』，真正做到『人守其學，學守其書，書守其類』。

《中華醫藏》是國家重大文化工程，是中醫學傳承創新發展的基礎性學術巨著，也是盛世修典的重要體現。《中華醫藏》之『藏』是中國古代醫學典籍之『藏』，不僅是中醫藥古籍文獻的系統彙集和影印出版，更是嚴謹的學術研究和體系創新；既是對存世重要古典醫籍的集結彙總和分類編次，也是對中醫藥學術發展史的一次系統梳理，是歷代傳世醫藥文獻系統研究整理的最新成果。通過遴選編修、影印出版，引領具有版本價值、學術價值和臨床價值的珍貴典籍走出秘閣、服務社會，昭示先賢智慧，傳承醫統正脉，引導原始創新，保護原創權益，爲後世留下一座恢宏而實用的寶庫，意義和價值重大，必將爲加快構建中國特色、中國風格、中國氣派的中醫藥學科體系、學術體系和話語體系，爲中華文明的偉大復興做出更大的貢獻！

編纂一部賅括古今、薈萃百家、涵蓋各科，全面反映中醫藥學發展歷程和成就的大型醫學叢書，是幾代中醫藥學人的夢想。在《中華醫藏》的編纂過程中，全體同仁群策群力，同心同德，不畏艱難，奔走於全國各地，搜采秘本佳籍。同時，該項目得到了社會各界的廣泛支持，許多專家不顧年高事繁，事必躬親，爲項目實施建言獻策、保駕護航。值此《中華醫藏》出版之際，謹對財政部、文化和旅游部、國家中醫藥管理局、中國社會科學院等部委單位的大力支持、悉心指導，對社會各界的鼎力襄助、中醫藥行業同仁的辛勤付出致以崇高的敬意和衷心的感謝！

《中華醫藏》編纂委員會

二〇二二年十月十日

凡例

一、《中華醫藏》是『中華古籍保護計劃』的一項重大成果，由文化和旅游部牽頭，國家中醫藥管理局組織推進，國家圖書館（國家古籍保護中心）、中國中醫科學院中醫藥信息研究所（全國中醫行業古籍保護中心）具體實施。其編纂宗旨爲保護、傳承、整理、利用中醫藥古籍，着力推動中醫藥古籍的學術研究與資源開放共享，揭示中醫藥發展源流，推動中華傳統醫藥科技發展與文化守正創新。

二、《中華醫藏》選録歷代中醫藥經典醫籍，在選擇版本時注重珍稀孤罕善本和有藝術特色的繪刻佳本，共計二千二百八十九種，其中民族醫藥古籍二百二十四種。

三、選録範圍：

（一）寫印於1911年以前（含1911年）的中醫藥古籍，其中民族醫藥古籍年限適當後延；

（二）收録中醫藥古籍僅限紙質文獻；

（三）適當收録在國外寫印的、由中國人編撰的中醫藥著作；

（四）民族醫藥古籍僅爲用漢文或民族文字著述者；

（五）適當收録分散載於《道藏》等各類叢書、類書和文集中的醫、藥、養生論著。

四、選録原則：

（一）中醫藥經典著作及其注釋研究著作。原書已佚的經典著作，選擇最佳輯本；

（二）中醫藥各學科代表著作、源頭性著作；

（三）歷代醫藥名家名著；

（四）地區代表性醫藥著作，如地方本草、地方病專著等；

（五）具有民間特色的中醫藥著作，如鈴醫、草藥醫及行之有效的特殊療法等；

（六）歷代醫事制度、醫家傳略、醫史著作等。

五、本書選録中醫藥古籍儘量選取其存世（包括國内外）最早、最完好、刻印或抄録最佳的版本爲底本；選録之書版本殘損者，進行書版補佚。補配原則如下：

（一）選録古籍的同一版本。某些卷帙分藏數地，則通過補配合成完璧；

（二）補配時，在全面調研的基礎上，選定主體底本（主體底本應是同一版本的古籍中書品狀況最爲完好者），依據主體底本的殘損缺佚情況選擇該書同一版本的其他藏品進行補配，并注明殘損缺佚及補配的相關信息。

六、本書按分類編年法編排：

（一）全書設二級結構，第一級爲『編』，第二級爲『類』。全書分四編，具體如下：

第一編：醫經（内經、難經）、傷寒金匱、本草、養生、醫史；

第二編：藏象、運氣、病因病機、針灸推拿、經絡骨度、診法、方書；

第三編：通論、内科、外科、傷科、女科、兒科、温病、眼科、咽喉口齒、醫案醫話、叢書；

第四編：藏醫、蒙醫、維吾爾醫、傣醫、彝醫。

（二）類下具體書籍大致依照成書年排列；成書年不詳者，依據刊刻或抄録年排列；刊刻或抄録年不詳者，依據著者卒年或大致生活年代排列；著者卒年或大致生活年代亦不詳者，依據書籍著録版本大致年代排列。

七、爲體現全書『辨章學術，考鏡源流』的功用，在每類類名下設有類序，每書書名下設有内容簡介。各書書名和著者，大體按照卷端著録。各部分文字涉及异體字的，統一使用規範漢字。

《叢書卷》編纂人員名單

主　審：盛增秀　朱建平　臧守虎

主　編：江凌圳

副主編：莊愛文　高晶晶　李曉寅　丁立維

編　委（按姓氏筆畫排序）：

丁立維　王　英　毛偉波　石芹芹　朱建平

竹劍平　江凌圳　安　歡　李延華　李　健

李曉寅　余　凱　周　維　孟子蛟　胡　晶

莊愛文　高晶晶　陳秀琳　孫舒雯　崔一迪

《叢書卷》類序

『叢書』一詞最早見於唐代韓愈《剥啄行》『門以兩版，叢書於間』，意爲聚集書籍。而作爲書籍類别的叢書，亦稱叢刊、叢刻等，即根據一定目的和使用對象，將兩種或以上獨立成書的書籍在一個總名下彙編爲一書。常見含括多個類别的綜合性叢書和單一類别的專門性叢書。叢書之體始自齊梁，叢書之名始見於唐代《笠澤叢書》（名爲『叢書』，實爲雜文集）。現存最早的叢書一般認爲是南宋嘉泰二年（1202）俞鼎孫、俞經的《儒學警悟》，惜其流傳不廣。

醫學類叢書屬於專門性叢書。現存最早的醫學類叢書爲南宋楊士瀛所撰《新刊仁齋直指》，含子書四種，包括《新刊仁齋直指附遺方論》《新刊醫脉真經》《新刊傷寒類書活人總括》《新刊仁齋直指小兒附遺方論》，該叢書總書名與子書《新刊仁齋直指》相同，係以子書名代叢書總書名。

最早見於書目著録的醫學類叢書爲元代杜思敬輯《濟生拔粹》，又名《濟生拔粹方》，選取金元時期張元素及其弟子、門人等名家醫籍十九種，擇其尤切用者，節而録之，門分類析，有論有方，雖爲節本，但對傳播、保存以及校訂金元醫籍等方面均有重要的意義，極具文獻學價值。

隨着學術的發展、印刷術的普及，明代整理、輯録叢書較多，在編纂、刊印方面取得了相當成就。醫學類叢書常見兩種類型，一是個人或家族對醫籍的彙纂，如《汪石山醫書》《景岳全書》；一是藏書家、刻書家對不同醫籍的彙刊，如胡文焕《醫家萃覽》、余象斗《必用醫學須知》。

清代是醫學叢書編纂的繁榮時期，數量逾百種，遠超前代之和。有名醫撰著，如陳念祖《南雅堂醫書全集》、王士雄《潛齋醫書五種》等；有藏書家編輯，如葉志詵《漢陽葉氏叢刻》、丁丙《當歸草堂醫學叢書》；還有官方編纂醫學叢書，如太醫院編《脉學本草醫方全書》。

民國時期，叢書又有新的發展，出現了影響深远的大型綜合性叢書，如《四部叢刊》《四部備要》等。此外，叢書編纂突破四部分類體系，如《叢書集成》以實用與罕見爲標準，分爲十大類。在此影響下，醫學叢書的編纂亦層出不窮。著名的有裘慶元編《三三醫書》，收録《温熱逢源》等九十九種醫書；錢季寅輯《影印古本醫學叢書》，收録《古本難經闡注》等十種；國醫書局輯《國醫小叢書》，收録《時疫白喉捷要》等三十四種；曹炳章輯《中國醫學大成》，收輯

《靈樞識》等一百三十餘種；裘慶元輯《珍本醫書集成》，收録《内經素問校義》等九十種；陳存仁輯《皇漢醫學叢書》，收録《素問識》等七十二種。皆具内容豐富、類别多樣的特點，對於醫籍的傳播和保存起到了極大的作用。

經過歷代叢書的編纂，中醫古籍大部分被收入醫學叢書，中醫古籍目前流傳的版本也以叢書居多。編纂刊布醫學叢書，對於醫家專人、醫學專題、地方性醫學的研究，保存醫學文獻，尤其是一些篇幅較短小、容易散佚的文獻，具有十分重要的作用。故清代張之洞《書目答問》謂：『叢書最便學者，爲其一部之中，可該群籍，搜殘存佚，爲功尤巨，欲多讀古書，非買叢書不可。』

醫學叢書類目始創於日本高島久也、岡田昌春合編的《躋壽館醫籍備考》，此後《中國醫學書目》《南京國學圖書館書目》皆仿之，專門著録醫學叢書。《中國中醫古籍總目》著録中醫叢書類古籍二百零六種，《新編中國中醫古籍總目》著録中醫叢書類古籍二百五十種。若計入民國時期的文獻，則有三百種之多。這些叢書對保存、整理、研究、傳承中醫學術發揮了重要作用。

《中華醫藏·第三編·叢書卷》收録二十七種代表性醫學類叢書。其中收録最多的爲一人自撰或據前人著述輯録的叢書，如明代王肯堂《證治準繩》，先成《雜病證治準繩》并附以《類方》，後續成《傷寒證治準繩》《幼科證治準繩》《女科證治準繩》《瘍醫準繩》四種，後世稱《六科證治準繩》；明代張三錫纂《醫學準繩六要》，含《經絡考》《四診法》《病機部》《運氣略》《本草選》《治法彙》六種；明代盧復輯《芷園醫種》，含《醫種子》四種、《芷園臆草》五種；清代沈明宗編注《醫徵》，含《金匱要略編注》《傷寒六經纂注》《温熱病論》《虚勞内傷》《女科附翼》子書五種，附録《客窗偶談》一種；清代蔡貽績輯《醫學四要》，含《醫學指要》《醫會元要》《傷寒温疫抉要》《内傷集要》四種；清代李守永删訂《司命秘笈》，含《龍宫三十禁方》《華祖青囊外症十方》《枕中秘要》三種傳説與孫思邈有關的醫書。另如《證治大還》《沈氏尊生書》《鄭氏彤園醫書》《聊復集》《齊氏醫書四種》《醫學切要全集》《醫學六種》等等。尤重名家名著稿抄本，如《泉唐沈氏醫書九種》《田晋蕃醫書七種》《正誼堂醫書九種》《連自華醫書十五種》等，其中《田晋蕃醫書七種》收録的《中西醫辨》爲中西醫結合早期經典之作。有兩人以上的名家醫著合刻叢書，如明代何柬編撰的《醫學統宗》，含子書七種，其中何柬自撰者三種，校補滑壽所著醫書三種。有學術流派、地方醫學類叢書，如清代陳嘉璴輯《醫學粹精》，除陳氏自撰之書，還收録明代有學術傳承關係的周之幹、查萬合、胡慎柔之書；清代楊乘六《己任編》，輯評明末清初醫家高鼓峰、吕留良、董廢翁三家四部醫書彙集之編；《盤珠集》，含嚴潔、施雯、洪煒三人或獨撰或合撰的五種。有官修綜合性醫學叢書，如乾隆年間組織太醫院院判編纂的官修綜合類叢書《御纂醫宗金鑑》，收録十五種醫籍。另外，《中華醫藏·第三編·叢書卷》包含了部分全書，如明代彭用光《體仁彙編》，有論有方，卷號連續，并無子書之名；張介賓《景岳全書》六十四卷，全書分爲十六種，内容不重複，卷序連續；陳澈《雪潭居醫約》取張介賓《類經》、王肯堂《證治準繩》、繆希雍《神農本草經疏》等書之精要，參以自身醫案，編輯成書，是一部内容豐富的綜合性醫書；清代程文囿《醫述》十六卷，編纂思想統一，卷次連續，但又各有主題，書中引録甚多，所輯古今醫書三百二十餘種，經史子集四十餘種。

需要説明的是，部分所收叢書有缺子書、缺卷、缺葉者，如有同一版本儘量配補。其中清代汪啓賢、汪啓聖選注《濟世全書》，本藏從他館補配三種，收齊二十七種子書，首次成爲完書。《新刊仁齋直指》《濟生拔粹》《古今醫統正脉全書》等代表性醫學類叢書的子書計劃收入《中華醫藏》其他類目者，《叢書卷》不再重複收録。

《中華醫藏·第三编·叢書卷》收録代表性醫學類叢書共二十七種，按成書時間先後，依次爲：《體仁彙編》（全二册）、《醫學統宗》（全一册）、《證治準繩》（全二十四册）、《醫學準繩六要》（全七册）、《芷園醫種》（全二册）、《雪潭居醫約》（全三册）、《景岳全書》（全十册）、《濟世全書》（全八册）、《醫徵》（全三册）、《醫學粹精》（全一册）、《證治大還》（全六册）、《己任編》（全一册）、《御纂醫宗金鑑》（全十六册）、《盤珠集》（全三册）、《沈氏尊生書》（全八册）、《鄭氏彤園醫書》（全四册）、《聊復集》（全一册）、《醫學四要》（全三册）、《醫述》（全六册）、《齊氏醫書四種》（全四册）、《醫學切要全集》（全二册）、《醫學六種》（全二册）、《司命秘笈》（全一册）、《泉唐沈氏醫書九種》（全二册）、《田晋蕃醫書七種》（全六册）、《正誼堂醫書九種》（全一册）、《連自華醫書十五種》（全三册）。因卷次繁多，體量巨大，爲方便讀者使用，現將《叢書卷》所收二十七種叢書單獨出版。

江凌圳

二〇二四年四月

總目録

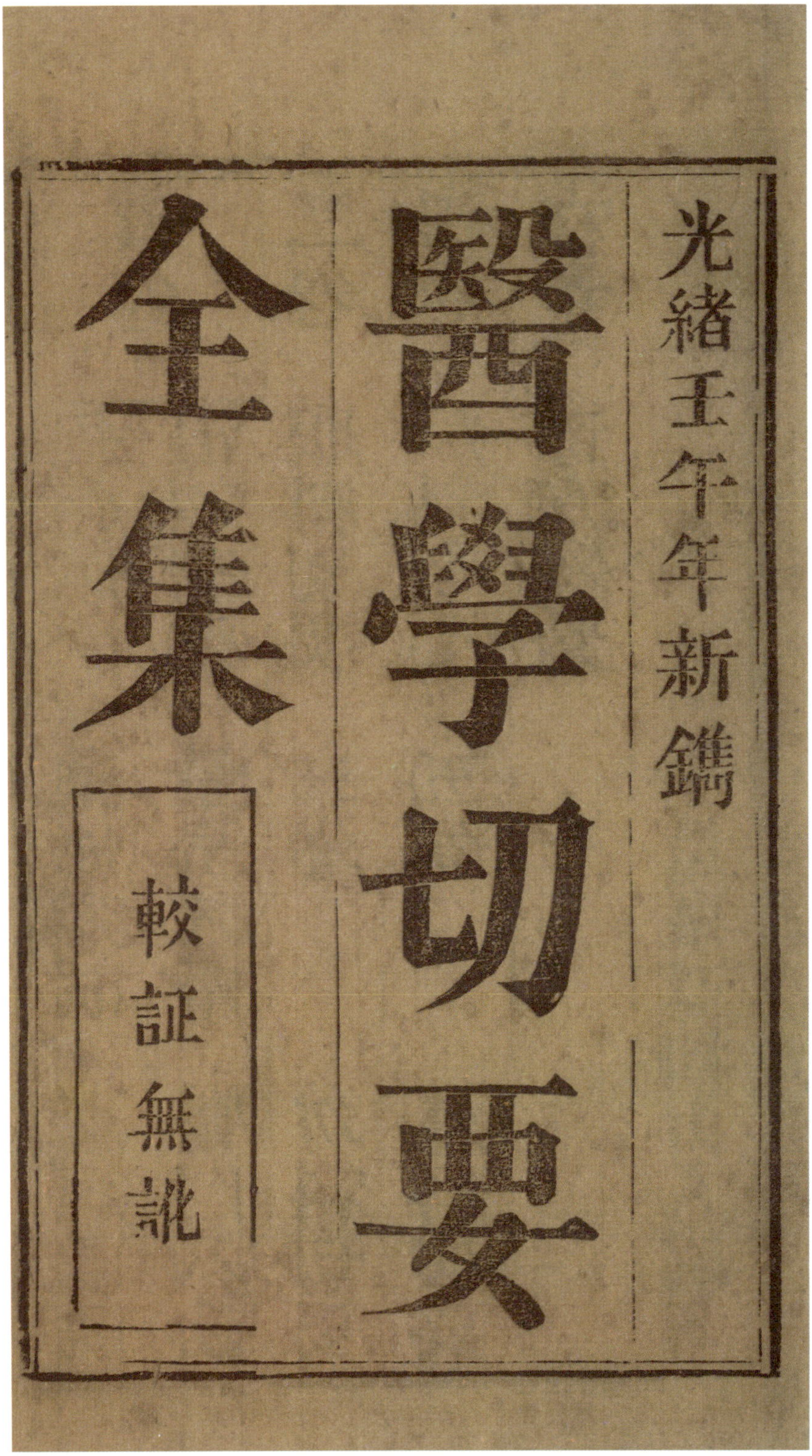

光緒壬午年新鐫

醫學切要

全集

較証無訛

醫學切要全集六卷

（清）王文選 輯

清道光二十七年（1847）重慶饒氏刻光緒八年（1882）重印本

醫學切要序

天下惟醫道與儒道並重亦惟醫書與儒書並傳蓋天下技藝不一其途而惟是術近乎中庸之道為有補於天地好生之德焉醫之不可不學也明甚然自世有未業儒而漫操此術者泥引古方不知活變亦有業儒而兼習此道者妄立奇方自矜活變是

第一册目録

（清）王文選 輯

醫學切要全集六卷（卷一至三）

清道光二十七年（1847）重慶饒氏刻
光緒八年（1882）重印本

醫學切要全集六卷

清王文選輯，清道光二十七年（1847）重慶饒氏刻光緒八年（1882）重印本。

王文選（約1804—1889），字錫鑫，號席珍子，又號亞拙山人，萬縣（今重慶萬州）人，爲晚清巴蜀普及類中醫著作的代表醫家，擅長鑒面鑒舌辨證，以醫知名。著作有《存存彙集》《光明眼科》《遂生外科》《方便一書》《壽世醫鑒》等傳世。

此集成書於清道光二十七年，含《醫學切要》《眼科切要》《幼科切要》《痘科切要》《外科切要》《奇方纂要》六種六卷，卷六後附清代黄爲良編輯《醫學一統》一卷。此集屬於中醫普及類書籍，主要以歌訣形式介紹中醫基本知識，詳述眼科、幼科、痘科、外科等各科疾病的病因病機、診斷和辨證治療、常用方藥。

《中華醫藏》影印底本原書版框高二十點三厘米，寬十二點八厘米，現藏中國中醫科學院圖書館。

（毛偉波）

首卷

經絡脈訣　藥性彈詞　看病歌訣

湯頭諸歌　景岳八畧　醫門八法

萬縣王氏醫學切要

六之一

魚泉亞拙山人編輯

光緒壬午年新鐫

醫學切要全集

較証無訛

醫學切要序

天下惟醫道與儒道並重亦惟醫書與儒書並傳蓋天下技藝不一其途而惟是術通乎中庸之道焉有補於天地好生之德焉醫之不可不學也明甚然自世有未業儒而漫操此術者泥引古方不知活變亦有業儒而兼習此道者妄立奇方自矜活變是

皆不能無誤人也醫之為道是非明
乎儒理而更即此道久而擧之精而
習之以至化而裁之神而明之有不
可妄談此道故凡世之為醫者亦聞
救活人之數然匯曰庸醫亦不過為
時醫而譏不可謂之名醫亦莫無愧
於名醫者其惟王公乎公萬邑人也
名錫金號亞拙子六而其人何以知

為名醫見其選集而知之也時有邸
君名好生者其人本以好生為心得
此珍藏不惜捐金坊刻以公行於世
且一時存心　好善諸君亦樂為之
助焉俟予為序予玩是書綜古書而
纂其切要約有六卷訣無不全方無
不備内科與外科俱載八法與八略
俱傳且編成歌句分為號數以便翻

閱知醫醫者讀而習之愈增神妙不知醫者取而閱之亦覺了然善哉公之心一陸公之心公之術一范公之術也活人而兼活國為醫無異為相此書傳而仲景叔和之道庶不致為人悞用哉於是樂為之序以誌其不朽云　昔

道光二十七年秋七月[illegible]邑舉人白藍田撰

序

昔韓昌黎云紀事者必提其要旨哉斯言也要則切而不泛簡而不繁不泛不繁庶人皆易於領會而精神有所專注否則竭材力殫心思徒勞而罔濟況醫之爲道肇自軒皇代有傳人著書立說其闡明靈樞素問之旨悉有所長俱不可廢惟是其書紛然汗牛充棟在高明者何難兼收並蓄自得其要領無如

世人半屬中材，資力或有所限，且鄉村僻壤購書頗難，無由得窺全豹。此醫雖小道，而精其業者蓋亦僅矣，可勝歎哉！王君亞拙，篤行士也，性情和平，藹然儒者氣象，書工隸篆，兼善相數，每多奇驗，而尤究心於岐黃之術，殫精竭慮，洵三折肱而九折臂者矣。然惟以濟世活人為念，嘗製丸散以拯人之危，就而診視者亦復不計其貲。予雅重其行之高，時與往來談次之餘手出一卷示　予集成多年其命名曰切要予反復玩視繹　歎爲後學津梁而入門之捷徑也蓋緝脈訣　約而該括著釋藥性以寒熱溫平分類質而　簡當至傷寒所治應用之湯劑依次作爲歌　訣便於記誦醫書中之切要者莫過於此讀　是書者神而明之引伸觸類眞可以登仲景　之堂而不愧爲國手矣予　素不諳醫理祗以　體弱善病時

復披閱羣册一知半解間有所得今獲此卷
愛不釋手更覺胸次豁然於斯道頗有會悟
因慫恿王君付之剞劂公諸同好爰綴數言
於簡端云

歲進士候選訓導濟陵熊祿芴山氏撰

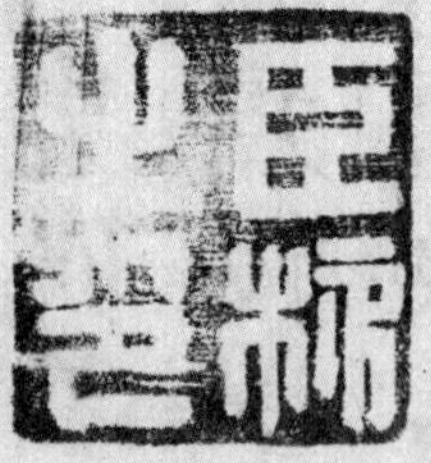

醫學切要序

大丈夫處世不能以天地之心爲心縱名振當時富甲天下亦不過如蜉蝣鼎上耳何足重哉何足重哉予客渝城得遇王君錫鑫本楚北之精華爲蜀西之高士不以浮名動念惟以博濟爲懷惜乎力薄未能如願故習岐黃以遂厥志從事有年活人甚衆雖不如和緩之祕亦常造靈樞之室折衷羣書滙歸一理付梓壽世功垂

不朽古語云不爲良相即爲良醫以此存心即天地好生之心也人能以天地之心爲心遺澤無窮名芳百世又何必名振當時富甲天下者哉今因問序於余特弁數言以爲之首

肯

道光丁未年巧月中旬晴川學弟謝恩拜撰

自序

先君存日命選讀本草內經諸書訓之曰爲人子者不可以不知醫不但利己且能利人余賦性遲鈍苦難記憶每當行有餘力翻閱歷代名醫諸書照其脈訣藥性湯頭並各科醫理依法輯成句讀摘其切要或分條目對症用藥或按病證察號覔方共成六卷首載脈訣藥性看病湯頭諸歌後附景岳八畧

醫門八法讀是篇可以由淺入深其次眼科幼科痘科外科以及奇方纂要等卷顏曰醫學切要意欲便於記誦而已往來良朋得見是書勸余刊傳公世余曰未徵今人之信聯古人之成術成淺說句聱語俗猶恐遺笑方家友曰不然世之業醫者知愚不一敏捷者固可博覽兼收而性魯者安能廣搜遍記且壽世之書不在文　則眞切俾學者

始則刊誦讀入門捷徑纂覽諸家方書則瞭如指掌矣余亦思公諸同人奈歷年蝟務羈身力綿末果迄丙午余遊涪陵承都人士欣然相助初將首卷付梓下存五卷未卜何時鐫鏤心常耿耿越丁未余客渝城幸遇傅君怡如艾君瑱堂邱君東山樂爲倡助遂將六卷合刻成集此書刊成尤冀同志君子廣爲印送使窮鄉僻壤家藏一篇暇日觀之凡

遲有疾可知陰陽大略及服藥物亦知藥性寒熱至於諸科無不悉彰陰陽而活人壽世之意不無小補不負

諸公樂善之忱猶憶

先君所言利已利人之道庶乎近焉是爲序

昔

道光二十七年乞巧月中元日書於古渝

萬邑王文選錫鑫氏謹識

醫學切要目錄

獨活寄生湯　當歸拈痛湯　防風通聖散
二朮煎　十全大補湯　蒼榆散
倉廩散　石室神丹　蔘蘇飲
二陳平胃散　金水六君煎　八仙長壽飲
四君子湯　六味地黃湯　陽八味
四物湯　補陰益氣煎　温胃煎
壽脾煎　暖肝煎　金眞一炁湯
鎮陰煎　十全補正湯　三氣飲
大補元煎　左歸飲　左歸丸

醫學切要

萬邑亞撫王錫鑫選輯

十二經絡所屬部位表裏歌

五臟左手心肝腎　右手肺脾心胞命

六腑三焦小大腸　胃膽膀胱三陽正

六腑屬陽臟屬陰　手足陰陽關尺寸

手少陰心居左寸　小腸太陽手爲並心與小腸爲表裏　病在左寸部

足厥陰肝司左關　足少陽膽腑相應肝與膽腑爲表裏

足少陰腎脈左尺　膀胱太陽足之分腎與膀胱爲表裏

手太陰肺居右寸　大腸陽明手正令（肺與大腸爲表裏　病應右尺部）

足太陰脾在右關　足陽明胃表裏定（脾胃二家爲表裏）

手厥陰命右尺間　三焦少陽手分明（命門三焦爲表裏）

在腑多屬表病多　入臟裏症更深沉

六經切訣歌

少陽三焦膽其屬　太陽小腸膀胱符

陽明大腸與胃經　此是三陽宜記熟

少陰心經與腎經　太陰肺脾二位親

厥陰命門肝之屬　此是三陰變須眞

上手下足如三焦　足手少陽膽是足少陽餘做此

三陰三陽經絡所屬

太陽頭目項脊腰　髂足外臁足踹跤　陽明額前眉眼痛
牙齦胸前兩乳通　少陽頭痛在兩傍　耳聾頭痛得其詳
太陰所屬在中脘　四肢手足肘同管　少陰臍腹手足心
足內臁兼並足跟　厥陰頭頂及小腹　男婦陰器皆所屬

浮脈總訣

浮如漂木似捻葱　無力為芤有力洪　長大為實脈主表
有力表實弱虛風　浮遲中風數風熱　浮緊風寒緩濕風

虛浮傷暑芤失血　浮散勞極虛熱洪

六部浮脈主病

浮脈爲陽表病居　有力風熱無力虛　心浮頭痛眩生風
虛則怔忡夢魂空　肝浮脇痛眼赤痒　無力心怯筋軟癱
脾浮瘧痢氣喘急　口痰涎多風傷脾　肺浮風痰聚在胸
氣喘背寒大腸風　無力肺痿中氣弱　乾嗽勞嗽或耳聾
腎浮虛火齒喉疼　腰痛風邪小便淋

沉脈總訣

沉脈重按棉裹沙　無力爲弱有力滑　似有似無爲微脈

至骨爲伏裏病恰　有力裏實無力虛　氣滯水畜逆冷瘕
沉數內熱沉滑痰　沉濇氣鬱莫咨嗟　沉弱寒熱緩寒濕
緊冷牢積痛更加

六部沉脈主病

沉潛水畜陰經病　大則積寒細虛精　心沉血寒氣滯中
崩漏冷痰痛在胸　肝沉怒氣左脇痛　筋痠足軟淚冷膝
脾沉中寒痛不通　吐瀉身黃積滯中　肺沉痰鬱水停胸
嘔吐失聲肺生癰　腎沉無力主泄痢　濁遺腰痛下元憊

遲脈總訣

遲脈三至半按住　去來極慢主臟家　有力爲澁無力濡

似有似無緩脈登　有力冷痛無力虛　浮遲表寒沉裏邪

六部遲脈主病

遲脈主寒臟多痰　細則寒滯大痛難　心遲怔忡上焦寒

疼嘔小便溺如泔　肝遲寒積筋力疲　思酸眼矇痛血逆

脾脈遲滑瀉無時　惡寒氣冷不思食　肺遲氣痞寒痰滯

氣衰惡寒咳嗽濃　腎遲腎虛腰足重　滑精便濁疝氣攻

數脈總訣

數脈六至按指輕　陰微陽盛急若爭　有力中弦沉爲緊

火痛在腑急當清　實火有力虛火微　浮數主表熱之徵
沉數裏熱數虛痿　氣口數實肺癰生

六部數脈主病

數脈爲陽火病多　實宜凉瀉虛補元　心數咽喉口舌瘡
小便帶濁語發狂　肝脈數洪風熱盛　血熱多怒眼目病
脾數目腫並唇腋　身痒嗜卧口流涎　肺數咳嗽失紅兒
上焦火勝大腸風　腎數水竭相火張　只宜滋陰降火湯

外感内傷脈訣

外感内傷脈不同　左右三部細心窮　外感緊盛則傷寒

診得浮盛則傷風　虛弱爲暑沉細濕　虛數傷熱表泄鬆

內傷皆因七情惡　喜則脈散怒激冲　憂脈濇分思脉結

悲則脈緊恐沉中　驚則脈動皆分部　溫順消平辨雌雄

百句脈訣

歷來脈訣積充棟　藩籬深奧理難窮

且而辭繁難記憶　學者如上萬層嶽（嶽山大而高也）

今陳要訣簡而切　二十七脈各辨通

掌後高骨上對關　關前爲陽後陰同

左寸膻中心胞絡　右寸肺位與胸中

左關肝膽司宮腑　右關脾胃司府中
左尺腎位膀胱係　右尺命門大腸宗
左爲外感右內傷　虛實陰陽辨異同
陽熱宜瀉陰溫散　實則消下虛補中
寸主上焦頭面病　關主中焦腹之胸
尺部下焦腰足疾　三部必須別雌雄
脈形病狀各一句　細心切之宜從容
熟讀提訣貴細審　字字須知有定宗
陽○浮按不足舉有餘　頭痛痰熱定主風

陰●沉按筋骨舉則無　水畜氣寒痛不通

●遲脉一息應三至　冷痛虛寒痰癥癃

○數來六至一吸呼　心火咳嗽秋更凶

陽中陰◎滑脉流利疾如珠　熱痰氣衰嘔食壅

●濇滯細遲往來難　傷精血痺痛在胸

●虛脉遲大按之鬆　心驚營虛宜補中

○實則浮沉有力堅　火鬱積狂氣塡胸

○長脉迢迢過本位　陽毒陽明癲癇侗 侗无知也

●短而縮縮細且難　傷酒血痞疼不通

○洪如洪波去還衰　陽盛血虛相火攻

●微似蛛絲容易斷　惡寒勞極汗滿射

●緊同牽繩轉索力　沉寒諸痛冷痰癥

●緩脉四至往來調　脾虛項強濕與風

◎芤則中空兩旁實　積血崩痢並腸癰

◎絃如弓弦端直緊　痰瘧肝火痛腫矇

●革脉弦芤按鼓皮　寒虛夢遺崩漏紅

陰中陽

●牢脉沉伏絃長實　腹痛癥瘕失血兇

●濡則浮細按須輕　自汗氣衰精血空

● 弱而沉細無力來　陽虛陰衰精血鑠

● 散漫無定至難齊　汗溢魂散心怔忡

● 伏按筋骨脈則動　食鬱腹痛痰積胸

半陰半陽 ◐ 動獨關中如豆轉　陰虛痛極心驚悸（悸心動貌）

● 細脈應指如一絲　虛勞脫陰或耳聵（聵耳有聲也）

◐ 促脈來數時一止　火病痰喘斑疽痾（痾瘍也）

● 結脈來緩時一止　血凝積痰腫疝癰

● 代脈動止不復還　氣衰痛痢痰積胸

○ 肝絕循刀責責意　心絕躁疾轉豆同

脾家脈絶如盃覆　肺絶無根波浮漂
腎絶彈石如解索　命脈將絶鰕游蹤
雀啄連來三五啄　屋漏半日一點同
魚翔似有亦似無　鰕遊靜中跳一躍
彈石硬來尋即散　搭指散亂解索鬆
更有金沸湧如泉　旦占夕死定無容
惟有太素分清濁　清則富貴濁貧窮
流連困苦脈澀滯　榮耀興家滑流通
畧舉太素無病脈　但非其人訣難逢

五臟獨脈訣

上古貸季始診脈　後世從之爲定則　先要定息而静氣
方纔切脈有考核　要問病人平日間　脈大脈小已分別
那是脈狀形千萬　五臟本脈各一格　浮洪而散心脈平
弦細而長肝之脈　脾脈和緩是本真　肺脈細浮猶見濇
腎脈沉滑如石狀　此係五臟本來脈　諸部無恙一臟乖
乖處藏奸病始得　平脈之外細心審　獨大獨小是病脈
此係獨脈眞妙訣　診時辨證不疑惑

直忌脈訣

傷寒病熱脈洪易　沉細微弱總難醫　傷風欬嗽浮濡好
沉牢絃伏又不宜　腫脹之脈貴浮大　顛狂虛細當忌之
下血下痢惡浮洪　霍亂之脈長微遲　頭痛之脈嫌短澀
腸癖臟毒喜沉微　風痺足痿忌散急　中風脈滑痰無疑
心腹作痛喜沉細　喘急浮洪恐生悲　積聚之脈強實美
沉小虛細死可期　吐血衄血忌實大　跌撲損傷忌堅持
胸脹脈絕藥難效　表熱脈靜死可知

婦科調經脈訣

女子二七天癸至　調經察脈要分明　兩手尺脈皆沉伏

此病分明是閉經　肝大脉小應有子　兩尺不斷滑方眞
心腎俱旺知是孕　肺大肝小孕不成　左寸滑實爲男脈
右尺沉滑女現形　肝肺俱浮胸膈痛　兩關沉緊腹中疼
一月一行爲經信　或前或後要留心　先期而行爲血熱
後期而至是寒經　經來疼痛爲氣滯　行後而痛氣之虛
其色黑者多實熱　淡白而來痰所凝　煙塵黄水血不足
紫色由來風邪侵　行經之時宜愼重　若有憂鬱血必停
走於腰膝多疼痛　散在四肢則不仁　停於血海生寒熱
逆上冲心患戰驚　此是調經眞妙訣　醫人熟記信有靈

藥性彈詞

寒性

元參苦　清浮火　消腫骨蒸滋腎可

桔梗苦　療咽痛　清肺開胸爲功用

生地黄　性微寒　清心血熱骨蒸痊

白芍藥　性寒酸　養血腹痛並平肝

赤芍藥　苦辛寒　破血散氣痛能安

知母苦　入腎經　清熱止渴療骨蒸去毛用

連翹寒　清三焦　除毒散氣諸熱消

麥門冬　味甘寒　解渴心肺熱能安去心用

桑白皮　味甘辛　入肺清熱咳嗽痊去外粗薄皮用

山梔子　性苦寒　心肺鬱熱服之安

生甘草　味甘寒　和藥泄火解毒仙炙用性溫

葛根甘　清熱瘧　發表止渴功最確

天門冬　味苦寒　熱嗽肺癰喘能安

柴胡苦　瀉肝火　寒熱往來瘧疾可

黃芩寒　苦瀉肺　除濕清痰諸熱退

天花粉　入肺經　火痰化毒止渴靈

枳殼苦　寬腸胃　開結化痰脹滿退

荊芥辛　清頭目　表汗祛風血熱除

木通寒　利小腸　熱淋通經導滯強

牛旁子　苦解毒　去風斑疹清熱速亦名惡實亦名鼠粘又名大力

薄荷辛　清頭目　祛風化痰功倍速

大黃寒　破積堅　消瘀通腸逐熱仙

芒硝寒　實熱散　脾熱積聚疎通便

升麻寒　風邪除　升提下陷牙疼逐

前胡寒　止嗽痰　寒熱頭痛疼能安

苦蓡苦　癰瘡疥　下血腸風並眉癩
膽草寒　肝熱效　口苦目赤濕腫妙
地榆寒　血熱用　血痢紅崩金瘡痛
玄明粉　味辛寒　脾熱便結諸積安
防杞寒　除風濕　脚氣諸經積熱失
蒲黃味　甘而平　逐瘀止崩涼血靈
獨活苦　走諸經　除濕袪風腰膝宜
澤瀉味　甘而寒　利水通淋清熱煩
枳實苦　消實積　破氣化痰虛不宜

胡黃連　味苦寒　骨蒸疳痢盜汗潛

蔓荊子　味寒苦　頭疼睛痛袪風主

夏枯草　性微寒　目痛瘰癧風熱蠲

千里光　寒入心　去風解毒目熱清（亦名千里及）

羚羊角　入肝肺　清火明目熱毒退

犀角寒　入心經　凉血清熱治癲驚

葶藶辛　瀉肺經　利水消腫痰瘕清

萹蓄苦　通小腸　熱淋蚘咬利膀胱

黃蘗寒　入腎經　降火濕熱與骨蒸

川黄連　味苦寒　瀉心清熱止痢先
瞿麥甘　性温寒　膀胱熱淋小便難
滑石寒　能利竅　小腸熱閉煩渴效
石膏寒　瀉胃火　發渴頭痛大熱可
車前子　味甘寒　小腸肝經風熱痊
石决明　清肝病　去障明目肝虚禁
蒺藜苦　入肝經　去翳除風利牙疼
牡丹皮　味苦寒　凉血滋火瀉腎元
槐花寒　苦入心　赤淋痔漏腸風清

血竭鹹　能破血　跌撲消瘀　止痛切

蛤粉寒　能化痰　凉血解肌　清熱煩

殭蠶鹹　除驚癇　去風濕痰　喉痺安（生者爲佳）

硃砂甘　鎮心神　驅邪安魄　又定魂

白芨苦　功斂肺　腫毒瘡瘍　功加倍

白歛寒　治驚癇　散結消腫　癰能痊

牛黃寒　去熱痰　清心凉血　神能安

石燕寒　利小便　行血除滯　用火煆

珍珠寒　鎮驚癇　磨翳墜痰　止渴煩（入豆腐內蒸）

川楝苦　治疝氣　殺蟲除濕　小腸利

貝母寒　止嗽痰　肺癰肺痿　除鬱煩

豬苓淡　利水淋　除濕消腫　腎虛禁

熊膽苦　去諸熱　瘡疳五痔　除目邪

常山寒　截瘧痰　寒熱水脹　也能寬

甘遂寒　破癥痰　結胸水腫　服能痊　反甘草

海藻鹹　消痒瘰　破積除脹　能利水　反甘草

牽牛寒　苦利水　消腫除積　下胎鬼

三棱苦　能破積　氣血滯痛　虛不宜

莪朮苦　消癥瘕　止痛除瘀虛無加

桃仁寒　能潤腸　通經破血目赤良

茵陳苦　退黃疸　除濕利水熱能免

荸薺寒　薰痔漏　定喘消痰清熱嗽

烏梅酸　收斂肺　止渴生津瀉痢退

草決明　除肝熱　目疼收淚止鼻血

鱉甲鹹　療骨蒸　血虛癥瘕熱瘧清炙

益母寒　清血滯　調經跌撲癰腫治

山豆根　療咽痛　蛇蟲咬傷救急用

地膚寒　清膀胱　皮膚瘙癢正相當
青黛寒　平肝木　驚癇疳痢諸熱毒
牡蠣寒　止虛汗　遺精崩帶老痰散
麝香辛　通關竅　伐鬼定驚解毒妙
蘆薈寒　除癇驚　殺虫消疳諸熱清
竹茹寒　除胃熱　寒熱嘔噦並止嗽
竹葉甘　退熱煩　止渴清火亦利痰
竹瀝甘　降陰火　化痰除煩如開鎖
燈草甘　利水道　濕腫淋閉爲奇妙

止渴甘葛與麥冬　花粉石羔烏梅宗　滑石五味並蚊蛤
竹葉犀角皆得中
解鬱川芎與蒼朮　香附白芍六神麯　赤芍檳榔與腹皮
台烏赤苓皆除鬱
大便不通用大黃　朴硝巴豆杏仁霜　老人腸枯郁李仁
松子麻仁當歸陳
小便不通要豬苓　澤瀉木通赤茯苓　檳榔滑石同葶藶
連翹石葦車前仁　氣虛下陷如何用　補中益氣湯最靈
寒閉不通何爲效　火藥煎湯速如神

浮腫不消用木瓜　猪苓澤瀉與芫花　木通牽牛並大戟
薏苡商陸都用他
嘔吐不止用丁香　西砂元胡與炮姜　豆蔻草蔻與小茴
良姜木香蘇藿香
止瀉阿子與砂仁　肉蔻豆蔻白茯苓　白朮車前並龍骨
芍藥粟殼效如神
痢疾木香同黃連　地榆槐花當歸全　枳殼白芍與神麯
桃仁青皮服之痊
瘧疾蒼朮合檳榔　常山草果同生姜　柴胡靈仙與知母

草蔻辛　力燥胃　停食嘔痛功為最

川烏熱　搜骨風　濕痺疼痛積能攻

胡椒熱　逐冷痛　溫中下氣為功用

石菖蒲　味辛熱　開心通竅除風邪

白附子　利風痰　頭面血痺痛能安

南星熱　治風痰　消腫風搐也能痊

草烏辛　風濕去　有毒攻毒頑痰利

全蝎辛　袪風痰　口眼喎邪驚搐痊

甘松溫　除惡氣　心腹諸痛亦能利

藜蘆辛　反諸蓡　吐痰殺蟲腸澼清

牙皂辛　開關竅　吐痰敗腫除風妙

川花椒　味辛熱　明目殺蟲祛冷邪

硇砂毒　潰爛肉　除翳生肌破癥蠱忌服

酒性熱　通血脈　少則和血多失德

生薑溫　通神明　痰嗽嘔吐開胃靈

溫性

當歸身　性甘溫　養血補肝並寧心

川芎辛　溫肝經　頭痛能止鬱滯清

熟地黃　性甘溫　滋腎補血尤填精久蒸久晒者佳

黃耆甘　溫補氣　收汗固表托毒利如箭者佳入補劑炙用

人參甘　大補元　安神生津養衛充生用固表

兎絲子　味辛甘　補腎明目夢遺痊

蓮米甘　能健脾　清心澁精虛瀉宜去心

益智溫　能安神　遺溺滑精嘔逆蠲炮去殼

五味子　味酸溫　斂肺補腎並生津勿多用

肉蓯蓉　味鹹酸　峻補精血火旺芟

製半夏　除濕痰　和胃頭疼嘔欬痊

桑螵蛸　甘補腎　去風明目治淋症

枸杞甘　入腎經　明目固髓又添精

白朮性　苦而溫　健脾除濕止瀉靈土炒

遠志溫　善補心　益志定悸效如神甘草水浸

巴戟甘　大補腎　壯陽添精夢遺靈鹽水炒

小茴溫　能除疝　腹痛調中煖胃先

炙甘草　性本溫　入脾助胃並通經

肉桂溫　補腎經　逐寒止嘔治腹疼忌火

藿香溫　能止嘔　霍亂風寒開胃首

山茱萸　味酸溫　補腎益髓亦濇精亦名棗皮去核用

藊豆溫　補脾胃　止瀉清暑霍亂退

沉香溫　能降氣　煖胃除邪通天地

威靈仙　溫風濕　痰瘧腰膝除冷痺

天麻子　功補腎　去風明目治頭暈

砂仁溫　力和胃　止嘔安胎行氣銳

肉蔻溫　除脾寒　虛瀉不止是靈丹麪包火煨熟去麪去油

杜仲溫　益腎經　腰膝酸疼又固精

阿膠溫　療肺虛　咳膿血虛羸弱愈

紫菀辛　痰喘宜　肺痿吐膿久嗽靈
虎骨辛　壯筋骨　定痛追風固腎速
大蒜辛　消食穀　解毒散癰多損目
人乳甘　補先天　明目疏瘦是仙丹

平性

白茯苓　味甘淡　滲濕化痰利小便
地骨皮　味苦寒　凉血滋火瀉腎元
白菊花　苦而甘　清心利頭且平肝
石斛味　甘而溫　壯筋除熱並益精

陳皮溫　功順氣　寬膈消痰　能和胃
五靈脂　甘行氣　腹心疼痛　除血痢
百合甘　清心熱　止嗽潤肺　最相得
秦艽寒　行諸筋　肢節風痛　濕熱清
火麻甘　能潤腸　下乳催生　滋五臟
續斷辛　接筋骨　腰膝折傷　並跌撲
棗仁酸　斂汗煩　心虛多眠　生碾啖不寐炒用
木瓜酸　除濕氣　霍亂轉筋　足膝利
香茹辛　治傷暑　霍亂水腫　煩熱主

腹皮溫　下膈氣　安胃健脾浮腫去

檳榔辛　能破氣　逐水殺蟲祛痰利

沒藥溫　功止痛　跌打損傷破血用

杏仁苦　除風痰　大腸氣閉嗽能安

紫蘇辛　散風寒　發表下氣嗽可痊

夜明砂　性辛寒　活血翳障並驚疳　水淘淨

薏仁甘　潤心肺　目痛皆爛濕毒退　去殼去油

青皮苦　能攻氣　消食下肝爲良劑

青鹽鹹　能補腎　心腹卒痛炒熱熨

蛇退皮　除雲翳　去風化毒　止奇

烏藥辛　除諸痛　去風順氣　爲功用

何首烏　味甘苦　烏鬚黑髮　精能補黑豆伴蒸

蟬蛻平　消風驚　清熱退翳　入肝經去頭足

藁本溫　袪風寒　頭痛頂巔　亦能安

使君甘　入胃經　消疳殺蟲　濁能清

茺蔚子　味辛甘　去風明目　並涼肝

牛膝苦　除濕利　補精强足　孕婦忌

紅花味　甘苦辛　破血通瘀　療血暈少則和血

天麻辛　止頭眩　風痰癱瘓　並驚癇
雄黃辛　能辟邪　解毒蛇傷　痛即歇
乳香辛　止痛先　瘡瘍心腹　諸痛安
香附米　味苦辛　開鬱止痛　並調經
當歸尾　性下行　破血目赤　效如神
羌活性　辛苦溫　祛風頭痛　散肝經
防風性　味甘辛　能療諸風　除頭暈
木賊草　甘入肺　退翳除風　並止淚
青葙子　性微寒　清熱去翳　肝風痊

旋覆花　甘入肺　消痰明目頭風退
廣木香　味苦溫　氣痛冷滯暢脾經
蜜蒙花　甘明目　虛翳青盲效之速
柏仁甘　補心氣　斂汗扶陽除驚悸
延胡溫　除心痛　通經活血跌撲用
薏苡甘　除濕痺　疎筋脈痿又强脾
山楂甘　消肉食　健脾除痰行氣滯
神麯甘　能開胃　消食調中痰鬱退
麥芽溫　宿食消　心腹膨脹散血高

蘇子辛　能降氣　止嗽除痰潤心肺

海螵蛸　鹹破血　通經水腫目翳切

白礬酸　善解毒　袪風化痰功難述

五倍苦　功收斂　能療痔漏眼眩爛

龍骨甘　能澀精　夢遺崩帶並心驚　煅用

硼砂辛　療咽腫　上膈熱痰痛能鬆

葱白辛　能發汗　傷寒頭痛諸邪散

白頭翁　性甘寒　清熱諸痢疫毒遣

人中黃　解諸毒　癲狂痰熱皆能逐

分類見病用藥歌

補氣箭耆與人參　黨參　洋參北條參　山藥白朮蜜升麻
米粥桂圓白茯神
下氣蘇子並沉香　枳殼　檳榔鐵銹漿　杏仁瓜蔞萊菔子
枳實白芥與丁香
順氣陳皮合青皮　烏藥　香薗豆蔻宜　香附砂仁與柿蒂
藿香木香同橘皮
冷氣疼痛要官桂　肉桂　吳萸胡椒配　小茴丁香砂仁炒
元胡靈脂諸氣退

破氣青皮梹榔合　三稜蓬朮與枳殼　枳實攻結赤茯苓

紫菀白芨開胸藥

補血當歸熟地黄　生地白芍首烏良　俱用酒製炮切片

河車不用又何妨

凉血生地粉丹皮　丹參蒲黄與地榆　龜膠血餘荆芥炒

青蒿鱉甲地骨皮

止血歸首合茅根　荆芥燒灰藕節並　髮灰大薊竈心土

阿膠蒲黄茜草根

破血歸尾桃仁佳　蘇木澤蘭與紅花　蓬朮醋炒赤茯苓

薑黃劉寄乾漆澄

健脾白朮淮山藥　芡實扁豆苡仁宜　條參茯苓與炙草

廣皮蓮米功最確

煖胃白蔻與砂仁　藿香丁香厚朴陳　煨姜乾姜並紫蔻

紅蔻草蔻效如神

調脾開胃用藿香　半夏陳皮加炮姜　茯苓參朮炙甘草

白扣砂仁與木香

虛咳補肺紫菀佳　阿膠五味欵冬花　人參淮藥茯苓草

天冬薏苡蜜升麻

實咳瀉肺用桔梗　枳殼黄芩天花粉　元参杏仁桑白皮
天冬貝母馬兜苓
諸般咳嗽天麥冬　半夏蘇葉西防風　沙參杏仁金沸草
廣皮茯苓正川芎
肺實喘急蘇子佳　杏仁兜苓款冬花　肺虛喘急當補氣
腎虛金匱或陽八劑八味
消痰半夏及南星　橘皮茯苓薄荷增　川貝瓜蔞金沸草
竹瀝天麻與黄芩
退諸火熱用黄芩　心熱連翹黄連君　肝熱柴胡並白芍

脾熱明粉司熱軍　肺熱元參桑白皮　腎熱黃柏知母涼
膽熱膽草合竹茹　胃熱花粉石羔均　大腸槐花通大海
小腸木通車前仁　膀胱滑石同萹蓄　三焦有熱連軺尋
熱重羚羊與犀角　火結硝黃效如神
虛熱知母天門冬　人參黃耆甘草同　元參骨皮女貞子
粉丹茯苓與麥冬
骨蒸勞熱用青蒿　生地骨皮鱉甲燒　胡黃連與銀柴胡
知母丹皮最爲高　一
發汗麻黃與薄荷　蒼朮荊芥葱白合　升麻白芷與川芎

紫蘇浮萍同粉葛

收汗黃芪麻黃根　桑葉白芍酸棗仁　龍骨牡蠣用火煅

浮麥葵扇蚊蛤陳

消食山查蘿蔔子　神麴麥芽枳殼使　青皮香附消積食

厚朴枳實草蔻子

寬中桔梗與枳殼　紫朴香附蒼朮合　陳皮木香與腹皮

胸膈豁然便安樂

膨脹腹皮與丑牛　枳實檳榔厚　皮敗瓢冬瓜皮

茯苓皮與蘿蔔頭亦名地骷髏

韭菜辛　清胃熱　搗汁除　風消瘀血

茶茗苦　解煩熱　上清頭　目下利腸

醋性酸　消腫毒　產後血　暈功倍速

童便涼　除瘀血　虛勞骨　蒸熱嗽捷

熱性

蒼朮辛　性燥溫　除濕發　散風邪濤

麻黃辛　入肺經　風寒無　汗頭疼輕

北細辛　性熱辛　袪風頭　痛入少陰

白芷辛　性熱溫　去風枉　毒治頭疼

黑附子　味辛熱　厥冷回陽性急烈製用

桂枝辛　行四肢　止汗舒筋風寒施

吳茱萸　性辛熱　痛氣寒逆腹疼厄

乾薑熱　逐風寒　心腹諸痛嘔能安

丁香熱　除寒嘔　心腹氣痛煖胃口

良薑熱　能溫中　下氣心痛霍亂鬆

草果辛　消飽脹　截瘧祛痰除疫瘴炮去殼

白芥辛　化脇痰　瘧痞嗽痛服之安

乾漆辛　破血瘕　追積殺蟲效如神炒存性

青皮甘葛最爲良

辟瘟草果並大黄　普茶蒼朮與藿香　雄黄檳榔厚朴等

紫蘇香附黄芩良

頭痛川芎羌活芷　蔓京陳茶天麻使　川烏辛夷皆可用

藁本細辛蒼耳子

頭風眩痛旋覆花　細辛蘇荷與天麻　白菊荆瀝台辛夷

獨活萆薢功無差

腹痛白芍小茴香　蒼朮元胡官桂良　吴茱萸合草豆蔻

木香沉香與良姜

心痛良姜五靈脂　桃仁橘皮乾薑使　廣香檀香與肉桂

甘松元胡亦用此

腰痛杜仲兔絲子　續斷寄生補骨脂　沙苑蒺藜與獨活

熟地肉桂破故紙

膝痛木瓜與牛膝　故紙苡仁石斛宜　杜仲杜恒虎脛骨

升麻升之方更奇

喉痛桔梗甘草湯　豆根射干滑石良　硼砂姜蚕元參等

麥冬連翹或三黃

目痛羌活與防風　白菊柴胡並川芎　去翳木賊合蟬退

祛風荆芥薄荷宗　退赤歸尾桃仁泥　蒙花枸杞能明翳
皮腫熟軍同明粉　青皮蕤仁消腫朦　更加車前夏枯草
諸般目疾辨雌雄
身體風痛羌獨活　防風秦艽須用著　威靈仙同桑寄生
風藤桐皮海上棄
齒痛藁本及細辛　升麻秦艽並穀精　草薢炒梔白蒺藜
蟲虫生地與黃芩
耳聾全蝎石菖蒲　木通乳香骨碎補　氣虛耳聾當補氣
腎虛滋陰方爲主

去風川芎與防風　天麻蒺藜並羌活　荊芥蟬蛻獨活等
全蝎姜蚕同薄荷　白蘚皮合蔓荊子　白菊蒼耳與烏藥
去寒黑姜與肉桂　附片吳萸胡椒配　陰虛熟地當歸入
陽虛參朮功爲最
去濕蒼朮與秦艽　防巳白朮茵陳蒿　木瓜萆薢薏苡仁
天麻菖蒲白茯苓
補腎芡實熟地黃　淮山枸杞與鎖陽　鹿茸杜仲蓯蓉肉
棗皮牛膝胡桃强
壯陽枸杞蛇床子　附片韮子補骨脂　雀卵鹿腎淫羊藿

肉桂虎骨陽起石
補陰熟地兎絲子　天冬龜板女貞使　首烏鮑魚烏賊魚
生地鱉甲豇豆子
安魂定心用茯神　遠志龍齒酸棗仁　人參山藥麥冬等
益智硃砂柏子仁
強筋壯骨虎脛骨　杜仲兎絲枸杞入　熟地胡麻骨碎補
續斷故紙胡桃肉
夢遺滑精兎絲子　遠志巴戟破故紙　鹿茸蓮鬚炙龍骨
益智芡實韭菜子

補益虛損用人參　黃耆山藥酸棗仁　當歸續斷茯神配

熟地鹿茸胡麻蒸

跌打損傷要乳香　沒藥蘇木生地黃　桃仁紅花骨碎補

歸芎澤蘭土鱉良

排膿消腫用川芎　白芷貝母西防風　山甲歸尾赤芍藥

花粉陳皮與木通　黃耆銀花牛蒡子　羌活連翹同蒲公

紅腫地榆黃蘗皮　白芨白歛皆見功

癧子氣瘰夏枯草　天葵銀花與海藻　黃耆昆布膽南星

沉香木香生甘草　貝母蒙花地瓜根　喉痛川土黃蘗炒

乳癰一滴要銀花　公英貝母穿山甲　括蔞川芎陳皮合
木通白芷甘草加
腸風下血雞冠花　地榆臭椿烏梅加　木賊地黃陳枳殼
荆芥刺猬穿山甲
痔瘡流血用地榆　槐角苦參臭椿皮　刺猬柿餅無花果
敗棕血餘燒灰宜　久流黃水宜健脾　參朮蛤蚧歸地耆
熱淋又用海金沙　石葦瞿麥通草佳　滑石木通同甘草
澤瀉豬苓大黃加
衄血生地與蒲黃　荆芥炒黑百草霜　側柏茅根紅酸茜

大薊小薊桑皮强

通經牛膝加紅花　桃仁木通丹皮加　蒲黃蓬朮京三稜

靈脂赤芍皆用他

調經肉桂元胡索　澤蘭香附益母屬　血虛四物湯最妙

氣虛箭芪人參朮

安胎白朮與黃芩　艾葉阿膠桑寄生　杜仲兎絲合續斷

當歸酒芍縮砂仁

産後血昏用黑姜　當歸川芎桃仁良　益母草同五靈脂

荊芥紅花與地黃

血崩巴戟鹿角霜　續斷蒲黃生地黃　阿膠首烏赤石脂
靈脂側柏最為良
帶症四君合物湯　牡蠣虎皮與龍骨　巴戟蘄艾並砂仁
薑棗為引米煎服
傷暑益氣薷芪任　香茹苡仁與木瓜　滑石甘草並扁豆
參朮陳皮蜜升麻
蟲積使君與檳榔　烏梅苦參鶴虱強　更加雷丸與貫眾
蒼朮白鱔川椒良
戒煙甘草旋沸花　榧子鶴虱與西砂　蜂蜜韮菜白茯苓

粟殼青鹽金銀花　陽虛參耆朮法良　陰虛熟地桂附加
○以上諸症隨加減　須認虛實審端的　寒熱更宜分輕重
臨症細心莫猜疑　大概對症藥斯舉　細讀本草更爲奇

十九畏歌

○硫黃原是火之精　朴硝一見便相爭　水銀莫與砒霜見
狼毒最怕密陀僧　巴豆性烈最爲上　偏與牽牛不順情
丁香莫與鬱金見　牙硝難合荆三稜　川烏草烏不順犀
人參最怕五靈脂　官桂善能調冷氣　若逢石脂便相欺
大凡修合看順逆　炮爁炙煿莫相依

十八反

○本草明言十八反　逐一從頭說與聽　人參沙參與芍藥
元參紫參及細辛　苦參丹參共八味　一見藜蘆便殺人
白芨白斂并半夏　栝蔞貝母五般真　莫見烏頭與烏喙
逢之一反疾如神　大戟芫花兼海藻　却與甘遂四般并
若遇甘草同煎服　縱有良醫活不成　外有六般相反物
切須避忌認之真　蜜蠟莫與葱相見　藜蘆勿使酒來浸
石決明休見雲母　犯了之時禍不輕

又捷徑歌

○本草明言十八反　半蔞貝歛芨攻烏　藻戟遂芫俱戰草

諸參辛芍叛藜蘆

引經報使

○小腸膀胱屬太陽　藁本羌活是本鄉　三焦膽與肝胞絡

少陽厥陰柴胡強　大腸陽明并足胃　葛根白芷升麻當

太陰肺脈中焦起　白芷升麻葱白鄉　脾經少與肺部異

升麻兼之白芍詳　少陰心經獨活主　腎經獨活加桂良

通經用此藥爲使　豈能有病到膏肓

妊娠服藥禁歌

蚖斑水蛭及蝱蟲　烏頭附子配天雄　野角水銀並巴豆
牛膝薏苡與蜈蚣　三稜芫花代赭麝　大戟蟬蛻黃雌雄
牙硝芒硝牡丹桂　槐花牽牛皂角同　半夏南星與通草
瞿麥乾姜桃仁通　硇砂乾漆蟹爪甲　地膽茅根都失中
更有鐵銹急性子　夜明砂與蓬朮凶　赤芍萹蓄並白蘞
木則紅花切勿逢

看病歌

○淺學醫理已多年　精微奧旨豈敢言　閱歷自信知症處
不敢私秘載簡篇　有病先要望氣色　面色光潤病易痊

衃音不
血凝也

赤紅如潮血虛極　實火唇紅兼舌乾　口唇白者陽分弱
鼻孔紅燥肺火炎　耳疼腎熱或若火　心熱舌紅又燥煩
肝肺有熱現於面　左肝右肺見兩顴　面色青黑肝腎虧
白者氣虛宜培元　色若黃滯脾有積　眼下青色定主痰
鼻青腹痛病主死　目赤面青命難全　色見生氣如何認
青如翠羽黃蠏鮮　赤似雞冠白豕脂　黑若烏羽俱能痊
面色難治亦當辨　白如枯骨黑炲烟　青若草玆紅衃血
黃似枳實壽難延　蟲積口唇生白點　似肌吐酸腹痛纏
陽虛腹痛按則止　有積按之痛更旋　臍腹疼痛少陰症

小眥眼角也　眵音鴟眼屎也　眼淚熱藥宜涼　眼淚冷藥宜溫

小腹疼痛厥陰寒　察眼觀色變虛實　先觀瞳神清濁焉
清者無病濁有疾　濁而散大腎虛傳　瞳神枯小腎有火
綠水灌珠醫亦難　黑睛高起肝之實　淡紅浸睛血虛煩
小眥淡紅心虛悸　大眥紅者心實燥　眵多不結肺氣虛
眵多而結肺火煎　白睛紅者肺有熱　紅甚破血散風寒
白睛青者肺腎弱　白睛黃者不一般　深黃一定主濕熱
黃如敗草是氣寒　黃如金爍肺有火　膽虛口苦睛黃邊
脾實熱極眼皮腫　虛腫不紅又不堅　復看舌上分表裏
舌紅有火理自然　陰虛之極胭脂舌　實火便赤兼舌乾

火之深者黃多燥　脈實下之莫遲延　黃滑有寒宜温表
自消便常是陰寒　若是白胎小便赤　疫熱在裏飲達原方在後
舌黑亦分有數種　細心察之要心處　火極似水生芒刺
悞服熱藥変黃泉　水極似火氣息冷　回陽救急妙如仙
腎氣虛極舌胎黑　滋陰潤燥莫遲延　精液枯極舌黑燥
回陽八味妙通玄　瘟疫舌黑皮自脫　先下後清自安然
惟有傷寒辨陰陽　察形的當病易痊　陽症身熱頭痛煩
陰症身凉體畏寒　陽症身輕口張臭　陰症身重閉目眠
陽症讝語日如火　陰症鄭聲理舊言　陽症面紅喜飲水

陰症面青浮陽症　定要問病知來歷　細心察實病易痊
畏風必定是傷風　畏寒自然是傷寒　不思飲食是傷食
脾虛健脾自然安　心喜飲水是有火　喜食熱物是有寒
陽虛自汗氣不足　陰虛盜汗不歸元　血虛五心多內熱
氣虛不時體畏寒　陰氣沖陽耳塞鳴　陽氣限陰腹鳴呟
冬至以後多陽症　夏至以後陰症纏　暑傷於肺多煩喘痛也
暑擾於營汗不乾　血不養筋為拘攣　氣濕爭熱肢腫瘡
濕傷筋骨成痿弱　肩稜骨痛有風痰　牙牀紅腫陽明熱
口脣紅腫胃火燃　腰痛耳鳴腎氣虛　頭暈耳閉是有痰

口苦膽虛並心熱　口酸肝實虛命元　口辛肺熱脾上乘

脾家有熱口常甘　口鹹腎熱宜滋水　口淡胃熱或虛元

腰痛先辨寒與濕　腰疼房勞不須言　勞神頭眩心怔忡

肥人頭暈多主痰　色慾頭暈腰膝痿　氣虛頭暈神不全

風腫皮膚多淋閉　氣腫時消又時旋　食積腫來肚腹痛

血腫皮膚赤脈纏　陽水腫兮小便澁　陰水脾腎兩虛看

上腫下消宜發汗　下腫上消乃培元　手陷起遲知水腫

手陷隨起氣使然　朝寬暮腫是血虧　暮寬朝脹氣虛傳

脫肛不痛氣血虛　脫肛腫痛風火連　瘡發於晝表補氣

夜發補血又疏肝　化痰消積兼利水　虛者補之方能痊
痰熱流走爲瘡瘍　痰寒凝結於胸前　寒勝痛兮火勝腫
風麻濕木氣滯痛　氣鬱結者胸脇痛　濕鬱周身痛不安
痰鬱氣喘多脇痛　血鬱四肢無力艱　肝氣痞塞胸脇脹
脾氣不升頭暈眩　中風脈浮手足煖　中氣脈沉手足寒
腹滿時痛爲不足　腹滿有餘痛長締　痛在瀉前爲實積
痛在瀉後是虛元　咽痛紅腫三陽熱　咽痛不渴三陰寒
氣虛血熱必發疹　表虛裏實使之然　假寒者清其內熱
假熱者溫其眞元　胎前宜涼疏兼補　胎後溫補逐瘀先

面青舌紅子可救　面赤舌青子難全　真陰將亡小便絶
眞陽將脱面紅鮮　陰症脱者時亡有　陽症脱者見鬼牵
初病實熱苦寒宜　病後虚熱貴甘寒　實而誤補可救解
虚而誤攻命難延　如斯望聞問的當　方纔切脈細心研
略言大概虚實理　神而明之世稱賢　高明閲之休見哂
入門提敎小補焉　若問是篇何人作　亞拙山人在魚泉

傷寒六經病狀歌

○太陽病　身發熱　項强頭痛無休歇　目痛鼻乾不得眠
背寒腰痛疼骨節

○陽明病　頭額痛　口渴發熱不惡寒　眼眶作痛眠不得
鼻乾自汗發狂言
○少陽病　頭傍痛　傷熱脇疼兩耳聾　口苦舌乾不思食
口中欲嘔脹滿胸
○太陰病　腹自滿　手足自溫咽喉乾　胸中欲吐飲食減
腹痛自利身不安
○少陰病　身惡寒　心煩身重口舌乾　神氣衰減小便短
引衣踡卧話懶言
○厥陰病　有陰陽　陰厥陽厥細推詳　陰厥真寒爪甲青

四肢厥冷腹中疼　不時下利吐酸水　元虛不渴腹脹膨
○陽厥目張不得眠　舌捲囊縮聲音喧　口臭身輕冷午熱
悞服熱藥喪黃泉

見病知方湯頭歌

麻黃湯　太陽發表

傷寒　太陽頭痛腰脊强　發熱無汗麻黃湯　桂枝杏仁與甘草
骨節疼痛正相當　○但是冬月正傷寒　脈浮緊甚屬膀胱
或服升陽發表藥　桂枝白芷杏麻黃　防風川芎羌升草
豆豉一撮引葱薑　○若是脈虛身有汗　另服疎邪實表湯
疎邪實表桂枝防　芍藥芎草白朮羌　汗多加耆無葱引

羌活沖和湯　葛根解肌湯　白虎湯　小柴胡湯　大柴胡湯　桂枝大黃湯

喘加前胡杏仁嚐○春溫夏熱秋濕疾　通用羌活沖和湯
羌活沖和木辨方　防風蒼朮白芷香　羌活生地細辛草
川芎黃芩引葱薑○陽明目痛並鼻乾　身熱無汗不得眠
額前眉眶皆作痛　葛根解肌湯爲先　葛根芍藥桂枝芩
薑棗加入水同煎○若是口渴汗不解　白虎知草石米添
○少陽寒熱嘔而苦　胸脇疼痛忌汗吐　小柴胡湯用半夏
黃芩甘草柴胡主○身熱譫語大便堅　大柴胡湯又當先
仍用柴芩芍半夏　大黃枳實薑棗煎○太陰之症腹硬滿
燥渴咽乾大便難　此是裏熱相攻聚　桂枝大黃湯可痊

附子理中湯　四逆湯　大承氣湯　小承氣湯　調胃承氣湯　參脈散　回陽救急湯

桂枝大黄枳實草　參朴芍榔硝同煎〇若是腹滿又自利
口不渴兮陰寒是　速用附子理中湯　參朮薑附甘草使
脈微欲絕四肢冷　四逆薑附甘草逢〇病傳少陰口咽乾
痞滿燥濕俱難全　五六日間不大便　大承氣湯妙若仙
大承氣湯用生軍　柴朴芒硝枳實陳〇只見痞滿少見燥
減去芒硝名小承〇若只燥實無痞滿　調胃承氣又當行
硝黄甘草枳實朴　三陽惡熱皆可嘗〇熱傷津液虛之極
生脈麥冬五味參〇厥陰厥冷爪甲青　脉沉疼利不渴眞
惡寒脣紫身難轉　回陽救急湯最靈　附子乾薑人參草

理陰煎　再造散　陶氏沖和湯　五積散

白朮肉桂廣皮陳　嘔吐半夏姜汁炒　腹痛芍藥吳萸增
自利陳土升麻少　無脈五味猪膽生　小腹絞痛加青皮
戰慄麻黃效如神　此是陰厥加減藥　陽厥目張身轉輕
三承氣湯斟酌用　柴芍黃連膽草君○若是腎虧有虛寒
理陰姜歸熟地甘○陽虛有寒汗不出　再造散服自然安
參耆桂枝防芎草　羌芎辛附姜棗煎○兩感傷寒不易治
當辨陰陽有後先　或是陽分先受病　陶氏沖和湯最驗
柴葛防芷芎羌草　蒼地辛芩黑豆甘○若是裏寒似居多
五積妙方莫遲慢　茅蒼陳皮桔枳樸　薑歸麻黃芩芷半

人參敗毒散　藿香正氣散　平胃散　瘟疫　達原飲

官桂芎芍參草等　惡寒溫服熱冷嘸○風寒頭痛服何藥
人參敗毒散最確　人參桔枳芎苓草　柴胡前胡羌獨活
咳嗽可加半夏陳　風熱荊防早有名○若是霍亂並吐瀉
藿香正氣亦有靈　藿香蘇桔茯半草　大腹朮苓芷朴陳
脾濕痰痞平胃散　朴蒼陳皮甘草會○瘟疫初起身發熱
頭暈腹鳴舌胎白　目脹足軟口中乾　達原飲服方最切
草果檳榔紫厚朴　知母黃芩甘草芍　若是脇痛耳聾嘔
口苦少陽加柴胡　腰背項痛邪太陽　此方又加羌活主
眉目骨痛並鼻乾　熱盛陽明甘葛添○舌上積粉漸漸黃

三消飲

桃仁承氣湯

犀角地黃湯

普濟消毒飲

芍藥湯

傳裏三消飲最良　達原飲同三陽藥○大黃薑棗服而康

大渴大汗用白虎　內陷腸痞三承湯○畜血膀胱大便實

桃仁承氣湯莫遲　歸芍粉丹桃硝黃○餘焰犀角地黃湯

鼻血狂熱皆宜服　犀角丹芍生地黃○熱移下焦發黃疸

茵陳山梔大黃主○瘟疫濕熱喉面腫　普濟消毒飲最靈

元參黃連牛旁子　連翹殭蠶青黛芩　升麻白芷馬勃草

桔梗柴胡加熟軍○汗下之後腹又痛　芍藥湯服真堪用

歸芍檳榔草厚朴　身凉盜汗者尤共○邪留血分亦當下

若是發斑不可攻　大下復隱毒內陷　循衣模牀又撮空

托裏舉斑湯　消斑青黛飲　消斑神效湯　大陷胸湯　小陷胸湯　陶氏黃龍湯　清燥養榮湯　蔞貝養營湯

托裏舉斑湯宜服　歸芎升芷柴穿山○汗下不解耳聾煩
足冷咳嘔定發斑　裏實表虛出皮膚○斑消青黛飲莫慢
柴玄知連黛生地　石羔梔草參可濟　發斑心煩毒熱重
消斑神效湯最靈　元參重用粉丹配　升芷白芥與沙參
○誤下結胸硬如鞕　大陷硝黃甘遂煎○少陽胸脹表邪藏
小陷蔞半黃連枳○體衰當攻用何藥　陶氏黃龍湯有功
參歸地黃柴厚朴　芒硝枳實大黃宗○解後血燥陰未復
清燥養營病自鬆　歸芎生地天花粉　知母甘草水煎濃
裏症未清加黃枳　痰涎蔞貝蘇橘紅○表有餘熱加柴胡

人參養營湯　參附養營湯　小建中湯　濟川煎　傷暑　清暑益氣湯　香薷散　四苓散　獨活寄生湯　當歸拈痛湯

氣虛人參養營從○愈下愈痛元氣壞　另用參附養營湯
當歸白芍人參等　生地附子炒乾薑○寒入陰分腹痛極
小建芍棗桂枝飴○陰虛腹脹大便結　濟川煎服自然通
升麻澤瀉與枳殼　當歸牛膝肉蓯蓉○暑熱頭痛身體倦
清暑益氣甚方便　參朮歸耆橘皮合　甘草柴升用蜜煉
伏暑吐瀉口燥渴　香薷扁豆草厚朴○暑熱霍亂泄咽乾
四苓散用當歸酌　豬苓白朮澤瀉茯　服之小便即不數
○風寒暑濕足氣腫　獨活寄生湯可羨　獨活寄生杜牛膝
參歸辛艽桂研麵　生芍芎防茯苓草　姜棗煎來除癱瘓

防風通聖散　瘧積　二朮煎　十全大補湯　痢疾　蒼榆散

○濕熱相搏足腫痛　當歸拈痛湯如神　二朮參歸羌防草
猪澤葛茵升知芩○一切風熱瘡疥疾　皆用防風通聖散
防風川芎歸芍硝　麻黃連翹與石羔　薄荷芩桔甘草朮
荊芥梔子水煎熬○瘧積二朮蘇薄風　枝前羌青芷草芎
不愈柴牛萊澤丸　茯桂青朴芩草宗　久瘧補中加肉桂
少加半夏羌防風　服過二劑羌防去　首烏石斛加入中
或服十全陽八味　三陰久瘧見神功　十全四君合四物
肉桂黃耆加入中○痢疾蒼榆歸草芩　枳檳查青香附陳
紅加桃仁槐花米　白加木香緑生軍　微痛虛寒吳萸薑

倉廩散

石室神丹

咳嗽

參蘇飲

二陳平胃散

金水六君煎

八仙長壽飲

噤口倉廩散爲良　卽是人參敗毒散　加入老米是神方
外用豬胷搗入臍　包臍一時開口嘗○血痢不止腹痛極
定服石室至神丹　歸尾黃連枳草芍　木香萊菔水同煎
不痛是寒黃連去　尾易全歸檳榔添　久痢血虛陽氣弱
溫脾參附熟地黃○咳嗽初服參蘇飲　紫蘇陳皮草桔梗
前胡法夏茯苓參　甘葛枳殼木香引○傷食腹痛用二陳
平胃加入咳嗽寧　蒼朮陳皮草朴夏　山查神麯白茯苓
久咳氣虛宜補氣○夜咳金水六君靈　熟地當歸陳皮半
甘草胡桃與茯苓○水泛爲痰如何治　八仙長壽飲如神

補劑 四君子湯 六味地黃湯 陽八味 四物湯 補中益氣湯 溫補 胃關煎 理陰煎

即後六味地黃湯○加入麥冬五味輕○陽虛四君補脾弱
參朮茯苓甘草著○肝腎陰虛用六味熟地棗皮淮山藥
粉丹澤瀉白茯苓加入桂附八味合○血虛定用四物湯
歸芍川芎熟地黃氣虛補中益氣湯○箭芪潞黨焦朮良
甘草升麻柴胡炙當歸廣皮引棗薑勞倦傷陰兼外感
定服補陰益氣煎參歸熟地陳皮草升麻柴胡與淮山
脾腎虛寒服痛瀉胃關煎服妙若仙熟地山藥藊豆草
薑朮吳萸用水煎瀉甚豆蔻破故紙陽脫人參附子添
中寒嘔吐並瀉泄溫胃煎能治臟寒參朮重用姜歸草

壽脾煎　煖肝煎　全真一氣湯　鎮陰煎　十全補正湯　三氣飲

藊豆陳皮一二錢○脾陰便血魂不寧　壽脾煎服效如神
歸朮山藥棗仁草　遠志乾薑蓮肉參○肝腎陰寒小腹痛
煖肝煎服最有靈　當歸枸杞小茴桂　烏藥沉香與茯苓
○上熱下寒吐瀉虛　全真一氣湯最靈　熟地朮附五味子
麥冬牛膝與人參○陰虛格陽失血症　鎮陰煎服保真元
熟地二兩桂附草　牛膝澤瀉各二錢○勞傷自汗身發熱
十全補正湯最確　似瘧非瘧氣血衰　參耆歸朮白芍藥
棗仁茯苓桂宜少　杜仲續斷牛膝合　外感去參加柴胡
氣滯少加木香磨○血氣虧損骨節痛　除風去濕三氣飲

大補元煎　左歸飲　左歸丸　右歸飲

歸芍枸杞杜牛膝　桂附芷茯熟地辛○男婦氣血大損傷
大補元煎第一方　參歸棗皮山藥草　枸杞杜仲熟地黃
氣分偏虛加耆朮　陽虛畏寒桂附薑　血滯加芎棗皮去
滑泄五味故紙良○陰衰陽勝腎水虛　左歸甘地山茱萸
枸杞淮山茯苓草　壯水滋陰最爲奇　血熱妄動加生地
腎熱骨蒸加骨皮　陰虛不寧女貞子　肺熱元參麥冬宜
○減去茯苓與炙草　加入龜鹿兎絲膝　方仍左歸和爲丸
補陰止汗生津液　當歸補血參補氣　照病加減莫狐疑
○陽衰陰勝用何方　右歸飲能壯元陽　棗皮桂附炙甘草

右歸丸　山藥枸杞熟地黃　氣虛自汗加參朮　火衰嘔噦加炮薑
中寒瀉泄肉豆蔻　小腹作痛吳萸灘○此方又加杜仲歸
鹿膠兎絲治勞傷　命門火衰下焦冷　痛淋寒疝無不減
仍然照病隨加減　右歸丸乃是妙方○氣血俱虛五臟傷

五福飲　五福飲用熟地黃　參朮當歸炙甘草　散加升柴溫加薑

七福飲　○心脾虛加棗仁志　七福飲名是奇方　景岳陰煎有五方

清補　大意五臟虛火張○水虧煩渴生潮熱　一陰生地熟地黃

一陰煎　丹參麥冬芍膝草　並治血動虛癆傷○二陰玄麥生地草

二陰煎　麥冬棗蓮苓通良　心經熱甚不制火、失血發笑並驚狂

三陰煎　四陰煎　五陰煎　太乙煎　歸腎丸　休瘧飲

○三陰參歸酸棗仁　炙草酒芍熟地黃　肝脾虛損精不足
營虛失血服之康　○四陰沙參麥冬草　茯苓百合生地黃
保肺清金陰虛火　吐衄煩渴咳嗽良　○五陰參朮藊芍草
淮苓五味熟地黃　陰虧脾虛失血證　止泄實脾此方靈
但要依病各加減　虛補熱清仔細詳　○陰虛骨蒸五心熱
熟地生地淮山鱉　骨皮棗皮粉丹皮　方名太乙清血熱
○陽衰腰疼並遺精　歸腎丸乃大補陰　熟地淮杞山茱萸
杜仲兔絲歸茯神　和丸白蜜廿八兩　各藥四兩地半斤
○久瘧汗多元氣衰　休瘧首烏參朮歸　炙草水煎露一宿

雜症

苓朮二陳煎

小和中飲

小分清飲

廓清飲

掃虫煎

○欠早溫服　久瘧發　喉虛生熱加烏麥　陽虛畏寒加薑桂
腎虛熟地　枸杞仲○氣血凝滯酒一杯　外邪未淨柴辛麻
痰積枳殼　半夏隨○痰飲水停嘔吞酸　定服苓朮二陳煎
猪苓朮澤　茯苓草　陳半乾薑一二錢○胸膈脹悶胎氣滯
小和中飲　山查先　紫朴陳皮茯苓等　香附甘草水同煎
○小水不利腫脹滿　小分清飲服之安　茯苓澤瀉紫厚朴
薏苡猪苓枳殼兼○三焦壅滯腫脹濇　廓清飲能寬胸膈
枳殼厚朴腹皮陳　萊菔白芥茯苓澤○諸蟲上攻胸腹痛
掃蟲煎中青皮榔　烏藥榧子吳萸草　烏梅硃砂合雄黃

溫臟丸
十香丸
太平丸
百順丸
清膈煎
化肝煎
安胃飲

○蟲積難去溫臟丸　參朮茯苓當歸芎　川椒榧肉使君子
吳萸檳榔神麯和○一切氣滯寒滯扁　十香丸用木沉香
荔核牙皂香附澤　烏藥陳皮茴丁香　胸腹疼痛諸積滯
太平丸用草蔻薑　牙皂白芥澤朴陳　烏藥巴豆稜蓬香
○一切陽邪諸積閉　百順丸乃是妙方　大黃一兩牙皂錢
和丸少服即安康○痰因火動氣壅喘　清膈煎化老痰靈
陳皮貝母海石煅　白芥木通膽南星○怒氣傷肝脇痛煩
化肝煎服效良藥　青皮陳皮牡丹皮　澤瀉梔子貝母芍
○胃火上衝呃不止　安胃飲中用黃芩　山查麥芽木通等

玉女煎　太清飲　約陰丸　服蠻煎　佐關煎　秘元煎　固陰煎

澤瀉石斛廣皮陳○水虧火盛頭牙疼　玉女煎服方亦奇
熟地麥冬知母膝　陽明餘熱煩渴宜○胃火煩熱狂斑嘔
太清飲方甚白虎　知母木通生石膏　金釵石斛水煎服
○婦人血海熱帶濁　約陰丸用歸朮芍　生地榆芩石脂苓
五味丹參續斷合○心肝氣滯血不足　服蠻煎用生地芍
麥冬菖蒲陳通斛皮木石　丹皮茯神知母酌○生冷傷脾餘寒瀉
佐關煎用紫厚朴　陳皮萹豆猪苓草　澤瀉荳桂淮山藥
○遺精帶濁心脾虛　秘元煎用白茯苓　遠志山藥參與朮
炙草芡實酸棗仁○陰虛滑泄遺濁淋　固陰煎用山茱萸

兎絲煎
惜紅煎
固貞丸
逍遙散
决津煎
調經飲
通瘀煎

人參熟地山藥草　遠志五味兎絲宜○勞倦心虛苦遺精
○兎絲煎用參歸苓　淮山遠志兎絲草　鹿角霜同酸棗仁
○婦人崩漏並腸風　惜紅煎用白朮芍　地榆續斷五味草
荆芥烏梅淮山藥○婁遺滑精服固貞　兎絲牡蠣茯金櫻
○婦人經滯心脾傷　速用逍遙散最良　歸芍棗仁茯神志
陳皮炙草熟地黄○婦人血虛經滯痛　决津煎服最爲奇
當歸熟地與烏藥　肉桂澤瀉合牛膝○婦人經滯氣逆疼
調經飲服自安寧　當歸牛膝山查肉　香附茯苓青陳皮
○婦人血滯痛不安　通瘀香附紅花兜　歸尾山查與烏藥

胎元飲　涼胎飲　毓麟珠　六物煎　六氣煎　何人飲

青皮木香澤瀉柔○婦人胎元若不固　胎元飲用歸朮參
熟地杜仲淮山藥　炙草陳皮效如神　胎氣內熱不安寧
涼胎飲用生地芩　當歸芍藥甘草等　枳殼石斛與茯苓
○婦人血虛經不調　毓麟珠乃種子方　參朮芎歸茯苓草
兎仲椒地（八熟）鹿角霜○痘疹血氣不光滿　六物煎服固本強
人參當歸炙甘草　川芎芍藥熟地黃○痘瘡癢塌或寒戰
六氣煎能治虛寒　參耆歸朮炙甘草　肉桂加入培真元
氣血俱虛瘧不止　何人飲乃截瘧方　重用首烏人參配
當歸陳皮引煨薑○疝氣痛極荔枝散　荔枝核炒大茴香

連翹歸尾煎
鉄柵散

〇一切無名癰瘡毒　連翹歸尾煎最良　連翹更用歸尾草
銀花紅藤酒煎湯〇癰疽腫毒一初起　鉄柵散敷便無防
（川草　香）二烏乳沒五棓子　花粉白歛生大黄　南星半夏榆皮共
末調醋敷即安康〇對證用藥方如是　變証百出細推詳
嘔吐呃逆多屬寒　亦有熱症宜清涼　也有寒熱皆不宜
清理和解日吉祥　也有心虛當補腎　也有陰虛兼補陽
虛當補母肝補腎　心實瀉子利小腸　惟有傷寒危險症
一時轉陰陰轉陽　陰轉陽兮病易治　陽轉陰症亦須防
本是陽證陽不足　升陽之後仍當涼　又有陰症兼發毒

先濕後清急搏方　傷寒熱極反作瀉　熱積膀胱下之康
醫貴活法生活法　不可固執用陳方　以上古方一百二
熟讀理會最爲良　務在臨證審虛實　察色診脈辨陰陽
隨証加減細斟酌　焉能有病到膏肓　高明載正方爲美
但願人人壽而康

景岳新方八略

一補略

補方之制補其虛也凡氣虛者宜補其上人參黃耆之屬是也精虛者宜補其下熟地枸杞之屬是也陽虛者宜補而兼煖桂附乾薑之屬是也陰虛者宜補而兼清門冬芍藥生地之屬是也此固陰陽之治辨也其有氣因精而虛者自當補精以化氣精因氣而虛者自當補氣以生精又有陽失陰而離者不補陰何以收散亡之氣水失火而敗者不補火何以甦垂寂之陰此又陰陽相濟之妙用也故善補陽者必於陰中求陽則陽得陰

助而生化無窮。善補陰者，必於陽中求陰，則陰得陽升而泉源不竭。余故曰：以精氣分陰陽，則陰陽不可離；以寒熱分陰陽，則陰陽不可混。此又陰陽邪正之離合也。故凡陽虛多寒者，宜補以甘溫，而淸潤之品非所宜；陰虛多熱者，宜補以甘涼，而辛燥之類不可用。知宜知避，則不惟用補，而八方之制皆可得而貫通矣。

二和畧。

和方之制，和其不和者也。凡病兼虛者，補而和之；兼滯者，行而和之；兼寒者，溫而和之；兼熱者，涼而和之。和之爲義廣矣，亦猶土兼四氣其餘補瀉温涼之用無所不及務在調和元氣不失中和之爲貴也故凡陰虚於下而精血虧損者忌利小水如四苓通草湯之屬是也陰虚於上而肺熱乾欬者忌用辛燥如半夏蒼朮細辛香附芎歸白朮之屬是也陽虚於上忌消耗如陳皮砂仁木香檳榔之屬是也陽虚於下者忌沉寒如黄蘗知母梔子木通之屬是也大便溏泄者忌滑利如二冬牛膝蓯蓉當歸柴胡童便之屬是也表邪未解者忌收歛如五味棗仁地榆文蛤之屬是也氣滯者忌閉塞如黄耆白朮薯蕷甘草之屬是也經滯者忌寒凝如門冬生地石斛芩連之屬是也凡邪火在

上者不宜升。火得升而愈熾矣。沉寒在下者。不宜降。陰被降而愈亡矣。諸動者。不宜再動。如火動者忌溫煖。血動者忌辛香。汗動者忌蘇散。神動者忌耗傷。凡性味之不静者。皆所當慎。其於剛暴更甚者。則又在不言可知也。諸静者不宜再静。如沉微細弱者。脈之静也。神昏氣怯者。陽之静也。肌體清寒者。表之静也。口腹畏寒者。裏之静也。凡性味之陰柔者。皆所當慎。其餘沉寒更甚者。又在不言可知也。夫陽主動。以動濟動。火上添油也。不焦爛乎。陰主静。以静益静。雪上加霜也。不寂滅乎。凡前所論。論其畧耳。而書不盡言。言不盡意。能因類而廣之。則存乎其人矣。

不知此義。又何和劑之足云。

三攻畧

一攻方之制。攻其實也。凡攻氣者。攻其聚。聚可散也。攻血者。攻其瘀。瘀可通也。攻積者。攻其堅。在臟者可破可消。在經者可鍼可灸也。攻痰者。攻其急。眞實者。暫宜解標。多虛者。只宜求本也。但諸病之實有微甚。用攻之法。分重輕。大實者。攻之未及。可以再加。微實者。攻之太過。每因致害。所當慎也。凡病在陽者。不可攻陰。病在胸者。不可攻臟。若此者。邪必乘虛內陷。所謂引賊入寇也。病在陰者。勿攻其陽。病在裏者。勿攻其表。若此者。病必因誤而甚所謂自撤藩蔽也。大都治宜用攻。必其邪之甚者也。其若實邪果甚。自與攻藥相宜。不必雜之補劑。蓋實不嫌攻。若但略加甘滯。便相牽制。虛不嫌補。若但略加消耗。偏覺相妨。所以寒實者最不喜清。熱實者最不喜燥。然實而誤補。不過增病。病增者可解。虛而誤攻。必先脫元。元脫者無治矣。是皆攻法之要也。其或虛中有實。實中有虛。此又當酌其權宜。不在急宜攻急宜補者之例。雖然。凡用攻之法。所以除凶剪暴也。亦猶亂世之兵。必不可無。然惟必不得已乃可用之。若或有疑。寧加詳慎。蓋攻雖去邪。無兆傷氣。受益者四。受損者六。故攻之一法。實自古仁

人所深忌者正恐其成之難敗之易耳倘任意不思此其人可知矣

四散畧

一用散者散表證也。觀仲景太陽證用麻黃湯。陽明證用升麻葛根湯。少陽證用小柴胡湯。此散表之準繩也。後世宗之而復不能用之在不得其意耳。蓋麻黃之氣峻利而勇。凡太陽經陰邪在表者寒毒既深非此不達。故制用此方。非謂太陽經藥必須麻黃也。設以麻黃治陽明少陽之證亦寒無不散。第恐性力太過必反傷其氣。豈謂某經某藥必不可移易亦不過分其輕重耳。故如陽明之升麻、乾葛，未有不走太陽、少陽者。少陽之柴胡。亦未有不入太陽、陽明者。但用散之法，當知性力緩急及氣味寒溫之辨，用得其宜，諸經無不妙也。如麻黄、桂枝，峻散者也。防風、荆芥、紫蘇，平散者也。細辛、白芷、生薑，溫散者也。柴胡、乾葛、薄荷，涼散者也。羌活、蒼朮，能走經去濕而散者也。升麻、川芎，能舉陷上行而散者也。第邪淺者忌峻利之屬，氣虚者忌雄悍之屬。熱多者忌溫燥之屬，寒多者忌清涼之屬。凡熱渴煩燥者喜乾葛，而嘔惡者忌之。寒熱往來者宜柴胡，而泄瀉者忌之。寒邪在上者宜升麻、川芎，而内熱炎升者忌之。此性用之宜忌，所當辨也。至於相配之法。則尤當知要。凡以平兼清。自成涼散。以平兼緩亦可。溫經宜大溫者。以熱濟熱。宜大涼者。以寒濟寒。此其運用之權。則毫厘進退。自有伸縮之妙。又何必膠柱刻舟。以限無窮之病變哉。此無他。在不知仲景之意耳。

五寒畧

一寒方之制。為清火也。為除熱也。夫火有陰陽。熱分上下。據古方書咸謂黃連清心。黃芩清肺。石斛芍藥清脾。龍膽清肝。黃蘗清腎。今之用者。多守此法。是亦膠柱法也。大凡寒涼之物。皆能瀉火。豈有涼此而不涼彼者。但當分其輕清重濁。性力微甚。用得其力則善矣。夫輕清者。宜以清上。如黃芩、石斛、連翹、天花之屬是也。重濁者宜於清下。如梔子、黃蘗、龍膽、滑石之屬也。性力之厚者。能清實熱。如石羔、黃連、蘆薈、苦參、山豆根之屬也。性力之緩者。能清微熱。如地骨皮、元參、貝母、石斛、童便之屬也。以攻而用者。去實鬱之熱。如大黃、芒硝之屬也。以利而用者。去癃閉之熱。如木通、茵陳、猪苓、澤瀉之屬也。以補而用者。去陰虛枯燥之熱。如生地、二冬、芍藥、梨漿、細茶、甘草之屬也。方書之分經用藥者。意正在此。但不能明言其意耳。然火之甚者。在上亦宜重濁。火之微者。在下亦可輕清。夫宜涼之熱。皆實熱也。實熱在下。自宜清利實熱在上不可升提蓋火本屬陽宜從陰治從陰者宜降升則反從其陽矣經曰高者抑之義可知也外如東垣有升陽散火湯此以表邪生熱者設不得與伏火內炎者並論

一 熱略

一熱方之制爲除寒也夫寒之爲病有寒邪犯於肌表者有生冷傷於脾胃者有陰寒中於臟腑者此皆外來之寒去所從來則其治也是皆人所易知者至於本來之寒生於無形無響之間初無所感莫測其因人之病此者最多人之知此者最少果何謂哉觀丹溪曰氣有餘便是火余續之曰氣不足便是寒夫今

人之氣有餘者。能十中之幾。其有或因稟受。或因斲喪以致陽氣不足者。多見寒從中生。而陽衰之病。無所不致。第其由來者漸。形見者微。當其未覺也。熟為之意。及其既甚。始知治難。矧庸醫多有不識。每以假熱為眞火。因復毖於無形無嚮者。又不知其幾許也。故惟高明見道之士。常以陽衰根本為憂。此熱方之不可不知也。凡用熱之法。如乾姜能溫中。亦能散表。嘔惡無汗者宜之。肉桂能行血。善達四肢。血滯多痛者宜之。吳茱萸善煖下焦。腹痛泄瀉者極妙。肉豆蔻可溫脾腎。飧泄滑利者最奇。胡椒溫胃和中。其類近於蓽撥。丁香止嘔行氣。其暖過於豆仁。

補骨脂性降而善閉故能納氣定喘止帶濁泄瀉與附子同行如酒故無處不到能救急回陽至若半夏南星細辛烏藥良薑香附木香茴香仙茅巴戟之屬皆性溫之當辨者然用熱之法尚有其要以散兼溫者散寒邪也以行兼溫者行寒滯也以補兼溫者補虛寒也第多汗者忌薑薑能散也失血者忌桂桂動血也氣短氣怯者忌故紙故紙降氣也大凡氣香者皆不利於氣虛證味辛者多不利於見血證所當愼也是用熱之槩也至於附子之辨凡今之用者必待勢不可爲不得已然後用之不知回陽之功當用於陽氣將去之際便當漸用以望挽回若用

於既去之後死灰不可復然矣倘何益於事哉但附子性悍獨任爲難必得大甘之品如人參熟地炙甘草之類皆足以制其剛而濟其勇以補倍之無往不利矣此壺天中大將軍也可置之無用之地乎但知之眞而用之善斯足稱將相之手矣

七固畧

一固方之制固其泄也如久嗽爲喘而氣泄於上者宜固其肺久遺成淋而精脫於下者宜固其腎小水不禁者宜固其膀胱大便不禁者宜固其腸臟汗泄不止者宜固其皮毛血泄不止者宜固其營衛凡因寒而泄者當固之以熱因熱而泄者當固之

以寒總之在上者在表者皆宜固氣氣主在肺也在下者在裏者皆宜固精精主在腎也然虛者可固實者不可固久者可固暴者不可固當固不固則滄海亦將竭不當固而固則閉門延寇也二者俱當詳酌之

八因略

一因方之制因其可因者也凡病有相同者皆可按證而用之是謂因方如癰毒之起腫可敷也蛇虫之患毒可解也湯火傷其肌膚熱可散也跌打傷其筋骨斷可續也凡此之類皆因證而可藥者也然因中有不可因者又在乎證同而因不同耳蓋人

之虛實寒熱。各有不齊。表裏陰陽。治當分類。故有宜於此而不宜於彼者。有同於表而不同於裏。者所以病雖相類而但涉內傷者。使當於血氣中。酌其可否之因。不可謂因方之類。盡可因之而用也。因之爲用。有因標者。有因本者。勿因此因字而誤認因方之義。

彭鍾齡先生醫門八法

論病之原以內傷外感四字括之論病之情則以寒熱虛實表裏陰陽八字統之而論治病之方則又以汗和下消吐清溫補八法盡之蓋一法之中八法備焉八法之中百法備焉病變雖多而法歸於一此予數十年來心領神會歷試而不謬者盡見於八篇中矣學者誠熟讀而精思之於以救濟蒼生亦未必無小補云

論汗法

汗者散也經云血在皮毛者汗而發之是也又云體若燔炭汗出而散是也然有當汗不汗誤人者有不當汗而汗誤人者有當汗

不可汗而妄汗之誤人者。有當汗不可汗、而又不可以不汗、汗之不得其道以誤人者。有當汗而汗之、不中其經、不辨其藥、知發而不知斂以誤人者。是不可以不審也。何則風寒初客於人也、頭痛發熱而惡寒、鼻塞聲重而體痛。此皮毛受病、法當汗之、若失時不汗、或汗不如法、以致腠理閉塞、榮衛不通、病邪深入、流傳經絡者有之。此當汗不汗之過也。亦有頭痛發熱與傷寒同、而其人倦怠無力、鼻不塞、聲不重、脉來虛弱。此內傷元氣不足之症。又有勞心好色、眞陰虧損、內熱晡熱、脉細數而有力者。又有傷食病、胸膈滿悶、吞酸噯腐、日晡潮熱、氣口脉緊者。又有寒痰厥逆、濕淫脚氣、內癰外癰瘀血凝積以及風溫濕溫中暑自汗諸症皆有寒熱與外感風寒似同而寔異若誤汗之變症百出矣所謂不當汗而汗者此也若夫症在外感應汗之例而其人臍之左右上下或有動氣則不可以汗經云動氣在右不可發汗汗則衄而渴心煩飲水即吐動氣在左不可發汗汗則頭眩汗不止筋惕肉瞤動氣在上不可發汗汗則氣上衝心中怔悸動氣在下不可發汗汗則無汗心大煩骨節痛食入則吐又脈沉咽燥病已入裏汗之則津液越出大便難而譫語又少陰症但厥無汗而强發之則動血未知從何道出或從耳目或從口鼻出者此爲下厥上竭爲難治又少陰中

寒不可發汗汗則厥逆踡卧不能自温也。又寸脉弱者、不可發汗。汗則亡陽尺脉弱者不可發汗汗則亡陰也。又諸亡血家不可汗。汗則直視淋家不可汗汗則便血瘡家不可汗汗則痓。又傷寒病在少陽不可汗汗則譫妄。又壞病虚人及女人經水適來者。皆不可汗也。若妄汗之變症百出矣。所謂當汗不可汗而妄汗誤人者此也。夫病不可汗而又不可以不汗、則將聽之乎。是有道焉。傷寒賦云動氣理中去白朮。是即於理中湯去朮而加汗藥、保元氣而除病氣也。又熱邪入裏而表未解者。仲景有麻黄石羔之例。有葛根黄連黄芩之例。是清凉解表法也。又太陽症、脉沉細少陰症反發熱者有麻黄附子細辛之例是溫中解表法也又少陽中風用柴胡湯加桂枝是和解中兼表法也又陽虛者東垣用補中湯加表藥陰虛者丹溪用芎歸湯加表藥其法精且密矣總而言之凡一切陽虛者皆宜補中發汗一切陰虛者皆宜養陰發汗挾熱者皆宜清涼發汗挾寒者皆宜溫經發汗傷食者則宜消導發汗感重而體實者汗之宜重麻黄湯感輕而體虛者汗之宜輕香蘇散又東南之地不比西北隆冬開花少霜雪人禀常弱腠理空疏凡用汗藥只須對症不必過重予嘗治傷寒初起專用香蘇散加防風川芎秦艽蔓荆等藥一劑愈甚則兩服無有不安而麻黄峻劑數

十年來不上兩餘可見地土不同用藥適別其有陰虛陽虛挾寒挾熱兼食而為病者即按前法治之但師古人用藥之意而未嘗盡泥其方隨時隨症酌量處治往往有驗此皆已試之成法而與斯世共白之所以拯災救急者莫切乎此此汗之之道也且三陽之病淺深不同治有次第假如症在太陽而發散陽明已隔一層病在太陽陽明而和解少陽則引賊入門矣假如病在二經而專治一經已遺一經病在三經而遍治一經即遺二經矣假如病在一經而兼治二經或兼治三經則邪過經矣況太陽無汗麻黃為最太陽有汗桂枝可先葛根專主陽明柴胡專主少陽皆的當不

易之藥。至於九味羌活乃兩感熱症三陽三陰并治之法初非爲太陽一經設也。又柴葛解肌湯乃治春温夏熱之症自裏達表其症不惡寒而口渴。若新感風寒惡寒而口不渴者非所宜也。又傷風自汗用桂枝湯傷暑自汗則不可用。若誤用之熱邪愈盛而病必增劇。若於暑症而妄行發散復傷津液名曰重暍多致不救。古人設爲白朮防風例以治風設益元散香茹散以治暑俾不犯三陽禁忌者良有以也。又人知發汗退熱之法而不知斂汗退熱之法。汗不出則散之汗出多則斂之斂也者非五味酸棗之謂其謂致病有因出汗有由治得其宜汗自斂耳。譬如風傷衛自汗出者以桂枝湯和榮衛。袪風邪而汗自止。若熱邪傳裏、令人汗出者、乃熱氣薰蒸。如釜中炊煮。水氣旁流、非虛也。急用白虎湯清之。若邪已結聚。不大便者。則用承氣湯下之。熱氣退而汗自收矣。此與傷暑自汗畧同。但暑傷氣爲虛邪。只有清補并行之一法。傷寒形爲寔邪。則清熱之外。更有攻下止汗之法也。復有發散太過。遂至汗多亡陽。身瞤動欲擗地者。宜用真武湯。此救逆之良藥。與中寒冷汗自出者同類。并稱。又與熱症汗出者大相徑庭矣。其他少陽症、頭微汗或盜汗者。小柴胡湯。水氣症頭汗出者。小半夏加茯苓湯。至於虛人自汗盜汗等症。則歸脾、補中、八珍、十全、按法而用。委曲尋繹各盡其妙而後即安所謂汗之必中其經必得其藥知發而不知斂者此也嗟嗟百病起於風寒風寒必先客表汗得其法何病不除汗法一差夭枉隨之矣吁汗豈易言哉

論和法

傷寒在表者可汗在裏者可下其在半表半裏者惟有和之一法焉仲景用小柴胡湯加減是已然有當和不和誤人者有不當和而和誤人者有當和而和不知寒熱之多寡稟質之虛實臟腑之燥濕邪氣之兼併以誤人者是不可不辨也夫病當耳聾脇痛寒熱往來之際應用柴胡湯和解之而或以桂枝麻黄發表誤矣或

以大黃芒硝攻裏則亦誤矣。又或因其胸滿脇痛而吐之則尤誤矣。蓋病在少陽有三禁焉。汗吐下是也。且非惟汗吐下有所當禁。卽舍此三法而妄用温藥均爲無益而反有害。古人有言少陽膽爲清淨之府無出入之路。只有和解一法。柴胡一方最爲切當。何其所見明確而立法精微亦至此乎。此所謂當和而和者也。然亦有不當和而和者。如病邪在表未入少陽。誤用柴胡謂之引賊入門。輕則爲瘧。重則傳入心胞。漸變神昏不語之候。亦有邪已入裏燥渴譫語諸症叢集。而醫者僅以柴胡治之則病不解。至於内傷勞倦内傷飲食氣虛血虛癰腫瘀血諸症皆令寒熱往來似瘧非瘧均非柴胡湯所能去者。若不辨明症候，切實用藥，而借此平穩之法，巧爲藏拙，誤人匪淺。所謂不當和而和者，此也。然亦有當和而和而不知寒熱之多寡者，何也？夫傷寒之邪，在表爲寒，在裏爲熱，在半表半裏則爲寒熱交界之所。然有偏於表者則寒多，偏於裏者則熱多，而用藥須與之相稱，庶陰陽和平而邪氣頓解。否則寒多而益其寒，熱多而助其熱，藥既不平，病益增劇，此非不和也，和之而不得寒熱多寡之宜者也。然又有當和而和而不知禀質之虛實者，何也？夫客邪在表，譬如賊人甫門，豈敢遽登吾堂而入吾室，必窺其堂奧空虛，乃乘隙而進。是以小柴胡用人參者，所以補正氣使正氣旺則邪無所容自然得汗而解蓋由是門入復由是門出也亦有表邪失汗腠理緻密賊無出路由此而傳入少陽熱氣漸盛此不關本氣之虛故有不用人參而和解自愈者是知病有虛實法在變通不可誤也然又有當和而和而不知臟腑之燥濕者何也如病在少陽而口不渴大便如常是津液未傷清潤之藥不宜太過而半夏生姜皆可用也若口大渴大便漸結是邪氣將入於陰精液漸少則辛燥之藥可除而花粉瓜蔞有必用矣所謂臟腑有燥濕之不同者此也然又有當和而和而不知邪之兼并者何也假如邪在少陽而太陽陽明未罷是少陽兼表邪也

小柴胡湯中加表藥仲景有柴胡加桂枝之例矣。又如邪在少陽而兼裏熱則便閉譫語燥渴之症生。小柴胡湯中加裏藥仲景有柴胡加芒硝之例矣。又有三陽合病闔目則汗面垢譫語遺尿者。用白虎湯和解之。蓋三陽同病必連胃腑。故以辛涼之藥內清本腑。外徹飢膚令三經之邪一同解散。是又專以清劑爲和矣。所謂邪有兼并者此也。由是推之有清而和者。有溫而和者。有消而和者。有補而和者。有燥而和者。有潤而和者。有兼表而和者。有兼攻而和者。和之義則一。而和之法變化無窮焉。知斯意者則溫熱之治。瘟疫之方。時行痎瘧皆從此推廣之。不難應手而愈矣。世人漫

曰和解而不能盡其和之法將有增氣助邪而益其爭堅其病者和云乎哉

論下法

下者攻也攻其邪也病在表則汗之在半表半裏則和之病在裏則下之而已然有當下不下誤人者有不當下而下誤人者有當下不可下而妄下之誤人者有當下不可下而又不可以不下下之不得其法以誤人者有當下而下之不知淺深不分便溺與蓄血不論湯丸以誤人者又雜症中不別寒熱積滯痰水蟲血癰膿以誤人者又不可不察也何謂當下不下仲景云少陰病得之二

三日口燥咽乾者急下之少陰病六七日腹滿不大便者急下之下利脈滑數不欲食按之心下鞕者有宿食也急下之陽明病譫語不能食胃中有燥屎也急下之陽明病發熱汗多者急下之少陰病下利清水色純青心下必痛口乾燥者急下之傷寒六七日目中不了了睛不和無表症大便難者急下之此皆在當下之例若失時不下則津液枯竭身如槁木勢難挽回矣然又有不當下而下者何也如傷寒表症未罷病在陽也下之則成結胸病邪雖已入裏而散漫於三陰經絡之間尚未結實若遽下之亦成痞氣況有陰結之症大便反鞕得溫則行如開冰解凍之象又雜病中

有高年血燥不行者有新產血枯不行者有病後亡津液者有亡血者有日久不更衣腹無所苦別無他症者若誤下之變症蜂起矣所謂不當下而下者此也然又有當下不可下者何也病有熱邪傳裏已成可下之症而其人臍之上下左右或有動氣則不可以下經云動氣在右不可下下之則津液内竭咽燥鼻乾頭眩心悸也動氣在左不可下下之則腹内拘急食不下動氣更劇雖有身熱臥則欲踡動氣在上不可下下之則掌握煩熱身浮汗泄欲得水自灌動氣在下不可下下之則復滿頭眩瀉則清穀心下痞也又咽中閉塞者不可下下之則下輕上重水漿不入踡卧身疼

下利日數十行。又脈微弱者。不可下。脈浮大按之無力者。不可下。脈遲者不可下。喘而胸滿者。不可下。欲吐欲嘔者不可下。病人陽氣素微者不可下。下之則呃。病人平素胃不能食者。不可下。病中能食胃無燥屎者不可下。小便清者。不可下。病人腹滿時減。復如故者不可下。若誤下之。變症百出矣。所謂當下不可下而妄下誤人者此也。然有當下不可下。而又不得不下者何也。夫以羸弱之人。虛細之脈。一旦而熱邪乘之。是爲正虛邪盛。最難措手。古人有清法焉。有潤法焉。有導法焉。有少少微和之法焉。有先補後攻。先攻後補之法焉。有攻補並行之法焉。不可不講也。如三黃解毒清之也。麻仁梨汁潤之也。蜜煎豬膽汁土瓜根導之也。涼膈散大柴胡少少和之也。更有脉虛體虛不能勝任者。則先補之而後攻之。或暫攻之而隨補之。或以人參湯送下三黃枳术丸。又或以人參瓜蔞枳實。攻補並行而不相悖。蓋峻劑一投。即以參术歸芍維持調護於其中。俾邪氣潛消而正氣安固。不愧為王者之師矣。又有雜症中大便不通。其用藥之法可相參者。如老人、久病人、新產婦人。每多大便閉結之症。丹溪用四物湯。東垣用通幽湯。予嘗合而酌之。而加以蓯蓉、枸杞、栢子、芝麻、松子仁、人乳、梨汁、蜂蜜之類。隨手取效。又嘗於四物加升麻及前滋潤藥治老人血枯數至圊而不能便者往往有驗此皆委曲疏通之法若果人虛雖傳經熱邪不妨借用寧得猛然一往敗壞真元至成洞瀉雖曰天命豈非人事哉所謂下之貴得其法者此也然又有當下而下而不知淺深不分便溺與蓄血不論湯丸以誤人者何也如仲景大承氣湯必痞滿燥實兼全者乃可用之若僅痞滿而未燥寔者仲景只用小承氣湯除去芒硝恐傷下焦陰血也燥寔而下而痞滿輕者仲景只用調胃承氣湯除去枳朴恐傷上焦陽氣也又有太陽傷風症悞下而傳太陰以致腹痛者則用桂枝湯加芍藥大實痛者桂枝湯加大黃是解表之中兼攻裏也又有邪從少陽來寒熱未除則

用大柴胡湯是和解之中兼攻裏也又結胸症項背強從胸至腹鞕滿而痛手不能近者仲景用大陷胸湯若不按不痛者只用小陷胸湯若寒熱結胸用三白散熱藥攻之又水結胸頭出汗者用小半夏加茯苓湯水停脇下痛不可忍者則用十棗湯凡結胸陰陽二症服藥罔效活人俱用枳實理中丸應手而愈又河間三書云鬱熱蓄甚神昏厥逆脈反滯濇有微細欲絕之象世俗未明造化之理投以溫藥則不可救或者妄行攻下致殘陰暴絕勢大可危不下亦危宜用涼膈散合解毒湯養陰退陽積熱漸以宣散則心胸和暢而脈漸以生此皆用藥淺深之次第也又如太陽症未

罷。口渴小便短澀。大便如常。此爲溺澀不通之症。治用五苓散。又
太陽傳本。熱結膀胱。其人如狂。少腹硬滿而痛。小便自利者。此爲
蓄血下焦。宜抵當丸。若蓄血輕微。但少腹急結。未至硬滿者。則用
桃仁承氣湯。或用生地四物湯加酒洗大黃各半下之。尤爲穩當
蓋溺澀症。大便如常。燥糞症。小便不利。蓄血症。小便自利。大便色
黑者。此便溺蓄血之所由分也。血結膀胱。病勢最急。抵當湯。稍輕
者。抵當丸。結胸惡症悉具。則用大陷胸湯。稍輕者。大陷胸丸。其繼
蕩滌腸胃。推陳致新之法。則皆用湯。古人有言。凡用下藥攻邪氣
湯劑勝丸散。誠以熱濕於內。用湯液滌除之。爲清淨耳。此湯丸之

別也。然又有雜症中不別寒熱積滯。老痰水蠱血積癰膿以誤人者何也。東垣治傷食症腹痛便閉拒按者。因於冷食用見晛丸。因於熱食用三黃枳术丸。若冷熱互傷。則以二丸酌其所食之多寡而互用之。應手取效。又實熱老痰滾痰丸。水腫實症神佑丸。蟲積剪紅丸。血積花蕊丹。失笑丸。腸癰牡丹皮散。隨症立方。各有攸宜。此雜症攻下之良法也。近世病家不講於法。每視下藥為畏途。病者亦視下藥為砒鴆。致令熱症垂危。袖手旁觀。委之天數。大可悲耳。昔張子和儒門事親三法。即以下法為補。謂下去其邪而正氣自復。穀肉果菜無往而非補養之物。雖其說未合其宜。而於治病攻邪之法。正未可缺。吾願學者仰而思之。平心而察之。得其要領。以施救濟之方。將以躋斯民於壽域不難矣。

論消法

消者。去其壅也。臟腑經絡肌肉之間。本無此物。而忽有之。必爲消散。乃得其平。經云。堅者削之是已。然有當消不消誤人者。有不當消而消誤人者。有當消而消之不得其法以誤人者。有消之而不明部分以誤人者。有消之而不辨夫積聚之原有氣血積食停痰蓄水、癰膿、蟲蠱、勞瘵、痃癖、癥瘕、七疝、胞痺、腸覃、石瘕以及前後二陰諸疾以誤人者。是不可不審也。凡人起居有常。飲食有節。和平恬淡氣血周流谷神充暢病安從來惟夫一有不慎則六淫外侵七情內動飲食停滯邪日留止則諸症生焉法當及時消導俾其速散氣行則愈耳倘遷延日久積氣盤踞堅牢日漸强大有欲拔不能之勢雖有智者亦難爲力此當消不消之過也然亦有不當消而消者何也假如氣虛中滿名之曰鼓腹皮膨急中空無物取其形如鼓之狀而因以名之此爲敗症必須塡實庶乎可消與蠱症之爲蟲爲血內實而有物者大相徑庭又如脾虛水腫土衰不能制火也非補土不可眞陽大虧火衰不能生土者非溫煖命門不可又有脾虛食不消者氣虛不能運化而生痰者腎虛水泛爲

痰者血枯而經不斷絕者皆非消導所可行而或妄用之誤人多矣所謂不當消而消者此也然又有當消而消之不得其法者何也夫積聚癥瘕之症有初中末之三法焉當其邪氣初客所積未堅則先消之而後和之及其所積日久氣鬱漸深濕熱相生塊因漸大法從中治當祛濕熱之邪削之耎之以底於平但邪氣久客正氣必虛須以補瀉疊相爲用如薛立齋用歸脾湯送下蘆薈丸予亦嘗用五味異功散佐以和中丸皆攻補並行中治之道也若夫塊消及半便從末治不使攻擊但補其氣調其血導達其經脈俾榮衛流通而塊自消矣凡攻病之藥皆損氣血不可過也此消

之之法也。然又有當消之而不明部分者何也。心肝脾肺腎分佈五方，胃、大腸、小腸、膀胱、三焦、膽與膻中皆附焉。有常所，而皮毛肌肉筋骨各有淺深。凡用湯丸膏散，必須按其部位，而君臣佐使駕馭有方，使不得移，則病處當之，不至誅伐無過矣。此醫門第一義也。而於消法爲尤要。不明乎此，而妄行剋削，則病未消而元氣已消，其害可勝言哉。況乎積聚之原，有氣、血、食積、停痰、蓄水、癰膿、蟲蠱、勞瘵，與夫痃癖、癥瘕、七疝、胞痺、腸覃、石瘕，以及前後二陰諸疾，各各不同。若不明辨，爲害匪輕。予因約畧而指數之。夫積者成於五臟，推之不移者也。聚者成於六腑，推之則移者也。其忽聚忽散者氣也痛有定處而不散者血也得食則痛噯腐吞酸者食積也腹有塊按之而耎者痰也先足腫後及腹者水也先腹滿後及四肢者脹也痛引兩脇咳而吐涎者停飲也咳而胸痛吐膿腥臭者肺癰也當胃而痛嘔而吐膿者胃脘癰也當臍而痛小便如淋轉側作水聲者腸癰也增寒壯熱飲食如常身有痛偏着一處者外癰也病人嗜異甘甜或異味飢時則痛唇之上下有白斑點者虫也虫有九濕熱所生而爲蛇爲鼈則血之所成也胡以知爲蛇鼈腹中如有物動痛不可忍吃血故也又嶺南之地以蠱害人施於飲食他方之蠱多因近池飲冷陰受蛇虺之毒也病人咳嗽痰紅

抑抑不樂，甚見人，喉癢而咳嗽者，癆瘵生虫也。痃如弓弦，筋病也。癖則隱癖，附骨之痛也。癥則有塊可徵，積之類也。瘕者或有或無，痞氣之類也。少腹如湯沃，小便澁者，胞痺也。痛引睾丸，疝也。女人經水自行，而腹塊漸大，如懷子者，腸覃也。經水不行，而腹塊漸大，並非妊者，石瘕也。有孕無孕，可於脈之滑濇辨之也。至於濕熱下墜，則爲陰菌、陰蝕、陰挺下脫、陰莖腫爛之類，而虛火内爍庚金，則爲痔漏、爲懸癰、爲臟毒，種種見症，不一而足，務在明辨症候，接法而消之也。醫者以一消字視爲泛常，而不知其變化曲折，較他法爲尤難，則奈何不詳稽博考，以盡濟時之仁術也耶。

論吐法

吐者、治上焦也。胸次之間。咽喉之地。或有痰食癰膿。法當吐之。經曰其高者因而越之。是已。然有當吐不吐。誤人者。有不當吐而吐以誤人者。有當吐不可吐而妄吐之。以誤人者。亦有當吐。不可吐而又不可以不吐、吐之不得其法。以誤人者。是不可不辨也。即如纏喉鎖喉諸症。皆風痰鬱火壅塞其間。不急吐之則脹閉難忍矣。又或食停胸膈。消化弗及。無由轉輸。脹滿疼痛者。必須吐之。否則胸高滿悶。變症莫測矣。又有停痰蓄飲。阻塞清道。日久生變。或防碍飲食。或頭眩心悸。或吞酸噯腐。手足麻痺。種種不齊。宜用吐法導其痰諸症如失又有胃脘癰嘔吐膿血者經云嘔家有膿不須治嘔膿盡自愈凡此皆當嘔而吐者也然亦有不當吐而吐者何也如少陽中風胸滿而煩此邪氣而非有物不可吐吐則驚悸也又少陰病始得之手足厥冷飲食入口則吐此膈上有寒飲不可吐也病在太陽不可吐吐之則不能食反生內煩雖曰吐中有散然邪氣不除已為小逆也此不當吐而吐者已然又有當吐不可吐者何也盖凡病用吐必察其病之虛實因人取吐先察其人之性情不可誤也夫病在上焦可吐之症而其人病勢危篤或老弱氣衰者或體質素虛脈息微弱者婦人新產者自吐不止者諸亡

血者有氣虧者四肢厥冷冷汗自出者皆不可吐吐之則爲逆候此因其虛而禁吐也若夫病久之人宿積已深一行吐法心火自降相火自強設犯房勞轉生虛症反難救藥更須戒怒凝神調息靜養越三旬而出戶方爲合法如其人性氣剛暴好怒喜淫不守禁忌將何恃以無恐此又因性情而禁吐也所謂當吐不可吐者此也然有不可吐而又不得不吐者何也病人脈滑大胸膈停痰胃脘積食非嘔不除食用瓜蒂散與橘紅淡鹽湯痰以二陳湯用指探喉中而出之體質極虛者或以桔梗煎湯代之斯爲穩當而予更有法治焉予嘗治寒痰閉塞厥逆昏沉者屢用半夏橘紅各

八錢。濃煎半杯。和薑汁成一杯。頻頻灌之。痰隨藥出則拭之隨灌隨吐。隨吐隨灌。少頃痰開。藥下。其人即甦。如此者甚衆。又當治風邪中臟將脫之症。其人張口痰鳴。聲如曳鋸。溲便自遺者。更難任治。皂角等藥切不可用。亦不暇用。因以大劑參附姜夏濃煎灌之。藥隨痰出則拭之。隨灌隨吐。隨吐隨灌。久之藥力下咽。胸膈流通。參附大進。立至數兩。其人漸甦。一月之間。參藥數觔。遂至平復。如此者又衆。又嘗治風痰熱閉之症。以牛黃丸灌如前法。頸疽內攻。藥不得入者。以蘇藿香丸灌如前法。風熱不語者。以解語丹灌如前法。中暑不醒者。以消暑丸灌如前法。中惡不醒者。以前項橘半葍汁灌如前法、魘夢不醒者以連鬚葱白煎酒灌如前法自縊不醒者以肉桂二錢煎水灌如前法喉閉喉風以牡蠣牛夕擣汁雄黄丸等灌如前法俱獲全安如此者又衆更有牙關緊急閉塞不通者以搐鼻散吹鼻取嚔嚔出牙開或痰或食隨吐而出其人遂甦如此者尤衆蓋用藥隨藥取吐不吐之吐其意更深此皆古人之成法而予稍爲變通者也昔仲景治胸痛不能食按之反有涎吐下利日數十行吐之利則止是以吐痰止利也丹溪治孕婦轉脬小便不通用補中益氣湯隨服而探吐之往往有驗是以吐法通小便也華陀以醋蒜吐蛇河澗以狗油雄黄同瓜蒂以吐虫而通膈。丹溪又以韭汁去瘀血。以治前症。由此觀之。症在危險之際。古人恒以通劑。盡其神化莫測之用。况於顯然易見者乎。則甚矣。吐法之宜講也。近世醫者。每將此法置之高閣。亦似汗下之外。并無吐法以致病中常有自吐。自嘔而爲順症者。見者驚。聞者駭。醫家亦不論虛虛。而亟亟止之。反成壞病。害人多矣。吁可不畏哉

論清法

清者清其熱也。臟腑有熱則清之。經云。熱者寒之。是已。然有當清不清誤人者。有不當清而清誤人者。有當清而清之不分內傷外感以誤人者。有當清而清之不量其人。不量其症以誤人者。是不

可不察也夫六淫之邪除中寒寒濕外皆不免於病熱熱氣薰蒸或見於口舌唇齒之間或見於口渴便溺之際灼之其熱而不清則斑黃狂亂厥逆吐衄諸症叢生不一而足此當清不清之誤也

熱又有不當清而清者何也有如勞力辛苦之人中氣大虛發熱倦怠心煩溺赤名曰虛火益春生之令不行無以護其榮衛與外感熱症相隔霄壤又有陰虛勞瘵之症日晡潮熱與夫產後血虛發熱煩燥症象白虎誤服白虎者難救更有命門火衰浮陽上泛有似於火者又有陰盛隔陽假熱之症其人面赤狂躁欲坐卧泥水中或數日不大便或舌黑而潤或脈反洪大呼呼然欲鼓擊

於指下按之豁然而空者或曰渴欲得冷飲而不能下或因下元虛冷頻飲熱湯以自救世俗不識誤投涼藥下咽即危矣此不當清而清之誤也然又有當清而不分内傷外感者何也蓋風寒閉火則散而清之經云火鬱發之是也暑熱傷氣則補而清之東垣清暑益氣湯是也熱濕之火則或散或滲或下而清之開鬼門潔淨府除陳莝是也燥熱之火則潤而清之通大便也傷食積熱則消而清之去食自平也惟夫傷寒傳入胃腑熱勢如蒸自汗口渴飲冷而能消水者藉非白虎湯之類鮮克有濟也更有陽盛拒陰之症清藥不入到口隨吐則以生姜汁少許為引或姜製黃連

反佐以取之所謂寒因熱用是也此外感寔火之清法也若夫七情氣結喜怒憂思悲恐驚互相感觸火從內發丹溪治以越鞠丸開六鬱也立齋主以逍遥散調肝氣也意以一方治木鬱而諸鬱皆解也然經云怒則氣上喜則氣緩悲則氣消恐則氣下驚則氣亂思則氣結逍遥一方以治之氣上氣結者固爲相宜而於氣緩氣消氣亂氣下之症恐猶未合蓋氣虛者必補其氣血虛者必滋其血氣旺血充而七情之火悠焉以平至若眞陰不足而火上炎者壯水之主以鎮陽光眞陽不足而火上炎者引火歸源以導龍入海此內傷虛火之治法也或者曰病因於火而以熱藥治之何

也不知外感之火邪火也實火也有形之火後天之火也得水則滅故可以水折內傷之火虛火也雷龍之火也無形之火先天之火也得水則炎故不可以水折譬如龍得水而愈奮飛雷因雨而益震動陰濛沉晦之氣光燄燭天必俟雲收日出而龍雷各歸其宅耳是以虛火可補而不可瀉也其有專用參芪而不用八味者因其穴宅無寒也其有專用六味而不用桂附者因其穴宅無水也補則同而引之者稍不同耳若外感之火以凉爲清內傷之火以補爲清也然又有清之而不量其人者何也夫以壯實之人而患實熱之病清之稍重尚爲無碍若本體素虛臟腑本寒飲食素

少腸胃虛滑或產後病後房室之後即有熱症亦宜少少用之寧可不足不使有餘或餘熱未清即以輕藥代之庶幾病去人安倘清劑過多則痰熱未已而寒生矣此清之貴量其人也然又有清之而不量其症者何也夫以大熱之症而清劑太微則病不除微熱之症而清劑太過則寒症即至但不及猶可再清太過則將醫藥矣且凡病清之而不去者猶有法焉壯水是也王太僕云大熱而甚寒之不寒是無水也當滋其腎腎水者天眞之水也取我天眞之水以制外邪何邪不服何熱不除而又何必拘拘於寒凉以滋罪戾乎由是觀之外感之火尚當滋水以制之而內傷者更可

知矣。大抵清火之藥不可久恃。必歸本於滋陰。滋陰之法又不能開胃扶脾以恢復元氣。則參苓芪朮亦當酌量而用。非曰清後必補。但元氣無虧者可以不補。元氣有虧者必須補之。俟其飲食漸進。精神爽慧。然後止藥可也。此清之貴量其症也。總而言之。有外感之火。有內傷之火。外感爲實。內傷爲虛。來路不同。治法迥別。寧曰熱者寒之。遂足以畢醫家之能事也乎。

論溫法

溫者溫其中也。臟受寒侵。必須溫劑。經云寒者熱之是已。然有當溫不溫誤人者。即有不當溫而溫以誤人者。有當溫而溫之不得其法以誤人者有當温而温之不量其人不量其症與其時以誤人者是不可不審也天地殺厲之氣莫甚於傷寒其自表而入者初時即行温散則病自除若不由表入而直中陰經者名曰中寒其症惡寒厥逆口鼻氣冷或冷汗自出嘔吐瀉利或腹中急痛厥逆無脉下利清穀種種寒症并見法當温之又或寒濕侵淫四肢拘急發爲痛痺亦宜温散此當温而温者也然又有不當温而温者何也如傷寒熱邪傳裏口燥咽乾便閉譫語以及斑黄發亂衄吐便血諸症其不可温固無論矣若乃病熱已深厥逆漸進舌則乾枯反不知渴又或挾熱下利神昏氣弱或脉來濇滞反不應指

色似烟薰形如槁木近之無聲望之似脫甚至血液衰耗筋脉拘攣但唇口齒舌乾燥而不可解者此爲眞熱假寒之候世俗不明亢害承制之理誤投熱劑下咽即敗矣更有鬱熱內蓄身反惡寒濕熱脹滿皮膚反冷中暑煩心脉虛自汗燥氣焚金痿軟無力者皆不可溫又有陽虛脈細數陽乘陰而吐血者亦不可溫溫之則爲逆候此所謂不當溫而溫者也然又有當溫而溫之不得其法者何也假如冬令傷寒則溫而散之冬令傷風則溫而解之寒痰壅閉則溫而開之冷食所傷則溫而消之至若中寒暴痛大便反鞕溫藥不愈者則以熱劑下之時當暑月而納涼飲冷暴受寒侵

者亦當溫之體虛挾寒者溫而補之寒客中焦理中湯溫之寒客下焦四逆湯溫之又有陰盛格陽於外溫藥不效者則以白通湯加人尿猪胆汁反佐以取之經云熱因寒用是已復有真虛挾寒命門火衰者必須補其真陽太僕有言大寒而盛熱之不熱是無火也當補其心此心字指命門而言仙經所謂七節之旁中有小心是也書云益心之陽寒亦通行滋腎之陰熱之猶可是也然而醫家有溫熱之溫有溫存之溫參芪歸术和平之性溫存之溫也春日煦煦是也附子姜桂之性溫熱之溫也夏日烈烈是也和煦之日人人可近燥烈之日非積雪凝寒開冰解凍不可亂也更有

表裏皆寒之症。始用温藥。裏寒頓除。表邪未散。復傳經絡。以致始爲寒中。而其後轉變爲熱中者。容或有之。藉非斟酌時宜。對症投劑。是先以温藥救之。繼以温藥賊之矣。亦有三陰直中。初無表邪。而温劑太過。遂令寒退熱生。初中異轍。是不可以不謹。所謂温之貴得其法者。此也。然又有温之不量其人者。何也。夫以氣虛無火之人。陽氣素微。一旦客寒乘之。則温劑宜重。且多服亦可無傷。若其人平素火旺。不喜辛温。或曾有陰虛失血之症。不能用温者。即中新寒。温藥不宜太過。病退則止。不必盡劑。斯爲克當其人也。若論其症。寒之重者。微熱不除。寒之輕者。過熱則亢。且温之與補有相兼皆有不必相兼者虛而且寒則兼補之若寒而不虛即專以温藥主之丹溪云客寒暴痛兼有積食者可用桂附不可遽用人參芪益温即是補予遵其法先用姜桂温之審其果虛然後以參术輔之是以屢用屢驗無有差忒此温之貴量其症也若論其時盛夏之月温劑宜輕時值隆冬温劑宜重然亦有時當盛暑而得虛寒極重之症曾用參附煎膏而治愈者此捨時從症法也譬如霜降以後禁用白虎湯然亦有陽明症蒸熱自汗譫語煩燥口渴喜飲冷者雖當雨雪飄搖之際亦曾用白虎湯治之而痊安但不宜太過耳此温之貴量其時而清劑可類推已爾時醫者輩尚温補

痛戒寒凉且曰陽為君子陰為小人又曰陽明君子苟有過人必知之誠以知之而即為補救猶可言也不思藥以療病及轉療藥則病必增劇而成危險之候又况桂枝下咽陽盛則斃承氣入胃陰盛以敗安危之機禍如反掌每多救援弗及之處仁者鑒此顧不痛歟吾願醫者精思審處晰理不差於厘釐用藥悉歸於中正俾偏陰偏陽之藥無往不底於中和斯為善治噫可不勉哉

論補法

補者補其虛也經曰不能治其虛安問其餘又曰邪之所湊其氣必虛又曰精氣奪則虛又曰虛者補之補之為義大矣哉然有當

補不補誤人者有不當補而補誤人者亦有當補而不分氣血不辨寒熱不分開闔不知緩急不分五臟不明根本不深求調攝之方以誤人者是不可不講也何謂當補不補夫虛者損之漸損者虛之積也初時不覺久則病成假如陽虛不補則氣自消陰虛不補則血自耗消且耗焉則天眞榮衛之氣漸絕而虧損成矣雖欲補之將何及矣又有大虛之症內實不足外似有餘脈浮大而澁面赤火炎身浮頭眩煩燥不守此爲出汗暈脫之機更有精神浮散徹夜不寐者其禍尤速法當歸脾養榮輩加斂藥以收攝元神俾浮散之氣退藏於密庶幾可救復有陰虛火亢氣逆上衝不得

眠者。法當滋水以制之。切忌若寒瀉火之藥。反傷眞氣。若誤清之。去生遠矣。古人有言。至虛有盛候。反瀉含冤者此也。此當補不補之誤也。然又有不當補而補者。何也。病有脈實證實。不能任補者固無論矣。即其人本體素虛。而客邪初至。病勢方張。若驟補之。未免閉門留寇。更有大實之證。積熱在中。脈反細濇。神昏體倦。甚至憎寒振慄。欲着覆衣。酷消虛寒之象。而其人必有唇焦口燥。便閉溺赤諸證。與眞虛者相隔天淵。倘不明辨精切。誤投補劑。陋矣。古人有言。大實有羸狀。誤補益疾者此也。此不當補而補之之誤也。然亦有當補而補之。不分氣血。不辨寒熱者。何也。經曰。氣主煦之。

血主濡之氣用四君子湯凡一切補氣藥皆從此出也血用四物湯凡一切補血藥皆從此出也然而少火者生氣之原丹田者出氣之海補氣而不補火者非也不思少火生氣而壯火卽食氣譬如傷暑之人四肢無力濕熱成痿不能舉動者火傷氣也人知補火可以益氣而不知清火亦所以益氣補則同而寒熱不同也又如血熱之症宜補血行血以清之血寒之症宜溫經養血以和之立齋治法血熱而吐者謂之陽乘陰迫血而妄行也治用四生丸六味湯血寒而吐者謂之陰乘陽如天寒地凍水凝冰也治用理中湯加當歸醫家常須識此勿令誤也更有去血過多成升斗者

無分寒熱皆當補益所謂血脫者益其氣乃陽生陰長之至理蓋有形之血不能速生無形之氣所當急固以無形生有形先天造化本如是耳此氣血寒熱之分也然又有補之而不識開闔而不知緩急者何也天地之理有闔必有開用藥之機有補必有瀉如補中湯用參芪必用陳皮以開之六味湯用地黃卽用澤瀉以導之古人用藥補正必兼瀉邪邪去則補自得力又况虛中挾邪正當開其一面識我人民攻彼賊寇或縱或擒有收有放庶幾賊退民安而國本堅固更須酌其邪正之强弱而用藥多寡得宜方爲合法是以古方中有補散並行者參蘇飲益氣湯是也有消補並

行者枳朮丸理中丸是也有攻補並行者瀉心湯芒硝丸是也有溫補並行者治中湯參附湯是也有清補並行者參蓮飲人參白虎湯是也更有當峻補者有當緩補者有當平補者如極虛之人垂危之病非大劑湯液不能挽回予嘗用參附煎膏日服數兩而救陽微將脫之症又嘗用參麥數兩煎膏而收津液之症亦有無力服參而以芪朮代之者隨時處治往往有功至於病邪未盡元氣雖虛不任重補則從容和緩以補之相其機宜循序漸進脈症相安漸為減藥穀肉菜菓食養盡之以底於平康其有體質素虛別無大寒大熱之症欲服丸散以保真元者則用平和之藥調理

氣血不敢妄使偏僻之方以而爭勝及有傷也此開闔緩急之意也然又有補之而不分五臟者何也夫五臟有正補之法有相生而補之之法難經云損其肺者益其氣損其心者和其榮衛損其脾者調其飲食適其寒溫損其肝者緩其中損其腎者益其精此正補也肺虛者補脾土生金也脾虛者補命門火生土也心虛者補肝木生火也肝虛者補腎水生木也腎虛者補肺金生水也此相生而補之也而予更有根本之說焉懷胎始形骸未成先生兩腎腎者先天之根本也因地一聲一事未知先求乳食是脾者後天之根本也然而先天之中有水有火水曰眞陰火曰眞陽名之

曰眞則非氣非血而爲血氣之母生身生命全賴乎此周曰無極之眞二五之精妙合而凝寂然不動感而遂通隨吾神以爲往來者此也古人深知此理用六味滋水八味補火十補斑龍水火兼濟法非不善矣然而以假補眞必其眞者未嘗盡喪庶幾有效若先天祖氣蕩然無存雖靈芝亦難續命而況庶草乎至於後天根本尤當培養不可忽視經曰安穀則昌絕穀則危又云粥漿入胃則虛者活古人診脈必曰胃氣制方則曰補中又曰歸脾建脾者良有以也夫飲食入胃分佈五臟灌溉周身如兵家之糧餉如民家之烟火一有不繼兵民離散矣然而因餓致病者固多而因傷

致病者亦復不少過嗜肥甘則痰生過嗜醉釀則飲積瓜菓乳酥濕從内受發爲腫滿瀉利五味偏啖久而增氣皆令夭殃可不慎哉是知脾腎兩臟皆有根本不可偏廢古人或謂補脾不如補腎者以命門之火可生脾土也或謂補腎不如補脾者以飲食之精自能下注於腎也須知脾弱而腎不虚者則補脾爲亟腎弱而脾不虚者則補腎爲先若脾腎兩虚則並補之藥既補矣更加攝養有方斯爲善道諺有之曰藥補不如食補我則曰食補不如精補精補不如神補節飲食惜精神用藥得宜病有不痊焉者寡矣

二卷

眼科切要

萬縣王氏醫學切要 六之二

丁未年新刊

眼科切要

板存重慶守較場

草藥街饒

眼科切要

平樂街謝

板存直隸學政署

丁未年新刊

眼科切要序

昔至聖見瞽者必以貌誠以惻隱之心矜不成人欲使天下無瞽者而不能而於吾身見瞽者而不忍也是心也人皆有之所以創爲方書以調治者不少無如專門名家言症惟恐不詳立方惟恐不備博覽旁搜浩無涯涘在明哲輩或能提綱絜領神

明其要而單姓寒門間有畧知文意者或偶沾微恙欲延醫而不能思藉書以自療展卷之下未免向若而嘆是著書之不切則濟人猶有限也惟　王子錫鑫智慧天賦慈祥性成凡涉世利物之書無不募刻印送而於眼科一道尤本其所能者加之意焉蓋素得明師傳以眞訣數十年遵行

屢獲奇效但恨所濟無幾莫能如其所願於是彙羣書之精酌一心之凖因症列方簡截了當俾人一覽便曉雖未詳敘症自何起方由何用然皆參互疑似閒以歸於一者也又奚必令閱者之苦浩繁乎余亦粗識醫理於眼科尤不敢問世幸癸卯友教魚梟得與王子朝夕談及醫道其獲益

者良多不數月王子以手録眼科見示余觀其立法之善而嘉其居心之厚也因顔之曰眼科切要且誌言於編首以公世云爾

道光癸卯年秋八月望五日

湖北監邑文生錦城氏 契弟 李鬳官拜撰

眼科序

凡人一身之要者莫如兩目夫目受病必覓良醫主治若差頓成盲瞽故或遇風寒自痛火極翳障或因腎水虧虛肝火妄動病既分乎內外治必審乎重輕是以眼科爲諸科之首如古今所傳眼科諸書豈無善本然或擇焉而不精語焉而不詳至博大精深者淺學支離輩不過窺其藩籬究未能抉其奧旨每有望洋而嘆又安

冀得心而應手哉予友王君亞拙醇雅士也博覽羣書深明大要既不肯苟就功名又不肯獨善其身待聘無期濟世心切棄儒業醫以遂其志數十年來活人甚衆因纂輯古今諸科方書各集一册使窮鄉僻壤開卷了然而眼科尤其所長欲付棗梨問序於予嘉其力不私秘能公諸海內是即仁人之存心也樂爲之序

理民府庠生顔毓蘭文軒氏拜跋

眥音剛
眼角也

眼科切要歌訣並序

上古醫治始岐黃　歷代名醫各立方　集有眼科數十種
視法調治無不臧　無外寒熱與虛實　初學讀之易渺茫
余經此科已數載　閱歷自信不敢藏　遂將諸書當要者
集成一卷便察方　要知目中精微論　聊作俚歌共相商
瞳神黑眼法於陰　白眼赤脈本屬陽　陰陽相合如日月
睛明皆由五臟光　五臟六腑精華氣　聚於眼中各有疆
瞳子骨精本由腎　黑眼筋精肝之光　絡背血精心脈現
白眼氣精肺之芒　約束肉精脾之本　五臟虛實現明堂

眼科切要

看眼必須先淨手　恐穢目中有神光　先看瞳神色清濁
尤審大小細思量　瞳人散大腎虛的　瞳人枯小腎火揚
虛極坑陷生雲翳　熱極目眯痛非常　大眥紅者心熱實
小眥淡紅心虛悼　黑睛高起肝鬱熱　淡紅浸睛血虛張
若是青睛藍且陷　手足不仁肝氣傷　膽虛口苦心驚悸
睛邊黃色膽之殃　胞瞼虛腫軟不赤　實腫紅堅脾熱張
爛眩風眼本脾熱　祛風清熱加涼藥　白睛影紅肺氣虛
白睛紅甚風熱彰　破血清熱兼疏散　火重熱流於大腸
熱極生翳先散翳　翳散而後用清涼　睃多而結肺之實

翳多不結屬虛陰　白睛黃紅主濕熱　黃膽眼黃有瘀陽
黃如敗亭寒伏火　氣積有跡眼中藏　白睛青色脾胃虛
寒病將愈眼角黃　眼淚冷者藥兼溫　眼淚熱者藥宜涼
眼能近視陰氣足　眼能遠視有陽光　上午痛甚陽有餘
下午痛甚陰氣傷　如斯視問細斟酌　方纔診脈有主張
辨別寒熱與虛實　男婦老幼各異方　虛者養血清風主
實者疏散重清涼　至於外現百般證　金玉賦中不可忘
讀者便能看眼疾　用藥切勿太寒涼　祗要分別虛實的
醫者雖柔也必強　克將靈樞細研究　亦能希賢希岐黃

此卷集成已數載　欲刊公世心不遑　丁未余客巴子國
幸遇邱君好生堂　又有傅君怡如者　二位倡捐助難量
惟願世間無瞽目　存心濟世自榮昌　更願同人多助述
傳方救人壽而康　將歌代序刊諸首　休哂下里筆輕狂

旹
道光二十有七年丁未歲秋七月　吉日萬邑王文選錫鑫氏書於
古渝城八景宮之悟元書齋

眼科全圖

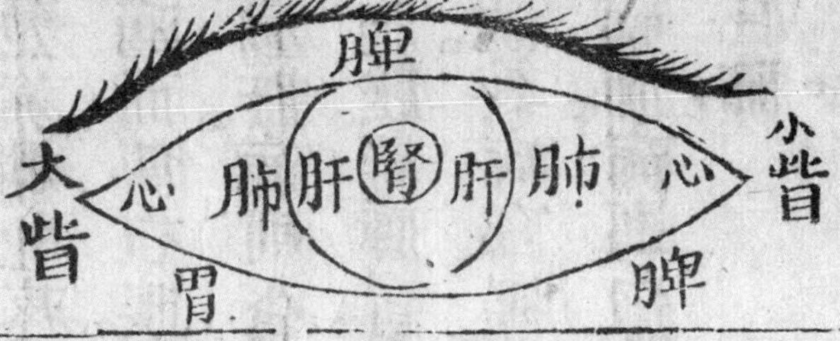

〇目中五輪八廓所屬〇肝屬木曰風輪在眼爲黑精心屬火曰血輪在目爲二眥脾屬土曰肉輪在目爲上下胞肺屬金曰氣輪在目爲白仁腎屬水曰水輪在目爲瞳神〇膽之腑爲山廓又名清淨廓大腸之腑爲天廓又名傳送廓膀胱之腑爲澤廓又名津液廓肝之腑爲風廓又名養化廓腎之腑爲水廓又名會陰廓命門之腑爲火廓又名抱陽廓脾胃之腑爲地廓又名水穀廓小腸之腑爲雷廓又名關前廓

大小眥屬心病則赤大眥赤則心實小眥淡赤則心虛亦主小腸或昏熱赤爛腫疼多生浮翳血貫瞳人若大眥先赤而傳小眥左眼先病而傳右眼其病在心

黑睛屬肝病則昏花黑暗頭疼流淚其病在肝

上下胞瞼屬脾胃病則胞腫起胬肉外瘀生小塊名偷針又或拳毛倒睫其病在脾

白精屬肺病則白睛腫起多生瘀肉有淚或白膜侵睛名曰氣障其病在肺

瞳人屬腎病則目昏暗瞳人青綠頭疼冷淚多視物若堆烟或青

盲內障其病在腎。若瞳人大而有翳者難治。

示目至論

人之有兩目者。猶天之有日月也。日月有明。照臨萬方。若烟霧障天。則明者暗矣。兩目有神。旁燭萬物。若風火發越。則神斯昏矣。善調攝者。安養天和。使氣血常運。何至有目痛之患乎。惟夫七情內攻。六氣化感。加以酒色過度。當風眺望。或冒熱奔走。宿水洗面。不知自惜。是以病其目也。分而言之。眼皮上下皆屬於脾。皮紅濕爛。皮火上蒸也。兩眥左右皆屬於心。眥肉縱紅。心火上炎也。四圍白睛皆屬於肺。白有紅筋。肺火上騰也。烏輪圓大皆屬於肝。兩輪腫痛赤色肝火上冲也輪內之睛皆屬於腎兩瞳昏痛腎火上升也總而言之皆以肝爲主肝火上動諸經之火從之而痛斯作矣然又有連瞖多淚癢不可忍者風也風動肝木吹噓鼓舞故連瞖不止其所以淚多者淚爲肝之液風行而水流故也其所以癢不可忍者多也純乎風而無火故但癢而不痛也又有瞳子散大而無光者腎虛也腎水不足無以滋養肝木肝木無力不能收斂英華故散大而無光也又有視物昏花者氣虛也乾枯少潤者血虛也羞明喜暗者虛極也眩暈不定者風痰壅也眼眶脹痛者肝氣盛也銀海又云烏輪赤暈刺痛浮漿此肝熱也眼生清淚枯黄遶睛

此肝虛也。瞳人開大淡白偏斜。此腎虛也。瞳人焦小或帶微黃。此腎熱也。一虛一實。此其驗之。若拘急牽颺瞳青胞白癢而清淚。不赤不痛。是謂之風眼。烏輪突起胞硬紅腫眵淚濕漿裏熱刺痛。是謂熱眼。眼昏而淚胞腫而軟。上壅矇矓酸澁微赤。是謂之氣眼。其或風與熱并。則痒而浮赤。風與氣搏。則痒澁昏沉。血熱交聚。故生浮膚粟肉紅縷偷針之類。氣血不至。故有渺視胞垂雀目盲障之形。淡紫而隱紅者為虛熱。鮮紅而鱻赤者為實熱。兩眥逞露生努肉者。此心熱血旺。白膜紅膜如傘紙者。此氣滯血凝。熱症瞳人肉壅。白睛帶濕色浮而赤者也。冷症瞳人青綠白睛枯槁氣沉而濁也眼熱日久復感風寒所乘則赤爛眼中不赤俱爲痰飲所注則作痛肝氣不順而挾熱所以羞明怕日熱氣畜聚傷胞所以眼閉難開總之熱在肺紅筋生於白睛熱在脾赤點遍於目唇至於熱翳易起於肺肺家受熱輕則朦朧重則生翳如珍珠如碎米者易散如梅花如氷磁者難消雖翳以熱生治法必先退翳而後退熱然退熱又先以清心涼肝調血順氣爲上若是虛症以當歸地黄潤之不可輕用熱藥況腎家惡燥肝亦好潤醫者當精而治之有火則瀉火有風則散風氣虛則補氣血虛則補血虛極則補虛風痰壅則消風去痰肝氣盛則抑肝順氣亦當養血調脾凝神守心

論治目之神方詎能道乎哉

脈云

左寸洪數心火炎也關弦而洪肝火旺也右關俱弦洪肝木挾相火也兩尺浮洪腎水竭而風熱盛也

眼科識症詳明金玉賦

論目之病各有其症識症之法不可不詳故曰症候不明愚人迷路經絡不明盲子夜行可不慎乎凡觀人目而無光華神色者定是昏朦男子必酒色勞役氣怒女子鬱結風多氣血虛損則目疾昏花因之而起故宜先察部位形色次辨虛實陰陽更別浮沉當

知滑澁。看形色之難易。詳根脚之淺深。經云陽勝陰者暴。陰勝陽者盲。虛則多淚而痒。實則多腫而痛。此乃大意然也。夫血化爲眞水。在臟腑而爲津液。升於口而爲膏汁。得之則眞水足而光明。眼目無疾。失之則火邪盛而昏朦。翳障則生。是以肝胆虧弱目始病。臟腑火盛眯方痛。赤而且痛。火邪實。赤而不痛。火邪虛。故腫痛澁而目紅紫。邪氣之實。不腫不痛而目微紅。血氣之虛。大眥赤者心之實。小眥赤者心之虛。眵多熱結肺之實。眵多不結肺之虛。黑花茫茫腎氣虛。冷淚紛紛腎精弱。赤膜侵睛火鬱肝。白膜侵睛金凌木。迎風極痒肝之虛。迎風刺痛肝邪實。陽虛頭風夜間暗。陰虛腦熱早晨昏日間痛者是陽邪夜間痛者是陰毒肺盛兮白膜腫起肝盛兮風輪泛高赤脈縱亂火爲淡斑翳結成五氣滯氣實則痛而燥悶氣虛則痛而惡寒風痰濕熱恐有瞳神散大喪明之患耗神損腎必主瞳神細小昏盲之殃眸子低陷傷乎血胞臚突出損乎精左傳右兮陽邪盛右傳左者陰邪與濕熱盛而目睛黃色風熱盛而眼沿赤爛近視乃火少遠視因水虛脾肺液損倒睫拳毛肝腎邪熱突起睛高故睛突出眶者火極氣盛筋牽脾動者血虛風多陽盛陰虛赤星滿目神勞精損黑霧遮睛水少血虛多痛澁頭眩眼轉屬陰虛目昏流淚色慾傷乎腎氣目出膚血邪火鬱在

肝經大病後昏血氣未足小兒初害榮衛之虛久視傷睛成近覷
因虛胞濕變殘風六慾過多成內障七情太傷定昏盲暴燥者外
多紫脈虛淫者內多黑花隱隱眯疼只爲精虛火動綳綳皮急皆
因筋急氣鬱迎風淚出分清分濁天行赤熱有實有虛目赤痛而
寒熱似瘧小便澁乃熱結膀胱腦脹痛而澁痛如針大便閉乃火
居臟腑三焦火盛口渴瘡生六腑火炎舌乾唇燥目紅似火縱脹
忌紫如虬淚熱如湯濁水怕稠如眵臘脹痛此是極凶之症連睚
睥莫言輕緩之灾腦筋如拽若偏視當慮乎眯翻之患眯疼似擊
若骨眼須憂乎睚哭之凶鼻塞生瘡熱鬱於腦當和肝而瀉肺耳

鳴，頭暈，火盛於水，宜滋腎以清心。嗜酒之人，濕熱薰蒸，目哭瘀腸肉多赤黃而凝滯。貪淫之輩，血少精虧，氣血虧損，目每黑暗以昏朦。孕中目痛，非有餘，乃血氣之虧。耗產後目疾，為不足，因榮衛之虛衰。水少元虛，或痰火，則天行赤熱。燥急風熱，並勞苦，則暴風客熱。瘀血滯而貫睛，速宜開導。血紫赤而侵瞳，輕亦喪明。臉硬睛痛，肝風熱而肝血少。脾脹如盃，木剋土而肝火盛。黃膜上沖，雲生膜內，蓋因火瘀邪實。赤膜下垂，火鬱絡中，故此血滯睛疼。凝脂翳生，肥浮嫩而易長，名為火鬱肝膽。花翳白陷，火爍絡而中低，號為金來剋木。雞冠蜆肉，火土燥瘀。魚子石榴，血少凝滯。脾虛如毬，血不足而虛火壅皮急緊小膏血耗而筋膜縮實熱生瘡心火熾而有瘀滯迎風赤爛肝火赤而脾淚濕迎風冷熱淚流肝腎虛而精血弱無時冷熱淚下肝胆衰而腎氣虛大小眥漏血水瀉其南而補其北陰陽漏分黃黑黑則溫之而黃則涼神水將枯火逼蒸而神膏竭神光自現孤陽飛而精氣虧視定爲動水虛火盛來攻擊神翳粘瞼氣聚血壅風濕滯色似胭脂血熱妄侵白睛赤白珠俱青肝邪蒸逼氣輪藍火鬱風輪則旋臚泛起血瘀火熾則旋臚尖生精虧血少虛損則坐起生花竭視酒色思慮則昏朦乾澁暴盲似祟痰火思慮並頭風赤痛如邪肝腎虧損榮衛弱衰花障起痰火

酒色怒勞。螢星滿目。辛燥痰勞。酒色眼若虫行。因酒慾悲思驚恐怒所傷。雲翳移睛。見旗旆蠅蛇異形。是虛所致。淫慾多而邪氣侵則膜入乎水輪。肝心熱而痛流淚。則睛出乎眯外。或血少而或哭泣。津液枯而目澀痛。或酒慾而或濕毒。脾腎傷而眼赤黃。風熱邪侵眉稜骨重而痛。風熱邪盛。眼胞睛眶硬腫。風木剋乎脾絡。故迎風即作赤爛。血虛不潤乎肌。故無風常作爛赤。血少神勞。精氣衰則瞻視昏渺。火邪有餘在心經。則痛如針刺。五臟毒而赤膜遮睛。脾積毒而胬肉侵目。水晶障翳。瘀滯涼劑片腦所因。魚鱗形異。歪斜氣結膏凝。難愈逆順生翳。肉有瘀滯。白星亂飛。血弱精虛火脹大頭須分風熱濕熱風脹痛而濕熱淚怕熱羞明要辨血虛火燥血少羞明火怕熱又當知脾濕亦畏熱羞明澀痛脾虛乃血少或明或暗積年目赤號風熱兩目赤腫名風毒粟瘡濕熱椒風熱椒瘡紅硬粟黃軟肝經有邪故玉翳浮睛腎臟風熱亦羞明生花聚開之障時圓缺而時隱見症因於痰火濕熱聚星之障或圓聚而或連絡疾發多見於痰火青眼膏損皆因火熾瘀血貫睛總由凝滯故房慾煩燥辛熱多則火炙神膏缺損久視勞瞻鬱風烟則瘀滯赤絲脈亂胎風兮小兒赤爛胎毒兮小兒癍瘡血氣滯兮星翳火邪實兮障遮痘症多損目濁氣來損清和之氣雜病亦傷睛生

源而失化養之源小兒青盲肝之虛小兒白膜肺實熱小兒雀目肝不足小兒目瘡胎污穢青盲肉障肝盛熱二目赤腫熱沖腦每年必發是天行時常發者心火盛痰火并燥熱傷睛之本頭風兼烘炙損目之宗爲怒傷睛怒傷眞氣因哭損目神膏哭損酸辣食多損目火烟冒火傷瞳勞瞻竭視能致病而損光華過慮多思因亂眞而傷神志目中障色不正急宜早治眼內神水將枯速圖早醫原夫目之害者起於微睛之損者由於漸欲無其患防制其微大抵紅障凹凸怕如血積肉堆白障難除喜似水清脂嫩瞳神若損有藥難醫眸子若傷無方可救外障珠不損何必多憂內障瞳

雖在其實可畏勿以障薄而爲喜勿以翳厚而爲憂與其薄而沉損不若厚而浮嫩紅者畏紫筋爬住白者怕光滑如磁故沉澁光滑者醫必愈難輕浮胞嫩者治必易除顏色不正詳經絡之合病併病形狀稀奇別輪廓之或起或生漏有正形風無定體血實亦痛血虛亦痛須當細辨病來亦痒病去亦痒決要參詳識經絡之通塞辨形勢之進退當補當瀉或止或行內王外覇既了然於胸中攻守當刼甚無誤於指下如病症之虛實陰陽孰藥性之温凉寒熱症的治當百發百中吾輩能以藥代刀針則技之精妙更入乎神以上關節備陳奧妙盡載當熟讀而深詳宜潛思而博覽則

症之微曲皆爲予識目之安危盡係於君矣名曰散金碎玉不亦宜乎。

眼病歌訣

氣上昏朦不足　虛則珠泪生花　熱則赤腫疼痛
風則腫痒更加　肉障多因色慾　食毒眵膜來遮
上下拳毛倒睫　脾胃風熱堪嗟　扳睛胬肉突出
心肝爲酒傷他

冷眼歌訣

心冷目昏氣悶　肝冷時時泪零　脾冷隱澁難開

肺冷時昏光潤　膀胱冷生昏暗　胃冷視物不明
昏沉大腸之冷　腎冷大小瞳人

熱眼歌訣

心熱血貫瞳人　肝熱胬肉扳睛　脾熱時時刺痛
胃熱膜翳時生　腎熱睛瞳疼痛　膀胱倒捷如針
大腸熱生赤膜　肺熱紅腫羞明

眼分虛實歌

眼目虛腫色不紅　眵多不結翳常朦　下午纔痛淡紅色
淚多如雨不甚痛

若問眼目熱與實　紅腫澁痛皆結眵　上午病甚淚不少

翳膜頻生小便赤

藥性光明賦

元參苦參能散血。大黃通利涼肝熱。退熱柴胡及前胡。歸尾白芷能破血。藿香順氣并木通。防風荆芥能除風。去障方用牛蒡子。明目密花有大功。蒼朮陳皮和脾胃。頭疼藁本及川芎。明目菊花穀精草。清神住淚眞爲寶。退翳蟬蛻石决明。涼肝白芍龍胆草。止淚木賊桑白皮。補肺五味及黃芪。退熱黃連并黃柏。破血射干葙子隨。搜風獨活連細辛。蔓荆厚朴可相親。乾眩止淚五倍子。香附紫蘇亦堪爾。目暈除風旋覆花補虛兎絲牛夕加。梔子涼心當大用。補虛退熱豈爲差。遠志通心眞罕得。黃芩涼心本頃刻。行血須知生地黃。退熱連翹居其傍。破血赤芍地骨皮。赤茯苓堪補勞虛。羌活穀精除風熱。退障阿子山楓葉。磨障車前石決明。涼心當知小冬青。更有枳殼寬腸疾。甘草解毒可傳名。硃砂硼砂開障翳。熊膽善能掃風塵。木通麝香通孔竅。黃丹解毒如神妙。去障硇砂反掌神。牙硝琥珀豈等倫。白丁香能除冷障。止痛血竭如可親。虛實熱風及諸症。空青片腦要買眞。甘石安神能定目。從頭一一說與君。

外障治法並症方目錄

世謂眼病屬火然非外受風邪眼必不病因鬱遏爲風邪所束內火不得外洩挾肝木而上奔眼竅血隨火行故患赤眼及時調治自獲全愈倘日久不治及治而無效爲粗工所悞遂成外障等症外障者風凝熱積血滯也法當除風散熱活血明目須用宣木湯撥障丹加減金液等湯主之外點萬明丹風寒散或巽功散自愈如患翳膜遮睛者用大撥雲散或武當仙方點之至於服藥看病加減務在活法用之無不應效

藥方碼式照方下碼尋之　一〡　二〢　三〣　四〤　五〥　六〦　七〧　八〨　九〩　十〸

眼科切要

時行火眼　服壼木湯（〤〥）照症加減　用搐鼻碧雲散（〢〤）外用將軍

冲翳散（卅）點萬明丹（〢〣）

暴風腫痛　服酒調散（〡）外用將軍　冲翳散（卅）點萬明丹（〢〣）

三焦實熱　服酒煎散（〢）洗肝散（〣）外用攻明湯（〢〣）薰之

睛痛淚出　服酒調洗肝散（〣）或金液湯（〨卄）

寒攻頭目　服當歸活血煎（〤）搐碧雲散（〢〤）

腫痛赤翳　服大黄當歸散（〥）外用將軍冲翳散（卅）點風寒散（〤〤）

或異功散

風熱淚淋　服黄芩散（〡〤）或洗肝散（〣）點風寒散（〤〤）或異功散（〤〥）

風熱翳障　服茶調散(十二)、吉金波湯(四十一)、羗朮湯(十七)、點風寒散(四十八)、至明丹(三十二)、

雲翳遮睛　服撥雲菊花散(十三)、後服還睛丸(十四)、外用將軍冲翳散(廿)、點異功散(三十八)、

自昏生翳　服密蒙花散(十九)、或鎮肝飲(三十一)、點四聖散(卅)、

羞明畏日　服連翹散(十)、或息氣湯(十二)、點萬明丹(三十三)、

目疾頭痛　服川芎羌活湯(十一)、嗃鼻碧雲散(四十)、

肝虛生風　服煖肝湯(十七)、止淚補肝散(卌八)、

體虛翳障　服復明散(十三)、或鎮肝飲(三十一)、點四聖散(卅)、

眼忽生翳　服蟬花散(以)、或揭障丹(卄)、外用將軍沖翳散(卅)、點風寒散(双)、或搐鼻碧雲散(以)、凡是外障皆可搐鼻

目痛便赤　服活血當歸散(以)、或益木湯(以)、加木通滑石之類

氣虛目痛　服助陽和血湯(卄)、或羌活勝風湯(卌)、

迎風冷淚　服龍膽散(卄)、明目流氣飲(卅)、

火極雲翳　服退翳撥雲湯(廿)、蜘蛛散(卌)、點之或萬明丹(卄)

目如針刺　服息氣湯(廿)、助陽和血湯(廿)、外用將軍沖翳散(卌)、

時眼傳染　服先解湯(廿)每日用雲陽鹽擦牙冷水漱口洗目永不相染、

偏正頭風　服黄芩散(〡)、川芎羌活湯(〸)加天麻蒼耳

白睛生黄　服瀉黄散(〢〦)、或瀉肺湯(〤〣)、

露肉攀睛　服磨翳丹(〢〤)、還睛丸(〢〣)、熱重加羚羊大黄等藥外用將軍冲翳散(〣)、點老胖散(〤〢)、或大撥雲散(〤〥)、

拳毛倒睫、初服防風飲(〢〥)、磨翳丹(〢〤)一方用木鱉子一個去殼爲末綿裹塞鼻左塞右右塞左其拳毛各分上下一方用石燕一對火煅醋淬七次加黄連五棓子枯礬各二錢共爲末牛膠水調和每日擦眼皮上四五次自愈或用救急散(〣〢)亦可

翳膜昏濛　服還睛丸(卌)、羚羊角散(卌)、外用將軍冲翳散(卅)、點萬明丹(廿三)、

赤脉攀睛　服撥雲退翳散(卌三)、或服柴胡飲子(卌)、加元胡歸尾

目昧夜痛　服夏枯草散(卌)、玄參地黃湯(廿三)、

虚熱赤翳　服白蒺藜散(卌)、補心丸

翳障痛濇　服羚羊角散(卌)、或瀉脾飲(卅三)、加穀精蟬衣

爛眩風眼　服柴胡飲子(卌)、瀉脾湯(卅三)、加北防風薄荷外用洗爛眩方(卅)、點搜風散(廿三)、一方　猪肚涎加川椒少許搽之

盲瞼赤爛[illegible]服防風散[illegible]、[illegible]翳[illegible]

肝虛流淚　服息氣湯（卄）、[illegible][illegible][illegible]肝散（卌）、

眼漏膿水　服人參漏蘆散（卅）、精穀散（卌）、

眼角血出　服洗肝散（卌）、或六合湯（卅）、加黑荊芥牛膝

大頭火眼　服普濟消毒飲（卅）、大黃當歸散（幺）、

障膜日久　先服開竅飲（〤）、輕用還睛丸（卌）、重服皂莢丸（〤）、外用

日新湯（卅）洗之點四聖散（〤）、一方用青皮煎水常洗之

飛絲入目　用香墨磨濃加構樹漿點之　片刻眼背即生粟疵用手取之即安

竹刺入目　用蜂糖點之即出

鐵屑入目　用真吸鐵石吸之即出

石灰入目　即用香蔴油洗數次或自巳小便洗之亦可
桐油入目　用新布拭之加蔴油亦可或用甜菜煎水洗之
眼傷出血　用童便洗之傷在外者用沉香末摻之傷在內者服
散血藥
眼打腫傷　用生肥猪肉一片貼之必消內服散血等藥
眼中癢極　點虫眼秘方(〤一)服洗肝散(卌)
大眥胬肉　服瀉心湯(〤〤)、宣木湯(十〤)、加滑石木通等藥點萬明丹
(〣三)、巽功散(十〤)、
目腫如杯　服瀉心湯(〤一)、外用桃葉搗爛酒炒代溫包皮外或服

大黃當歸散[illegible]

眼脹作痛　服平肝散[illegible]、揭障丹[illegible]、黑風寒散[illegible]

小兒痞翳　服決明雞肝散[illegible]、撥雲退翳散[illegible]

落痘生翳　服穀精散[illegible]、普濟消毒飲[illegible]

白睛翳障　服瀉脾湯[illegible]、還睛丸[illegible]、外用日新湯[illegible]、點萬明丹[illegible]

目眯時痛　服清腎湯[illegible]、止淚補肝散[illegible]

眼生疔泡　服羚羊角散[illegible]、推毒散[illegible]、點大撥雲散[illegible]

眼生紅子　服柴胡飲子[illegible]、瀉脾湯[illegible]、重則用磁鋒刺出惡血、服

藥自愈

白睛生瘡　服普濟消毒飲(〦〤)瀉脾湯(〤〣)去骨皮倍加銀花

粟沙隱澁　服酒煎散(〡〡)、當歸活血煎(〤)、

垂簾翳障　服羌活勝風湯(〤〣)、還睛丸(〡〤)、點四聖散(〤〡)、

烏睞下陷　服六合湯(〡〤)後次服滋陰地黃丸(〡〣)或五寶丹(〡〤)

偷針時發　鼻尖上燒燈火一醮服瀉脾湯(〤〣)或柴胡飲子(〦〤)

旋螺翳障　服皂莢丸(〤〤)點老眸散(〤〣)或武當仙方(〤〤)

雞冠蜆肉　服瀉心湯(〤〤)加大黃或服皂莢丸(〤〤)點武當仙方(〤〤)

或老眸散(〤〣)

烏風外障　服瀉肝飲(〤〤)後服煖肝湯(〡〣)

氷輪障翳　服茶調散(十一)、後服生熟地黃丸(〥〨)、熟洞聖散(〩十)

狀如魚脬　服瀉脾湯(〨〣)、大黃當歸散(〤)、熟萬明丹(〣十)、

鶻眼凝睛　服酒煎散(〢)、酒調散(〡)、

魚子石榴　服瀉脾湯(〨〣)、加大黃芒硝、或服皂莢丸(〨〤)、熟大撥雲散(〨〡)、武當仙方(〥〨)、

眼生犯翳　看法(〥〤)、細心看一當是何物所犯去之自愈算起翳日(〨〣)、照甲子論之、或吹之(百)、亦散

眼受邪風　或現形影、吹之(百)則去、如是靑影必現、神光不必吹之、令行善事自然去也、虛症現影方附在後

塵屑入目　以人指用吐津磨濃點眼內頃刻一抹而出

蛛絲入目　用石菖蒲搗碎左目塞右鼻右目塞左鼻立效

內障治法並症方目錄

內障受病多因瞳神不睡人不經意日久不治便成痼疾瞳神屬腎又通膽腑人身最靈者惟此瞳神而人身最重者惟此腎經所謂乙癸同源之義也夫人有陰虛者有陽虛者陰虛則水不滋木少火挾肝木而上炎肝通眼竅眼斯病矣蓋腎經如太極圖也水火具焉右腎屬陽水左腎屬陰水命門少火居中少火者陽也以一陽陷於二陰之中成乎坎之象

故易謂天一生水也水火初平百骸通暢然脾土非少火不生肝木非腎水不養脾氣足自生肺金肝氣充自培心火則腎爲五臟之源所謂先天眞氣生身立命正在此也故無水者壯水之主以鎮陽光無火者益火之源以消陰翳非獨治目諸症可例推矣此水火乃無形之水火即先天眞陰眞陽也陰虛補陰陽虛補陽脈候參之庶勿失誤若水火有虧瞳神受戕遂爲內障等症內障者血少神勞腎虛也法當養血補陰安神明目須用加減地黃丸主之兼進五寶丹自獲奇效或補腎磁石丸與石斛夜光丸照症加減不可固執專方

貴臨症辨通可也

內障昏盲　服石解夜光丸(紅)明目益水丸(卌)

翳膜內障　初服開發飲(紂)二劑後服散雲湯(以)生熟地黃丸(紋)

點四聖散(紂)或萬明丹(丗)

目昏無光　服補腎丸(紅)夜光椒紅丸(紅)

瞳人昏暗　服補腎磁石丸(紅)杞菊地黃丸(丗)

目難近視　服加減地芝丸(紋)濟陰地黃丸(卅)

目難遠視　服加味定志丸(卅)或補中益氣湯(卌)

目昏恍惚　服加減駐景丸(卅)補心丸(卅)濟陰地黃丸(卅)

瞳人散大　服加減駐景丸(廿)補腎磁石丸(卄)明目益水丸(廿)或

　濟陰地黃丸(上)千金磁石丸(卄)恐有兼症隨自加減

陰虛目暗　服濟陰地黃丸(上)加減地芝丸(卄)四神丸(山)

內障日久　初服開竅引(乂)後服孝感丸(卅)點異功散(卄)

虛熱雲翳　先服止淚補肝散(卄)次服散雲湯(乂)或補腎磁石丸(卄)

腎虛目昏　服四神丸(山)亦能廣嗣或杞菊地黃丸(上)後

眼目昏花　服滋陰地黃丸(卅)杞菊地黃丸(卄)後

虛火目痛　服生熟地黃丸(〤〤)玄麥地黃湯(卄)滋陰降火湯(乂)後

　加白菊羌活等藥

血虛目昏　服四物湯(攷)加枸杞白菊或服杞菊地黃丸(吉)

虛目血脹　服元戎湯(攷)後或服助陽和血湯(卫)加歸尾生地

血虛昏痛　服六合湯(攷)後或服止淚補肝湯(略)

冷淚失明　服陽八味(吉)後加楮實桑螵蛸或服定志丸(卯)

風輪藍色　服加味逍遙散(土)或服四物湯(双)加台烏靑皮

眼皮下垂　服歸脾湯(卯)或服補心丸(土)倍加焦朮淮山

瞳人缺陷　服五寶丹(攷)杞菊地黃丸(吉)後多服加兎絲、簕莨、虎骨、芡實、桑螵蛸之類

虛脹甚痛　服補心湯(土)加羌活、蔓京亦可，或生熟地黃丸(路)加

乳香熬大黄

烏睛陷下　服補肝飲㈥或服散雲湯㈦加減地芝丸㈧

白障點珠　服補肺散㈤

瞳人枯小　服知柏地黄湯㈢後地芝丸㈧去五味加知母膽草之類

緑水灌瞳　服散雲湯㈦杞菊地黄丸㈢後駐景丸㈩

蠅影飛越　服天王補心湯㈢或散雲湯㈦加知母或杞菊地黄湯㈣加生地白芍

坐起生花　服杞菊地黄湯㈢後補腎丸㈨

視一爲二　服滋陰地黄丸[illegible]杞菊地黄丸[illegible]後

眩暈轉睛　服加味逍遥湯[illegible]歸脾湯[illegible]

不能久視　服補中益氣湯[illegible]倍加熟地白菊或補腎丸[illegible]

五花翳障　服羚羊角散[illegible]皂莢丸[illegible]後服石斛夜光丸[illegible]點四聖散[illegible]

瞳神返背　用好吸鉄石吸之内服補腎丸[illegible]還少丹[illegible]明目益水丸[illegible]

清光瞎眼　服加味逍遥散[illegible]夜光椒紅丸[illegible]三光丹[illegible]

青盲夜盲　服三光丹[illegible]孝感丸[illegible]

偃月內障　服石斛夜光丸[illegible]皂莢丸[illegible]後用生熟地黃丸[illegible]

仰月內障　服補腎磁石丸[illegible]點四聖散汁

黑風內障　服鎮肝飲[illegible]後服磁石補腎丸[illegible]五退散[illegible]

青風內障　服治風六合湯[illegible]後羚羊角散[illegible]

綠風內障　服羚羊角散[illegible]生熟地黃丸[illegible]

銀風內障　瞳神皆白其病難治服皂莢丸[illegible]石斛夜光丸[illegible]十中可救一二

五風內障　先服還睛丸[illegible]次用皂莢丸[illegible]後用生熟地黃丸[illegible]

調治之以上丸散減分作湯亦可　以上目疾皆宜養目奇方[illegible]

血灌瞳人　服宣明丸(卅)還睛丸(廿)。加血竭丹參之類

久年失明　服開鬱飲(七)點瞎眼方(廿)後服加減駐景丸(卅)常以

草決明白蒺藜代茶食之一方用紫朴煎水洗之

眼露蟹睛　服推毒散(廿)皂莢丸(四)外用將軍冲翳散(卅)點武當

仙方(卅)

氷瑕翳障　服還睛丸(廿)撥雲退翳散(廿)點四聖散(卅)

瑪瑙翳障　服宣明丸(卅)加蒼术熟地或皂莢丸(四)點四聖散(卅)

聚星翳障　服散雲湯(四)熱重加大黄或服止淚補肝散(卅)加龍

衣　蟬衣點萬明丹(廿)

瞽目不愈　虔誦觀音水（外）洗之多行陰德其目自然光明

能遠視不能近視（敍）

能近視不能遠視（以）

續附雜方

四物龍膽湯　本事地黃丸　桑白皮散

槐子丸　垂柳枝煎　滌風散

拜堂散　車前散　珍珠散

旋螺煎起　糖煎散　驅風一字散

撥雲退翳丸　神消散　磨光散

眼科藥方

亞拙王文選編輯
龔林雲

酒調散① 治暴風腫痛之症

當歸　防風　赤芍　白菊　羌活　大黃　芫蔚

桑螵蛸各二錢　麻黃　甘草各一錢　車前草二錢　水煎服

酒煎散② 治心肝肺之一切風熱

當歸　川芎　黃芩　赤芍　木通　山梔仁　大黃

鬱金　龍胆草　防風等分　水煎對酒服

酒調洗肝散③ 治睛痛流淚等症

黑參三錢　知母　熟軍　黃芩　桔梗　梔子　朴硝

羌活各二錢水煎服　加夏枯草　香附亦可

當歸活血煎（火）　治感寒疼痛風熱相攻等症

當歸　黃芪　薄荷　防風　川芎　羌活　菊花

熟軍　荆芥　没藥各二錢麻黃一錢水煎服

大黃當歸散（幻）　治腫痛赤翳等症

大黃　當歸　菊花　薄荷　黃芩　川芎等分水煎服

加木賊　馬齒莧亦可

黃芩散（土）　治風熱淚淋或偏正頭風等症

黃芩　夏枯草　木賊　香附　蒺藜　白芷　川芎

防風　蟬退　姜蠶　蔓荆各二錢　甘草八分水煎服

茶調散㊁　治諸熱翳等症

菊花　薄荷　羌活　川芎　荆芥　石决明　石膏

防風　木賊各二錢　甘草五分共細末清茶調服

撥雲散㊂　治雲翳遮睛風熱等症

菊花　蟬退去頭足　白蒺藜　川芎　荆芥　羌活

防風　桑白皮各三錢　水煎服

蜜蒙花散(文)　明目去翳

蜜蒙花　菊花　木賊　石决明煅　白芍　白蒺藜各二錢

甘草一錢 水煎服 加莧菜子亦可

連翹散（十） 治羞明畏日等症

連翹 黄芩 羌活 菊花 草決明 白蒺藜

蜜蒙花 胆草各二錢 甘草八分 水煎服

川芎羌活湯（十一） 治目疾頭痛

川芎 羌活 藁本 白芷 蔓荆 防風各二錢

細辛一錢 水煎服爲末茶調亦可

煖肝湯（十二） 治肝虚生風

防風 羌活 藁本 川芎 知母 黄芩各二錢

甘草　五味　細辛各八分　水煎服

復明散⑬　治目昏翳障頭痛淚淋等症

石決明煅　羌蔚　青葙子　蔓荆　木賊　夏枯草一

人參　白芷　草決明　川芎　蒺藜各二錢　甘草八分　水煎服

蟬花散⑭　治目眼翳疼等症

蟬退去頭足　菊花　黄芩　防風　羌活　山梔子

白蒺藜　川芎　木賊　蔓荆　草決明　穀精

荆芥　蜜蒙花各二錢　甘草一錢　水煎服

活血當歸散⑮　治熱血目痛生翳

當歸　木通　黃芩　生地　川芎　白蒺藜　赤芍

生梔子　菊花各二錢　甘草八分水煎服

助陽和血補氣湯（十一）　治寒熱目閉身痛等症

當歸　白芷　防風　蔓荊　升麻　柴胡　黃芪各二錢

甘草一錢水煎服　氣實者去升麻黃芪加羌活木賊

龍膽散（十二）　治迎風冷淚雲翳等症

龍膽草　菊花　川芎　香附　木賊　草決明各二錢

甘草八分水煎服

退翳撥雲散（十三）　治目中雲翳刺痛不已等症

黄芩　菊花　龍胆草　羌活　荆芥　大黄　石羔

白芷　石决明煅　防風　草决明各二錢　黄連一錢　甘草八分

水煎服

益木湯㊋攻　治火眼初起一切風濕等症

生地三錢　羌活　荆芥　西風　蟬蛻去頭足　歸尾　元參

白菊　黄芩　赤芍　柴胡各二錢　甘草八分　車前草二錢　引水煎服

生翳者加　蒺藜　木賊　草决明之類

淡紅者加　粉丹　知母　骨皮

深紅者加　桃仁　紅花　黄連

黄紅者加　皮硝　熟軍

大眥紅者加　澤瀉　麥冬　車前子

大眥胬肉者加　滑石　元胡　梔子

大眥胬肉紅甚者加　木通　黄連

小眥紅者加　骨皮　海金沙　麥冬

小眥淡紅者加　棗仁　茯神去　赤芍　歸尾

烏輪高起者加　青皮　白芍

烏輪深陷者加　當歸　枸杞　熟地　北條參　去赤芍归尾

瞳人昏小者加　知母　酒柏

瞳人散大者加　枸杞　楮實　茺蔚　茯標　病去後服杞菊地
黃丸加五味　吸鐵石之類　赤芍　歸尾
瞳人昏暗加　楮實　枸杞　青葙　莧菜子隨便加之甚者
加　龍衣　以上虛症此方不可多服內障另有藥方附後
紅筋灌瞳者加　血竭　梔仁
白睛紅而高起者加　鬱金　桑皮　桔梗　檳榔之類
白睛生蟹丁者加　蝌蚪皮　煅猪蹄殼　煅羚羊　瓜蔞　蕤仁
胞瞼紅腫者加　熟軍　元明粉　葶藶　大力子甚者加生
大黃　枳殼　麻黃之類

胞臉稍腫者加　廣皮　甦仁　晚蠶沙　馬齒莧

胞臉下垂不紅者加　白朮　箭芪

痛甚者加　麻黃　枳殼　甘草　乳香　没藥之類

癢甚者加　蘇荷　連翹　川椒

雲霧者加　穀精珠　龍衣　白蒺藜

翳障重者加　石决明　蒙花　消黃散

火實痛甚者加　北細辛　犀角

上午痛者加　連翹　石羔　粉葛

下午痛者加　知母　夜明砂

淚多者加　夏枯草　望月砂　柴胡　升麻

頭痛者加　白芷　蔓荊子　川芎　蒼耳子

口苦者加　膽草　細茶

火上沖頂者加　天麻　大黃　天蠶　羚羊角

皮外生瘡者加　金銀花　大力子　茵陳

凡患眼初起先宜表散風熱實則二三劑必愈虛則一二劑俟其痲消紅退細視各臟虛實務要詳問的當加減用藥再服數劑萬無一失至於久患內障察其五臟虛則補之實則瀉之熱則清之寒則溫之不可固執專方務要活法細心用之可也

孫眞人十大將軍沖翳散 廿 治七十二症內外一切病眼時發

雲翳遮睛輕者一二劑重者十餘劑効難盡述

蚊蛤五錢即五棓子 苦參四錢 升麻 草决明 薄荷 防風

荆芥各二錢 白芷 川芎 羌活各一錢

右藥十味水煎紙封鑵口乘熱將紙鑿一孔用衣覆頭眼對

鑵上向孔薰之勿太急恐藥開甚熱氣傷眼或用傾入銅

盆內亦用衣覆頭上口含筆管一箇入藥水中口吹之使熱

氣薰之額上汗出必效頻頻洗之亦可虛人忌之

眞人揭障丹 廿一 治七十二症奇方

蔓荊子一兩去殼溫水洗淨童便浸一日炒黄用　當歸酒洗　川芎　生地各二錢半
白芍二錢　穀精草　羌活　白芷　升麻　柴胡　草決明
木賊各一錢　龍胆草　荆芥　蘇荷各一錢五分
共爲細末分作五次照後對症用引煎水沖服欲多配照上
分兩加添

一眼翳障重者加　雌雄石即吸鐵石末二錢製用銀鍋內煆紅入
醋內淬七次每用淡竹葉煎水沖前藥服效

一兩目中紅如血此三焦餘熱攻之號曰珠玲加　梔仁
元參　麥冬各二錢　煎服

一兩眦攣大突起如怒像若疏曰瞽睛有風熱加　防風　白蒺藜　車前子各二錢

一合縫眼上下眼包合不能自開將手分開淚如湧泉之狀此熱太甚攻於肝肺二經加　胆草三錢　防風　羌活各二錢　桑皮三錢　白芍　柴胡各一錢

一爛眩紅皮者加　桑白皮三錢　草决明　防風各錢半

一眼內紅絲多者加　山梔仁炒三錢

一紅氣上浸黑珠加　桑白皮蜜炙三錢

一眼中淚多者加　柴胡　夏枯草各二錢

一血癨瘴入加　石羔煨三錢　杏仁炒黑二錢　大黄炒二錢　歸尾三錢

一瞳人側身加　柴胡　升麻各二錢

一瞳人端正我把手招他他又把手招我謂之火水未濟之象

左右輪轉氣不貫加　羌活　羌上罨歸爲末二錢

一眼內青翳突起乃水勝火亦號曰烏睛乃肝不納水之故加

木賊　花椒各二錢　柴胡　白芍各二錢

一上眼皮蓋下眼皮作睡人眼者乃脾之倦也加　白朮

陳壁土炒各三錢

一雙目黑睛紅侵白珠不紅嘴白血熱侵肝加　當歸尾

白芍　茜草各三錢　梔仁炒二錢

一白珠血紅黑珠不紅號曰餘血傷肺加　百合　宣黃連

梔仁炒各二錢

一蟹眼蝦眼老膜突起者加　千里光三錢　製磁石錢半

一黑白不分混濁汚穢觸冲瞳人加　黃柏　知母各一錢

一上下四角作癢加　白蒺藜去刺三錢

一視人長大一人加二人者號曰輪一分白加　青箱子三錢

一兩目並太陽穴作脹加　蔓荊子三錢

一青光者一雙好眼視物不見號曰青光瞎子此三輪病重也

知　赤苓　玄參　黃芩各二錢

一雖給黑眼雖上宿則不明雙目黑暗乃肝不納餘血血倒轉攻心之症加　綿紋大黃三錢　黃柏　知母各二錢

一眼內如針刺謂之血熱加　大黃二錢　梔仁炒二錢

一雙目細小者號曰夾視加　白茯苓　白朮　枸杞各一錢

以上諸症隨症加減神效

息氣湯（仁）治目如針刺兩的多　眵羞明畏燈見日則濇兩泡浮腫淚濕不已等症　錢松

當歸　白芍　白蒺藜　甘菊花　炒梔子　白茯苓各三錢

柴胡　天花粉各二錢　草決明一錢　水煎服

先解湯（非）　治火眼初起或家有患此先服一劑不得傳染並鬱火既散外邪無自入矣　張仲景

柴胡　白芍　梔子各三錢　茯苓　法夏　羌活各二錢　水煎服

退翳丹（收）　治患目既久而紅赤不除致生胬肉扳睛拳毛倒睫等症

葳蕤　甘菊花　當歸　白芍　白蒺藜各八兩　柴胡　白芥子各一兩　陳皮一兩　茯神四兩　共為細末煉蜜為丸每日早晚滾水送下五錢神效　減分為湯亦可

瀉黃散（眼）　治白睛生黃係脾經積熱諸然子

藿香梗　山梔仁　龍胆草　熟石膏　防風各二錢

甘草七分水煎服

嗜鼻碧雲散（眼）　治眼目腫脹紅赤昏暗羞明隱澁風寒鼻塞頭痛外翳攀睛眵淚稠粘等症

鵝不食草一兩　建青黛　川芎各五錢　共為細末用磁罐收貯

用時先噙水一口將藥末如豆大嗃如鼻內淚出病退

還睛丸（眼）　治翳膜遮睛昏濛淚出瘀血扳睛等症

蘇荷　柴胡　川芎　龍胆草　蒼耳子　石決明煅

荆芥　楮實子　茺蔚子　野菊花　白茯苓各一兩　白蒺藜

木賊各七錢　川椒一錢　甘草三錢　共末爲散每服三錢茶清送

下日服三次忌雞魚厚味熱物煎炒

撥雲退翳散【陽】　治陽蹻受邪内眥赤脈攀睛　洪金鼎

蔓荆子　木賊去節　密蒙花各一兩　白蒺藜炒研去刺　川芎　當歸各八

錢　白菊　荆芥各五錢　楮實子　薄荷　花椒　黄連　蟬退

去頭足　蛇退　甘草各三錢　共爲末每服三錢茶清送下

夏枯草散【陰】　治目黑珠夜痛及流淚不止

夏枯草　香附製各二兩　甘草三錢　共爲末水調服二錢

洗肝散（叶）治眼諸般積熱

薄荷　當歸　羌活　大黄　黑梔仁　木通　防風

石羔各二錢　甘草七分　水煎服

白蒺藜散（叶）治肝腎虛熱生風赤澁多淚等症

蒺藜　白菊　蔓荆子　草决明　甘草八分　連翹

青葙子各二錢　水煎服

羚羊角散（叶）治內外翳障痠疼澁痛不熱不腫者

羚羊角　白菊　川烏　川芎　防風　羌活　法夏

蘇荷各五錢　北辛二錢　共爲末每服二錢翳陷者加升麻二錢

防風飲（胞）　治拳毛倒睫背臉赤爛

蔓京子　生黄芪　黄連各一錢　炙甘草　防風　當歸　葛根各二錢　細辛二分　水煎服

柴胡飲子（眼）　治風熱爛沿風眼

柴胡　羌活　防風　赤芍　桔梗　荊芥　生地　甘草各等分　水煎服　紅爛者加熟軍　元明粉　蘇荷各二錢

止淚補肝散（眦）　治肝虛迎西北風流淚不止

白蒺藜　當歸　熟地　川芎　白芍　木賊　防風　羌活　香附各等分　共爲細末　肥人加夏枯草　冷淚加桂枝

人參漏蘆散【吐】　治眼漏膿水不止

黃芪三錢　防風　當歸　漏蘆　人參各二錢　大黃　遠志

黃芩　赤茯苓各一錢　水煎服

穀精散【吐】　治痘瘡入目生翳

穀精草　菉豆皮　蟬蛻去頭足　猪蹄退炙　菊花各等分

共爲散米泔調服外用牛虱子金花胭脂細末蒸乳點之

决明雞肝散【吐】　治小兒疳積害眼生翳

雞肝一具搗爛　决明粉三錢　共研勻酒調和上蒸熟服之如服脹

如鼓者加蕪荑末一錢　目瞖腹大加雞內金尤妙本方加蕪

藜末亦可輕者數服重者二三十服必愈

普濟消毒飲（眼） 治火眼目痛頭大如斗

黃連 黃芩 柴胡 元參 連翹 牛旁子 升麻

白芷 桔梗 甘草 馬勃 姜蚕 板藍根 大黃

各等分 水煎服

宣毒丸（外） 治瘀血灌瞳赤痛澁痛等症

赤芍 當歸 熟大黃 黃芩 酒炒各二兩 生地三兩 川芎

薄荷 各一兩 共細末煉蜜爲丸菊花湯吞服

蟲眼秘方（外） 覆盆子葉 川椒 各三錢 共熬濃去渣熬成膏用筆

點之一方加眞銅綠末一錢要妙

開竅引（光）　治久年雲翳先開其竅後服補藥

石菖蒲君　穀精草臣　菊花佐　元參使　有火者加小青水煎服

每日二次觀目雲翳厚薄用藥劑之輕重酌量用之酒爲引

外用石菖蒲地錦草菊花等分煎湯洗之

羌活勝風湯（君）　治老年患眼紅筋不斷一切風熱等症

白朮土炒五錢　枳殼　川芎　防風　白芷　羌活　桔梗

前胡　獨活　荊芥　薄荷各一錢　柴胡　黃芩各二錢　炙草五分

水煎服　凡紅絲自上眼皮內而下者係心肝二經受病加

柴胡 黃連各一錢 自下眼皮出者係小腸經病也加 木通

五味子各五分 自內大眥角而出者係小腸膀胱二經病也加

蔓京炒 蒼朮各一錢 自小眥角而出者係心與小腸二經也加

細辛 藁本各八分 自中而銳眥者係胆與三焦小腸三經也

加 黃柏 膽草 人參各七分 內服此藥外 點四聖散

洗爛眩風眼方 苦參 荊芥穗 蘇荷各三錢 防風 黃連

五棓子 蕤仁去殼各二錢 銅綠 川椒各一錢 水煎薰洗

瀉心湯 治大小眥紅肉赤痛舌乾心煩小便爽澁等症

黃連二錢 生地三錢 澤瀉 旋覆花 白石英 白菊一

通風各一錢　北辛　甘草各八分　水煎服

瀉肝散（右）　治肝經實熱上攻眼腫疼痛等症

蔓荊子　菊花　荊芥穗　羌活　防風　蒺藜　牛蒡子

連翹　龍膽草　白芍　柴胡　熱軍各等分　細末每服三錢

茶清沖服　煎湯亦可

瀉脾湯（右）　治脾熱目赤瞼腫口乾唇裂等症

石羔　生地　赤蜜　大黃　赤苓　黃芩　地膚子

廣皮　淡竹葉各二錢　甘草六分　水煎服加桑皮桔梗亦可

瀉肺湯（右）　治肺經風熱目睛紅白翳障頭目昏　眩皮膚瘙癢等症

桑白皮四錢 地骨皮三錢 甘草八分 梔子 木賊 羌活

川芎 荊芥 杏仁 殭蠶 桔梗 車前草各二錢 水煎服

清腎湯（双） 治腎經實熱目眯疼痛小便澀痛等症

黄蘗 冬葵子 榆白皮 滑石 石韋 瞿麥

荊芥各二錢 生地三錢 白芍 甘草各八分 水煎服

金液湯（卅） 治外障等症及孕婦胎風眼 鄧望

柴胡 桔梗 防風 芍藥 前胡各二錢 獨活 知母

荊芥 蘇荷 蔓京 黄芩各一錢 水煎服

風寒重者加 羌活 川芎 白芷

淚多者加 北細辛 菊花

腫脹者加 葶藶 熱甚者加 黃柏

紅甚者加 連翹 桑白皮 粉丹 紅花

翳膜者加 木賊 蒺藜

翳障胬肉者加 石決明 谷菁草加 密蒙花 白菊

大眥紅者加 梔子仁

小眥紅者加 酸棗仁 遠志 麥冬 生地 歸尾

內熱甚大便閉者加 大黃 體虛者加氣血藥固之

暴赤腫者加 麻黃 牛蒡子 大黃

凡治外障切不可用刀針鈎割恐傷眼血後成痼疾不可治療經曰眼得血而能視則血何可損也如臟腑受病內必血筋脹滿以致氣血不行外現於目目中之血筋雖割罔君臟腑之血筋亦能割乎如有此症須用金液湯並以上諸方隨用之外用萬明諸方點之無不愈也

明目流氣飲 治男婦翳障癮澀羞明迎風冷淚時發暴赤視物不明等症　龍木論

大黃　牛蒡子　川芎　甘菊　白蒺藜　荊芥　防風
元參　山梔仁　黃芩　蔓荊子　木賊　草決明各二錢

蒼朮二錢　細辛　甘草各八分　水煎服

瀉肝飲（方）　治烏風障眼，觧睛疼痛　孫對微、、

防風　羚羊角　遠志　桔梗　黄芩　赤芍　人參各二錢

北辛　甘草各一錢　水煎服

石斛夜光丸（方）　治內障等症

天冬　麥冬俱去心　人參　生地　熟地　雲苓各一兩　兎絲餅

杏仁　枸杞　川牛夕　白菊　山藥　草决明各七錢半　五味

五錢　白蒺藜　石斛　肉蓯蓉　川芎　甘草　青相子

枳殼　防風　川連　犀角　羚羊角鋸末各五錢　共爲細末煉

蜜爲丸開水吞服

皂莢丸（效）治一切障膜與生熟地黃丸並進

蛇退酥炙七條 蟬蛻去頭足 元精石 穿山甲 當歸 生白朮

雲苓 木賊 谷精 白蒺刺 陳皮 蛤粉炒 胆草 連翹各兩

川芎五錢 猪蹄爪三十個蛤粉炒 人參一兩 共爲細末一半入牙

皂十二個燒存性和勻一半入淫羊藿一兩爲末和勻服三

錢用猪腸湯送下

生熟地黃丸（效）治肝虛目暗膜入水輪內外諸障

生地八兩 熟地十二兩 石斛炒 牛膝酒蒸各四兩 菊花六兩

羌活　防風　杏仁　枳殼（各二兩）　煉蜜爲丸

此即明目地黃丸加菊花羌活其中防風杏仁枳殼同用者以其人風襲入與水之經也若精血虧者及年老人則當去此三味易白蒺藜當歸枸杞可也

補腎丸（紅）　治腎虛眼目無光

巴戟（去骨）　淮山　故芷（鹽水炒）　粉丹皮（各二兩）　小茴（一兩）　青鹽（五錢）　大茯苓（酒洗）　枸杞（各四兩）　煉蜜爲丸白開水吞服

夜光椒紅丸（紅）　治火衰目無精光至夜更甚

川椒（去目）　熟地　枸杞　麥冬（去心各四兩）　丹皮（三兩）　煉蜜爲丸

補腎磁石丸絲 治腎虚肝氣上攻目昏漸成內障

磁石煅醋淬七次水飛 菊花 石決明煅各一兩 兎絲餅 蓯蓉酒洗各一兩

共為末用雄雀一枚去毛嘴留腸盐煮爛同前藥搗為丸

加減地芝丸紋 治能遠視不能近視

生地黄 熟地黄各四兩 天冬 麥冬去心 枸杞 桑皮各三兩

當歸一兩 五味八錢 煉蜜為丸

加減駐景丸叶 治腎虚目恍恍如無所見及瞳人散大

熟地六兩 當歸 枸杞各四兩 車前仁二兩 兎絲子三兩

紅川椒 五味各一兩 楮實五兩 煉蜜為丸

加味定志丸（山）治能近視不能遠視

志肉　建菖蒲各二兩　人參　箭芪各四兩　茯苓三兩　上肉桂一錢

共爲細末煉蜜爲丸

濟陰地黃丸（上）治陰虛火炎眼目昏暗

熟地八兩　當歸　山藥　棗皮　枸杞　巴戟　麥冬去心

白菊各四兩　五味二兩　共爲細末煉蜜爲丸

孝感丸（上）治內障等症

夜明砂淘淨　當歸　木賊去節　蟬蛻去頭足各二兩　黑羊肝一具

煮爛搗如泥和藥蜜爲丸

散雲湯（以）治肝腎虛熱目生雲霧等症　席珍子

熟地　生地各四錢　天冬　麥冬去心　棗皮　丹皮　龍衣酒洗

蟬衣去頭足　枸杞　虎骨炙　穀精　楮實　澤瀉　菊花各二錢

石決明二錢煅　桑螵蛸二箇搗　甘草五分　水煎服

千金磁硃丸（以）治神水寬大目中時見黑花及內障等症

磁石能吸鐵者佳二兩火煅醋淬七次水飛過晒乾聽用　神砂一兩另研細水飛過晒乾聽用

建神麯二兩細末與前二味和勻又以神麯一兩入開水鍋中煮浮爲度

入前藥內煉蜜爲丸空心水吞服五錢

四神丸（以）治腎虛目昏並精冷乏嗣陽事不起　齊家慧、

甘枸杞五斤去蒂分四製一分黑芝蔴同炒去芝蔴一分小茴同炒去小茴一分川椒去子同炒去川椒一分獨炒加蔴茴椒各兩　玉茯苓　白菊各十二兩　熟地極乾一斤　嫩鹿茸八兩炙　為末蜜丸

此方孫真人在龍宮得來大補虛損明目廣嗣不可傳與匪人人賢服二載而康連生三子一女慧獲此方三十餘年屢用屢效活人多矣胆洩真人之秘敢以告之同志以廣傳耑

三光丹（巴）治雀目日落時視物不明

石決明煅一兩　夜明砂二兩　猪肝生用一兩　白羯羊肝一兩　將前藥末摻入肝上蒸熟食之用淘米水同藥肝入砂罐煮熟食之亦可

六味地黃湯古一治肝腎虛熱目昏足軟等症

熟地五錢 淮山 棗皮 雲苓各三錢 粉丹 澤瀉各二錢 水煎服○本方加枸杞白菊爲杞菊地黃湯治目不明下午更甚者效○本方加玄參麥冬爲玄麥地黃湯治虛火頭目昏痛舌乾咽疼等症○本方加知母黃柏名知柏地黃湯治虛火至極上冲頭目隱痛等症○本方加肉桂附片名陽八味治眼目疼痛常番冷淚認人不明等症有雲霧則加龍衣决明穀精珠○本方加桂附再加牛膝車前仁名金匱腎氣湯治腎虛火不歸源眼目昏花腹滿足腫等症餘則隨病加減察

其何經虛實照加補瀉斟酌可也

四物湯 治一切血虛目昏不明潮熱等症

當歸三錢　川芎　白芍各二錢　生地四錢　水煎服○本方加玄參名滋陰降火湯治陰虛有火目乾頭昏等症或加白菊荊芥亦可○本方加桃仁紅花名元戎湯治雙目血脹痛瘀臟結等症○本方加羌活防風名治風六合湯治血虛受風頭昏目眩等症

還少丹 滋補腎水溫養少火諸虛百損男婦咸宜久服却病延年

熟地　枸杞乳蒸各四兩　肉蓯蓉酒洗　巴戟酒浸去骨　續斷酒炒

牛膝酒炒　杜仲鹽水炒　棗皮去核　建菖蒲　楮實子　小茴炒

白茯苓　淮山　以上各二兩煉蜜二十四兩搗和爲丸如

梧子大早晚用白湯送下亦名打老兒丸

加味逍遙散 四 治鬱怒傷肝眼目赤澁昏暗婦人多有之血虛

發熱口乾自汗月經不調腹痛等症

當歸酒洗　白芍酒洗　白茯神去皮　白朮土炒　柴胡炒　牡丹皮

各二錢　蘇薄荷　甘草　川黄連　吳萸煎水炒各八分　水煎服

歸脾湯 七 治思慮傷脾不能攝血或健忘怔忡驚悸盜汗寤而

不寐或心脾作痛嗜卧少食大便不調或肢體重痛月經不

調赤白帶下等症

人參　白朮炒　茯神　棗仁　當歸　黃芪各二錢　遠志一錢

木香　炙草各七分　水煎服

天王補心丹　治心血不足神志不寧津液枯竭健忘怔忡大便不利口舌生瘡等症

人參　玄參炒　丹參炒　天冬　麥冬去心一兩　柏子仁炒　酸棗仁炒　遠志肉甘草煎水浸一宿　白茯神　當歸酒浸　生地酒浸　各二兩

五味子蜜浸蒸生用亦可　桔梗炒各五錢　蜜爲丸白湯送服

五寶丹　治開瞽復明瞳神缺者能圓陷者能起突者能平眞

至寶也

夜明砂水淘淨炒 晚蠶砂揀去土子 鳳凰衣去硬殼火焙焦 老母鴨肝水泡切片新瓦焙乾忌鐵器 嫩雄雞肝製同上 各爲細末等分和勻每日早晚酒調服三錢服至七日見效重者再服一料自愈

補中益氣湯（廿） 治勞倦傷脾中氣不足等症

黃芪炙 黨參炙各一錢 當歸 白朮 陳皮各一錢 甘草炙 升麻炙 柴胡炙各八分 水煎服

補心丸（廿一） 治眼痛不已日久無光

當歸 人參 棗仁 柏子仁 茯神各一兩五錢 川芎 辰砂

琥珀　南星　半夏各五錢　生地　遠志　粉草　石菖蒲各

兩共末煉蜜爲丸吞服菊花湯亦可

補肝飲卌二　治烏睛陷下

甘菊　甘草　山藥各二錢　熟地　防風　栢子仁　雲苓

枸杞　白芍　柴胡各三錢　水煎服

鎮肝飲卌三　治黑風內障

菊花　旋覆花　石決　茺蔚子各一錢五分　車前子　蔓京子

枸杞子各二錢　燈心三十莖　水煎服

補肺散卌四　治白障點珠　　月台玉案

人參二錢 白蒺藜 白石脂 白朮 杏仁 蒼朮各一錢
蛤蚧炙 車前子 旋覆花 玉屑各一錢五分 北五味二十一粒
黑棗二枚 食後服

明目益水丸 治腎水枯竭瞳人散大一切陰虛等症
北五味 熟地 肉蓯蓉酒洗 枸杞子 杜仲鹽水炒 沉香各一兩 石斛二兩 青鹽 磁石煅各四錢 兔絲子三兩
共爲末蜜丸每服三錢空心白湯吞服

目新湯 洗爛眩風眼雲翳等症
白礬 枯礬 青礬 青鹽 銅綠 五棓子 紅花各三錢

白藥　花椒各三錢　五味子一錢　烏梅　桃仁各七個　花針七口
以上藥配齊用布包好扎緊用淨水一碗將藥包放入水內
泡三日露三宿去包將水洗目即效包中花針定化不見此
年雲障洗之稍痛易治不痛者難治

功明湯　薰洗一切暴起火眼等症
五棓子四錢　白礬一錢　皮硝一錢　黃丹五分
共細末入銅盆內開水冲下患眼者口含筆桿入水內吹之
上用衣覆頭上眼看水面熱氣上蒸汗出即愈

救急丹　治拳毛倒睫不治則掃起雲障難愈先服瀉脾火後

服健脾藥　用硇砂少許用石灰一茶匙浸勻用筆尖蘸塗眼輪上片刻用手扯去倒毛急用濕帕拭去藥性用蛋清調大黃末候拭去以黃紙三層盛大黃末貼眼皮上片時自愈其人宜臥更妙

五退散　治一切內障神效方　　祿光道人

龍退即蛇皮　蟬退　鳳凰退即抱雞兒蛋皮去売　人退察綱目亂髮名人退爪甲名筋退此處用爪甲亦可　蠶退即蠶紙・右等分同煆存性細末每服用一錢豬肝二兩切片摻上蒸熟日進三服前人退亦有用豬蹄殼燒灰代之更妙

蜘蛛散　治目翳凶腫赤腫弩肉等症

大蜘蛛三個屁股後剌出水合乳蒸點之其毒自退

推毒散　治蟹眼疔眼不收奇效

坡上大花蜘蛛三箇小者多用用陰陽瓦二片放蜘蛛於陰瓦上上用陽瓦蓋之以炭火焙乾存性爲末甜酒沖服一方用地牯牛搗水飛過點之

點瞎眼方　孫望林

秘得眞古銅一兩用火燒紅淬在醋內七次候初伏頭一日用南荸薺三個同古銅研細入陳醋一兩五錢放太陽地晒之每日攪晒至二伏頭一日又入荸薺三個細研入醋同煎

每日研攪至三伏頭一日俱同前一樣加研晒共一月三次磁器收之骨簪蘸水遇症點之此藥點後其癢非常須令病者忍之勿搽壞眼目此藥宜多製聽用藥舖銅綠眞者最少

萬明丹　黃曉峯、、

凡眼藥以蘆甘石爲君先要甘石製就以爲丹頭行時聽用

製蘆甘石法用淨甘石一觔要體輕者佳童便浸七日用湘陽罐盛之白炭火煆紅用藥水傾入罐内淬數次以藥水盡爲度

煆甘石藥單

川連　荆芥　蘇荷　蒼朮　生地　赤芍　膽草

連翹　川芎　北辛　黄芩　紅花　防風　白菊

黄柏　歸尾　木賊　羌活　甘草　大黄　梔子

各三錢煎濃二次取藥水七湯碗每次傾一碗入鑵內淬七

次傾出細末再另煎藥水飛之飛去浮門攪起浮藥別於碗

中澄底沙塵石脚不用將所澄浮藥用絹濾過澄清別去藥

水將甘石膏子攤晒構紙上聽其自乾收存聽用

飛甘石藥畢　後煅藥石亦用此單煎水煅之

黄連　白菊　銀花　蒙花　蟬蜕　白蔻殼　桑螵蛸

蕤仁去殼各四錢　蛇退二條　蘇荷　防風　荆芥各五錢　煎水飛藥

熬膏藥單

川連二錢　當歸　木賊　羌活　防風　天麻　大黃

蟬蛻　荆芥　知母　白芍　青鹽去泥　雲苓　川貝

桃仁　槐花　連翹　艾葉　白芷　車前子　枸杞

赤石脂　夜明砂　石菖蒲　草決明　胆草　赤芍

楮實子　青葙子　白蒺藜　甘菊　北五味　葶藶

麥冬　牛蒡子　桑白皮　蒙花以上各七分　黃芩　黃柏

山梔仁　獨活　川芎　白附子　生地　熟地　藁本

遠志　前胡　北細辛　蘇薄荷　柴胡　桔梗　石羔

穀精草　百部　杏仁　天冬　朴硝　元參　黄芪
大楓子肉各一錢　檳榔　石決明　蔓荆　木通　千里光
茺蔚子各一錢五分　生甘草二錢　羊苦胆　白蜂蜜各三錢　生薑三片
人乳二杯　以上七十二味共煎濃汁布濾去藥渣復熬成膏
滴水成珠收貯磁罐內聽用不可入塵埃等物每次用
蘆甘石丹頭一兩　烏賊骨去殼　辰砂水飛過　硼砂火煅　水粉
蕤仁霜各二錢　熊胆一錢　麝香一分　洋片三分　共末爲極細用
前所熬之膏調和爲丸如赤小豆大常治雲翳肉瘤努肉攀
睛迎風流淚昏花氣蒙爛眼搽於爛處即好火眼即時消腫

止痛治七十二般眼疾每用一丸清凉水化開入乳尤妙牙簪點之臨睡點大眼角內其效如神百發百中

巽功散　元亨利貞四單治一切外障等症

元字號用　甘石丹頭一兩　珍珠三錢入豆腐中蒸過温水洗三次布包搥碎研細末　瑪瑙三錢煅　珊瑚三錢煅　雄精二錢　共研極細摻舌上如灰麪者佳入甁聽用恐新磁甁用鉄絲入內攪之恐有砂末

亨字號　甘石丹頭三兩　石燕一個火煅藥水淬七次藥水即前飛甘石藥單細末水飛過　石蟹一個煅同前　石決明三錢煅同前　黃丹二錢　夜明砂五錢細末水飛共末同前

利字號　甘石丹頭二兩　辰砂二錢水飛　硍硃一錢　硼砂二錢煅　乳香

郇岩蜂採松滴作窩取來酒炒黑三錢　佛金十張　共研同前

貞字號　甘石丹頭二兩　熊膽三分　麝香二分　洋片三分火薰

五分　金精石三錢煅　銀精石三錢煅　雄精二錢　元明粉五分　共研同前

四聖散方　君臣父子四料治一切內障等症

君字號　甘石丹頭二兩　珍珠三錢製同前　瑪瑙三錢豆腐蒸　珊瑚三錢煅

琥珀三錢　硃砂一錢　共研同前

臣字號　甘石丹頭二兩　雲母石一個火煅藥水浸　石燕一個火煅　石決明

三個火煅　玄精石三錢火煅　黃丹一錢　共研細末

父字號　甘石丹頭二兩　硃砂　辰砂各二錢水飛　海螵蛸去壳水飛三錢

乳香　沒藥（其製各二錢）望月砂（二錢）夜明砂（五錢）珊瑚砂（煅一錢共研同前）

子字號　甘石丹頭（二兩）洋片（二分）熊膽（二分）雄精（三錢）牛黃（一錢研同前）　治一切石藥火煅用前飛蘆石藥草煎水淬之

大撥雲散　治雲霧紅筋努肉太甚用之奇效

黑鉛（三錢）水銀（三錢）硇砂（三分）火硝（三錢）共入湘陽罐內上用碗正放外用鹽泥固口火煅二炷香久取出細末加

甘石丹頭（五錢）珍珠（煅三錢）琥珀（煅二錢）熊膽（一錢）牛黃（二錢共研細末用）

眞人老眸散　治外障雞冠蜆翳等症

紅硃（火煅盡烟三錢）白丁香（即麻雀屎單立者甘二錢）洋片（一分）麝香（一分）蛤粉（二錢）

共乳極細用

凡用硇砂白丁香不如鷹屎更妙　治鷹屎法捉活老鷹一個用古磁器研極細每日摻雞肝上或豬肝豬肉亦可餵之將鷹繫放大缸中或木桶內俟鷹屙屎刮下陰乾聽用不可多加鷹屎對乳敷於古銅鏡上陰乾刮下尤良

搜風散（注）　治爛眩風眼赤爛作癢等症

甘石丹頭一兩　洋片二分　麝香三分　雄精三錢　銅綠二錢　白礬一錢　細研末用蔴油調勻敷大碗覆爐上下用艾葉燒烟薰七日刮下研細摻患處即效或加覆盆葉細末入內尤

又用洗爛眩風眼方【双】洗之

風寒散【双】　凡眼熱初起一切風熱等症

甘石丹頭一兩　老薑粉三分用老薑四兩洗淨搗合水布濾去渣澄清剔去清水取粉聽用

荸薺粉一錢澄法同薑粉　黃連粉三分　白礬五分　黃丹　血竭各四分

水粉三分　共乳極細點之

武當秘授點眼仙方【[illegible]】　治遠年翳障並一切努肉攀睛等症

武當山上一仙方　洩漏天機不可當

巴豆䔲仁和製石　硇砂龍骨白丁香

不論遠年翳膜障　管教一點便開光

製甘石三錢　巴豆一錢　蕤仁一錢三味打碎同煎水去渣以製甘石候乾聽用

硇砂製用田螺一箇清水內漂二日泥淨開口時以硇砂三四分入內候其化水以銀銚煎乾收貯每用二厘

龍骨火煅一分　白丁香即麻雀屎取兩頭尖者用甘草水浸一宿晒乾收貯逢弩肉者加一二厘

○共爲細末點之

觀音光明誥

救苦觀世音　施我大安樂　賜我大方便
滅我愚痴暗　除却諸障礙　無明諸罪惡
出我眼室中　使我覩物光　我今說此偈
洗懺眼識罪　普放淨光明　願現微妙相

每日清晨用淨水一碗持語一遍吹氣一口入水碗內持四十九遍用水洗眼能除障翳卻火曚治之亦可愈也

一方用青皮煎湯持語洗目更妙

養目奇方 晉范寧苦目痛就張湛求方湛乃曰古方宋陽子乃得其術以授魯東門伯以及漢杜子夏晉左太沖凡此並有目疾得此皆驗

一 夜省看書 減思慮 專內視 簡外視 晨興遲 夜眠早 凡此六事熬以神火下以氣飲蘊於胸中納諸方寸修之一時長服不已非但明目亦可延年真奇方也

算犯翳秘訣　歌曰　唐天佑

鼠在壁頭　牛在欄　虎坐竈　兎兒在圓轉　龍蛇枕邊眠　馬在堂前守花樹　羊在樓梯　猴子樑上打鞦韆　雞犬往來在門邊　猪下厨中討飯吃　又在厨中要油鹽

天干甲木乙木丙火丁火戊土己土庚金辛金壬水癸水地支子鼠丑牛寅虎卯兎辰龍巳蛇午馬未羊申猴酉雞戌犬亥猪　又五行顏色木青火赤土黃金白水黑

凡算犯翳起於甲子日必是壁頭上挂有木物之類所犯如乙丑日必是牛欄有木犯之說餘倣此犯處取動自愈

看犯眼秘傳

魏元琳

翳障在瞳神烏輪者屬宅內，在白睛眼弦者屬宅外。大背爲陽，小背爲陰。內現人影者是亡魂，家魂不動，外魂或隱或現，曲腰者討坐位。似墳墓者上必生草，無草是孤魂，生嘴者是凶墳。男墳圓，女墳長。如瞳人驚戰者必受虛驚。紅者主土，白者主石，黃色金燦者定是神犯，或香願之類。巍峩如殿者廟宇之事，形勢小者土地之類。形象方圓必是器用之物，或如神像，或似龍鰲，總之溝犯則現溝，塘犯則現塘，是物皆然。黑氣主受邪風。心奸者眼角赤爛。虧心者目昏暗不清。此其大

咒言之要在看時心存正大意念自天然想到必是如有精此者平日居心光明神欽鬼伏方能有驗倘有不是勸勉爲先若是匪人學之則不應也

吹眼翳法（眉）

咒曰　　　　雲霄子

玉皇勅祖師令一退二退三退若還不退五雷佛法打退急急如太上老君律令勅　唸七遍手揑劍訣向目男先畫左女先書右⿺鬼⿱雨非⿺鬼⿱雨想⿺鬼⿱雨西⿺鬼⿱雨盧⿺鬼⿱雨岳⿺鬼⿱雨鹽⿺鬼⿱雨元⿺鬼⿱雨豈⿺鬼⿱雨利⿺鬼⿱雨貞十字書畢向眼吹三口存想患目光明如過七日者則逆書三字先想咋雷魁餘如前若有邪影黏翳吹則去之若是雷

影則勸正心術敦五常廣行好事自然去也

續附眼科雜方　出證治準繩

四物龍膽湯海藏　治目赤暴作雲翳疼痛不可忍

四物湯各五錢　羌活　防風各三錢　龍胆草酒拌炒焦　防巳各二錢

右水煎服

本事地黃丸　治風熱上攻眼目澁痛不可服補藥者

熟地黃一兩五錢　黃連　決明子各一兩　沒藥　菊花　防風

上肉桂　羌活　硃砂各五錢

細末蜜丸梧子大每服三十丸食後熱水下

桑白皮散　治肺氣壅塞毒熱上攻眼目白睛腫脹日夜疼痛心

胸煩悶

桑白皮　玄參　川升麻　旋覆花去梗　赤芍藥　杏仁

甘菊花去梗　甜葶藶炒　防風去蘆　黄芩　枳殼去穰麩炒　甘草

炙各一兩　右爲末煉蜜爲丸如梧子大白湯服

槐子丸　治肝虚風邪所攻致目偏視

槐子仁二兩　酸棗仁微炒　覆盆子　柏子仁　車前子

蔓京子　茺蔚子　牛蒡子　蒺藜子各一兩

右爲末煉蜜爲丸梧子大每服三十丸空心温白湯送下

垂柳枝煎　治風赤眼

垂柳枝　桃枝　枸杞枝　桑枝各長二寸各七莖　馬牙硝二錢半細研

竹葉四十九片　黃連去鬚　決明子各五錢　龍腦八兩細研

右除硝龍腦外以漿水二大盞於銅器中煎至一半去滓以綿濾淨入硝及龍腦攪勻更煎令稠每以銅筋頭取如小豆許點眼日三五次

滌風散　治風毒攻眼赤腫癢痛

黃連去鬚　蔓京子各五錢　五棓子三錢

右剉細末分三次新汲水煎濾清汁以手沃洗

拜堂散　治風赤眼

右以五棓子研細末貼破赤處

車前散　治肝經積熱上攻眼目逆順生翳血灌瞳人羞明多淚

車前子炒　蜜蒙花去枝　草決明　白蒺藜炒去刺　龍胆草洗淨

黄芩　羌活　菊花去枝　粉甘草各等分

右爲細末每服二錢食後米湯調服

眞珠散　治眼血灌瞳人生障膜

眞珠　水晶　琥珀　馬牙硝各五錢　硃砂一兩　龍腦一分

右同研如粉以銅筯取如半小豆大點之

旋螺尖起　搜風散治旋螺尖起外障

防風　大黄　天門冬　五味子　桔梗　細辛　赤芍
羌蔚子等分
石水煎食後服
糖煎散　治風毒攻眼赤腫昏花隱澁難開
龍胆草　防杞　大黄　荆芥穗　赤芍藥　土當歸
甘草　防風各一兩　川芎五錢
右㕮咀爲散每服四錢水盞沙糖一小塊同煎服
目癢
驅風一字散　治目癢極難忍
川烏炮　川芎　荆芥各五錢　羌活　防風各二錢五分

右爲末每服一錢食後薄荷湯調下

撥雲退翳丸　治陽蹻受邪內眥即生赤脈縷縷根生瘀肉瘀肉生黃赤脂脂橫侵黑睛漸蝕神水鋭眥亦然俗名攀睛

蔓京子　木賊去節　蜜蒙花各二兩　川芎　白蒺藜去刺　當歸身各一兩五錢　菊花　荆芥穗　地骨皮各一兩　川椒皮七錢　天花粉六錢　薄荷葉　楮實子　黃連　蟬蛻　蛇蛻炙　炙甘草各三錢

爲細末煉蜜成劑每兩作八丸每服一丸食後臨臥細嚼茶清下右方爲奇經客邪而作也八十一難經曰陽蹻脈者起

於眼中循外眦上行入風也風也者腦戶也故以川芎治風入腦以菊花治四肢遊風一療其上一平其下爲君蔓荆子除手太陰之邪蟬蛻蛇蛻木賊草蜜蒙花除鬱爲臣薄荷葉荆芥穗白蒺藜諸療風者清其肝木楮實子地骨皮諸通小便者利其下也爲佐黄連除胃中熱天花粉除腸中熱甘草和協百藥川椒皮利五臟明目諸所病處血亦病故復以當歸和血爲使也

神消散　治眼內黄膜上衝赤膜下垂

黄芩　蟬退　甘草　木賊各五錢　穀精草　蒼朮各一兩　龍退

三條 炒

右末每服二錢夜臥冷水調下

磨光散　治諸風攻眼消磨翳膜

蒺藜炒　防風　羌活　白菊　甘草　石决明煅　草决明

蟬蛻　蛇蛻炒　川芎各等分

瘀血灌睛　宣明丸　治眼內血灌瞳神赤腫澁痛大熱上壅

赤芍藥　當歸　黃連　生地黃　大黃　川芎　薄荷

黃芩各等分

右爲末煉蜜成丸梧子大每服三十丸食後米飲下

分珠散　治眼患血灌瞳神惡血不散

槐花　白芷　地黃　梔子　荊芥　甘草　黃芩　膽草　赤芍　當歸各一兩

右水煎服春加大黃瀉肝夏加黃連瀉心秋加桑白皮瀉肺

五秀重明丸寶鑑　治眼翳膜遮睛隱澁昏花常服清利頭目

甘菊花開頭五百朵　荊芥穗五百　木賊去節五百節　楮實五百枚　川椒五百粒開口者

右為細末煉蜜為丸如彈子大每服一丸細嚼時時嚥下食後噙化無時臨卧大忌酒麵熱物無熱者宜之

五退散　治眼中翳障

蟬退　蛇退　蠶退　猪退蹄　鯪鯉甲　防風　菊花

草决明　石决明　甘草各等分

右爲細末每服二錢食後薄荷煎湯調服

玉餅子　治翳膜

海螵蛸　蛤粉各五分　南康眞片腦五分一　黄蠟五分

右爲末先鎔蠟持起攪微冷入末爲丸如青箱子大帶匾些

用一餅臨卧細入眼中翳膜上經宿以水洗之其餅自出

點水丸　治翳神驗

海螵蛸一錢　硃砂五分　片腦五分　黃蠟八分

右末先鎔蠟攪微冷入末合爲丸如麻子大帶匾些臨臥納眼中翳膜上次日照水自落

菩薩膏　治內外障

滴乳　南硼砂各一錢　片腦五分　㽔仁四十九粒去皮　蕪荑四十九粒

白沙蜜一兩

右先將蕪荑㽔仁研去油入諸藥再研取沙蜜於湯瓶上蒸鎔以紙濾過同諸藥攪勻用瓶盛貯紙封遇患挑少許在斋內沸湯泡洗

日精月華光明膏　能開一切內障若治翳膜遮睛及攀睛努肉不日掃除無問年久日深或一目兩目俱患但能見人影者悉皆治之如雲開見日

黃連四兩研末　當歸一兩　訶子一對去核研　石決明二兩研細　石膏一兩五錢用臘八水或雪水浸三日　大鵞梨二十枚搥碎用布扭去渣　猪胰二具卓挾扭去筋膜　爐甘石四兩火燒童子小便淬燒五次　黃丹四兩炒研細　馬牙硝飛過二錢五分　銅綠研　眞膽礬研

硼砂另研各一錢五分　沒藥四錢另研　乳香三錢另研　防風一錢　天花粉五分

輕粉一錢另研　麝香五分另研　片腦五分另研

右先將黃連等五味浸三日却用大砂鍋一口內藥水再添

滿七分煑重綿濾過至四五碗却入鵞梨猪胰再煑至三碗
再濾過再下鍋入爐甘石黃丹再煑至二碗又濾過再下馬
牙硝等八味以槐柳枝不住手攪勻候成膏仍濾淨入瓶內
却入腦麝粉三味攪勻以油紙蜜封勿令水入放冷水浸三
日取出每用以銅筯點眼良

保命集當歸湯　治翳補益瞳子散大

黃連　柴胡各一錢　當歸身　黃芩　芍藥各二錢　熟地　甘草炙各三錢

右水煎臨卧服

濟陰地黄丸　治足三陰虧損虚火上炎致目睛散大視物不的或昏花澁緊作痛畏明或卒見非常之處等證其功效與六味還少丹相似

五味子　麥門冬　當歸　熟地　肉蓯蓉　山茱萸

淮山藥　枸杞子　菊花　巴戟各等分

右爲末煉蜜丸梧子大每服七八十丸空心白湯下

瞳神緊小　抑陽酒連散　治神水緊小漸如菜子許及神水外圍相類蟲蝕者然皆能視物不昏微有眊矂澁之證

生地　獨活　黄蘗　防風　知母　防杞各二分　蔓荊子

前胡　羌活　白芷　甘草生各四分　黄芩酒炙　梔子
寒水石　黄連酒製各五分
水二盞煎至一盞去滓大熱服
右方抑陽緩陰之藥也以生地補腎水眞陰爲君獨活黄蘗
知母俱益腎水爲臣蔓荊子羌活防風白芷羣隊升陽之藥
爲佐者謂既抑之令其分而更不相犯也生甘草黄芩梔子
寒水石防杞黄連寒而不走之藥爲使者惟欲抑之不欲祛
除也酒製者爲引導也
補腎丸　治腎氣不足眼目昏暗瞳人不明漸成内障

磁石煅醋淬七次水飛過　菟絲子酒蒸二次各二兩　五味子　枸杞子

石斛去根　熟地酒蒸焙　覆盆子酒浸　楮實子　蓯蓉酒浸焙

車前子酒蒸各一兩　沉香　青鹽二味另研各五錢

右爲末煉蜜丸如桐子大每服七十丸空心鹽湯下

四物五子丸　治心腎不足眼目昏暗

當歸　川芎　熟地　白芍　枸杞子　覆盆子

地膚子　菟絲子酒浸炒　車前子酒蒸　量虛實加減各等分

右爲細末煉蜜和丸如桐子大每服五十丸不拘時鹽湯送下

蛤粉丸　治雀目　日落不見物

蛤粉細研　黃蠟等分

右熔蠟搜粉爲丸如棗大每用猪肝一片二兩許則開裹藥一丸麻線纏入鑵內水一碗煮熟傾出乘熱薰目至溫喫肝以愈爲度

神水將枯　瀉膽散　治瞳人乾缺外障

元參　黃芩　地骨皮　麥門冬

知母各一兩　黃芪　茺蔚子各一兩五錢

共細末每服五錢水一盞煎五分去滓食後溫服

轉光丸　治肝虛雀目青盲

生地　茯苓　川芎　蔓京　熟地

防風　山藥　白菊　細辛各等分

右爲末煉蜜和丸如梧子大每服二十丸空心桑白皮湯送下

[illegible]化痰丸

治挾痰濕者動輒眩暈用

大黃酒蒸九次二兩　酒芩七錢　白殭蠶　酒天麻　陳皮去白鹽煮　桔梗各五錢　半夏牙皂姜汁煮一兩　薄荷三錢　白芷　青礞石各一錢

右爲末水滴丸如菉豆大食後臨臥茶呑二錢

轆轤轉關　天門冬飲子

天冬　茺蔚子　知母各二兩　五味子

防風各一兩　人參　茯苓　羌活各一兩五錢

每服五錢水一盞煎五分去滓食後溫服

黃連散　治爛眼弦風

黃連　防風　荊芥　赤芍

蚊蛤　蔓京　覆盆子根即蒿秧苞根

右煎沸入鹽少許濾淨又入輕粉末少許和勻洗眼亦效

二妙散　養肝氣治目昏視物不明淚下

當歸　熟地各等分

右爲末每服二錢不拘時候用無灰酒調下

瀉肝湯　治目熱肉生糞者脾肝受熱故也

桑白皮一兩　地骨皮二兩　甘草五錢炒

右㕮咀每服三錢白水煎食後服

楮實散　治冷淚

楮實子去白蠖炒　夏枯草　甘草各五錢　香附炒　夏桑葉各一兩

右爲細末煎水調服

漏睛

五花丸　治漏睛膿出目停風熱在胞中結聚膿汁和淚相雜常流涎水久而不治至烏珠墜落

金沸草四兩　巴戟三兩　川椒皮　枸杞子[illegible]

白菊花各二兩

右末煉蜜丸梧桐子大每服二十丸空心溫酒下

決明散 治小兒痘疹入眼

決明子 赤芍藥 炙甘草各二錢五分 天花粉五錢

右爲末麝香少許和劑三歲五分米泔調食後服

蟬退散 治小兒痘瘡入眼半年已久者一月取效

豬懸蹄甲二兩燒存性爲末 蟬退一兩爲末 羯羊肝焙乾末一錢五分

右上藥三歲一錢豬肝湯調下食後一日四服一年外難治

止淚散 治風眼流淚不止

爐甘石一錢　海螵蛸三分　片腦五厘

右研細末點眼大眥并目淚自收

穀精散　治斑瘡翳膜眼

穀精草　猪蹄退炒　菉豆皮　蟬退各等分

右爲末每服三錢食後米汁水調下

銀海止淚散

蒼朮米汁浸一兩五錢　木賊去節二兩　香附子炒去毛

右爲末煉蜜和丸如梧子大食後鹽湯送下三丸

眼科藥性

甘石止痛淚　乳香沒藥止痛散血

青鹽去障眵翳能凉血　銅青去風障正瞳神

白丁香去胬肉扳睛　石蟹去脹眵消腫

硃砂正瞳神　蕤仁去障眵解毒還睛

明礬去障風翳　硼砂凉血去障

枯礬去風障乾爛眩　膽礬去翳

血竭散血住痛　輕粉住痛殺虫

巴豆去胬肉翳膜　水粉止淚生光

瑪瑙去障　熊膽分塵去垢散血翳膜眵脹

珊瑚去障塵　黃連末解藥毒通竅散血

琥珀去障生光　硇砂熟用去翳膜生用爛肉

龍骨去翳障膜止淚　牛黃正瞳生元清心止痛去障膜

珍珠生用傷爛肉熟用去膜生光

炮煉法　並識眞僞

○珍珠用人乳拌一宿入豆腐内煮熟熟者生光生者傷睛

○瑪瑙火煆醋淬三次○礬石燒過○琥珀生研○輕粉燒過

○石燕石蟹煆俱用醋淬四五次○麝香用手揉如絲者佳

○熊胆用箋盛于下去鮮血不斷絲者乃眞○雲母石炒黄○石决明用青鹽和泥包煨煆○牛黄如千層餅樣一層黄一層黑者佳○硼砂燒乾不裂○蚌蛤一名海眼即雲南錢同甘石一樣煆○白砒同明礬入罐內燒烟盡爲度

○乳香用銅杓滚水煮之成塊在箬上炙煆去油

○没藥箬上炙去油○海螵蛸三黄湯煮黄連黄柏黄芩

○牙硝蘿蔔湯煮過冷定取面上結浮者佳○蛤粉燒過

○銅青放在罐內外以鹽包火煨煆過○翠青即青黛滚水泡過

○青礬有硇砂者不可同用○翠白即上好白磁器醋燒煆几次

○樟腦要升過○綠礬滚水煮再入尾鑽內煮乾
○膽礬用紅棗去核入礬在內火上燒半生半熟
○雄黃大者打開有一層粉即是雄精○薏仁去殼去油用
○海金沙　夜明砂水浸爛用稀布袋盛之淘去泥沙取淨如头
頭者佳

解鬱藥

黄連解鬱熱　椒目解濕熱　茺蔚解氣鬱
川芎解血鬱　木賊解積鬱　羌活解經鬱
礞石解頭目鬱

隨其症加藥

傷寒畏寒加麻黄　傷風畏風加防風　六經頭痛加川芎

太陽經加蔓荆　陽明加白芷　太陰加半夏　少陰加細辛

厥陰加吳萸　巔頂痛加藁本　眉稜骨痛加羌活白芷黄芩

牙痛加生地升麻蒺藜　胸中煩熱加梔子茯苓

小便黄澁加黄檗澤瀉　婦人胎前加黄芩白术

産後諸痛加桃仁當歸忌柴胡黄連

三卷

幼科切要

萬縣王氏醫學切要

六之三

道光丁未年新刊

亞拙山人編輯

幼科切要

板存重慶府[illegible] 文興號

[illegible]

幼科切要序

夫醫者意也謂以已之意迎合伊之病也故善醫者必待望聞問切而後詳理開方此古今一定不易之理也蓋幼稺小兒天眞渾噩無識無知肌肉瑩澈脈絡分明其病不過風寒暑濕燥火飲食停聚而已舉目可見豈如壯者之人或因酒色過度或

出思慮受傷之紛紜雜沓難爲措手哉故觀其面色聞其啼聲卽可知其病之所從來與夫藥之所宜用而無毫釐或爽也無如世之庸醫不察夫體屬嬰孩一染微疴並不細心體貼概以驚風險劑投之往往有誤不知實而誤補不過增病虛而誤攻不可救藥故全生者少而垂斃者多矣王

不並擅醫道高明慈愛爲懷不憚勞瘁合選古今方而斟之酌之滙爲一册適予過訪蒙以見示見其理精法密指點親切較諸幼科所傳方書倍加詳明透徹亟勸其付諸棗梨以公諸世將見此書一出可以指庸醫之迷延幼穉之命其爲益豈淺鮮哉是爲叙

旨

道光二十七年歲次丁未桂月朔日

江陽廩生杜价祿賓五氏拜序

呂序

余曩者從事　覺來先生有年倏一日問於
先生曰醫書以幼科爲啞科謂其有疾不能
自言也豈不難乎　先生曰夫幼子者精神
未受七情六慾之攻臟腑未經八珍五味之
漬投之以藥易爲見功猶膏粱之變難窮而
藜藿之腹易效也有何難哉但今之醫見小
兒燒熱未審關紋浮沉悉用表藥以汗之觀

稚子號啼不按胸腹强弱盡行消藥以墮之不知胎嬰元氣微薄用藥一誤變證百出矣可不慎乎繼而訓曰凡看小兒先觀元氣厚薄手摸口息寒熱次察唇舌潤燥再看關紋色氣問其飲食二便方纔酌方調治庶不有誤 余體 先生之訓不敢自私至於暇日將歷來幼科書本摘其切實認證之法選其當要應驗之方每證之下專變陰陽諸方之中

悉論虛實故顏之曰幼科切要意欲公諸同人使窮鄉僻壤得見是篇見小兒有恙輕者不必求醫病重者不爲醫誤能讀而習之終身知醫奈歷年來蝟務鞅掌有志未逮迄丁未余客渝城幸遇　傅君怡如　艾君頊堂郎君東山並坐談心與言及此遂毅然有倡助之意實先得我心之所同然者遂將諸科亦同付之剞劂不數月書成惟冀四方樂善

君子賡爲印佈于保赤子之意不無小補庶不負覺來先生訓誨之心而讀公公世之恍亦不致湮沒矣是爲序

旹

道光二十七年丁未歲桂月朔日

蕉泉王錫鑫亞拂氏謹識

幼科切要目錄

四

幼科切要　目錄　五

幼科切要

萬邑錫鑫王文選編輯

小兒要略論

古人云寧治十男子莫治一婦人寧治十婦人莫治一小兒此言小兒號曰啞科治之甚難景岳先生又謂其甚易何以見之蓋小兒之病無脈可診血氣未充故也病之痛癢又不能以言傳惟有望問切而已難乎不言而獨言其易者抑亦以小兒之病不過外感風寒內傷飲食驚風吐瀉之類並無七情六慾色慾憂思之事故予治小兒表病不過香蘇散惺惺散之類治小兒裏病不過平

胃散霍香散之類治小兒虛痰諸症不過二陳湯六君子湯之類治小兒實熱諸症不過小牛黃丸瀉青丸之類凡此表裏虛實之病解表攻裏只宜輕劑毋容大表大下以傷元氣至於驚風吐瀉各種雜症則分入門別類而治之矣

看小兒病狀歌　內附望聞問切

小兒有病令人憐　全仗醫生仔細觀　令人抱出光明處
先將面部用心看　額屬心兮鼻屬脾　左肝右肺兩腮前
頦乃腎經爲主宰　五經辨色要心虔　白爲氣虛黃有積
赤者爲熱青主寒　鼻塞聲重傷風重　眼下青色主飲痰
口唇赤白辨陰陽　赤者胃熱白者寒　蟲積唇內生白點
疳氣鼻燥體態乾　有痛啼哭總不止　有積襁褓不耐煩
抱出探涼欲赴冷　此是內熱使之然　若是當風急畏縮
必是傷風與陰寒　鼻冷瘡疹耳冷熱　遍身發熱是風寒

手足心熱口發渴　紋沉食積是真詮　若是下午手心熱
陰虛盜汗夜生煩　倘若手指稍頭冷　便是驚風一例看
祇有中間一指熱　小兒亦定是傷寒　中指微微獨自冷
定然痳痘恐相纏　復看指紋記歌訣　浮沉色氣審的端
要看指紋風氣命　三關內推細心研　三關部位寅卯辰
病之吉凶在此間　初起風關病無碍　氣關紋現恐纏綿
乍臨命位誠危急　射甲通關命難全　指紋何故浮然様
邪在皮膚病易蠲　腠理不通名表證　急行疏解汗之先
忽爾關紋沉沉狀　已知入裏病盤旋　莫將風藥輕相試

須向陽明裏證宣　身多定見紅黄色
紅艷木來是傷寒　淡紅隱隱虛傷寒
定將深紅作熱看　關紋見紫熱之兆
青色爲風是的端　傷食紫青痰氣逆
三關青黑恐難安　指紋淡淡不必悦
氣質薄弱禀先天　脾胃本虛中氣微
切防攻伐損嬰元　關紋滯濇本因積
邪過陰營衛氣連　食鬱中焦風熱熾
不行推蕩病何遷　腹痛紋入掌中裏
彎內自然是風寒　紋向外彎痰食熱
水形脾胃兩傷焉　復診掌後關中脈
浮沉遲數審的端　七至八至爲數熱
四至五至爲遲寒　浮脉主表病在外
沉脈至裏病內潛

數脈六至腑有熱　遲脈三至主臟寒　浮而有力風與熱
無力中虛宜補元　沉而有力痰積食　沉而無力氣滯間
遲而有力乃爲痛　遲而無力是虛寒　數而有力本實熱
無力瘡瘍恐熬煎　此是切脈真口訣　靜心審的要心專
再看舌胎分表裏　紅黃有火清卽安　白滑裏寒溫中急
白澁裏熱黃滑寒　若是舌黑辨陰陽　氣息冷熱用手探
口中氣熱小便赤　舌黑必燥下爲先　氣微便清手足冷
參芪桂附妙如仙　小兒陰虛舌亦黑　滋陰潤燥無不痊
又有胸腹堅與軟　虛實此中可細參　望切之理誠如尋

聞聲　問證豈可偏　言屬聲植知病實　氣衰懶怯必虛寒
肝病怒聲心病笑　脾病發聲如歌然　肺病[illegible]
腎主呻今恐共間　陽證身輕言響亮　陰證昏逆閉眼眠
陽症發狂喜飲水　陰證鄭聲話懶言　一問寒熱二問汗
三問頭身與胸前　四問飲食病新久　五問二便與渴煩
六問前服藥寒熱　七問虛麻與後先　用藥細心諒虛實
有積體盛兼培元　熱清濕瀉風疎散　久瀉當澁固先天
如斯診治細斟酌　藥到病除福無邊　少者依之遵聖意
惟願亦子壽百年　若問是編何人輯　嵩拙山人在魚泉

[illegible]左手正面虎口三關圖

小兒三歲以下有病須看男左女右手虎口三關從第二指側向內推看第一節名風關第二節名氣關第三節名命關辯其紋色紫者屬熱紅者屬寒青者驚風白者疳病黑者中惡黃者脾之困也若現於風關為輕氣關為重過於命關則難治矣

風關第一節寅位

氣關第二節卯位

命門第三節辰位

虎口指叉處是也

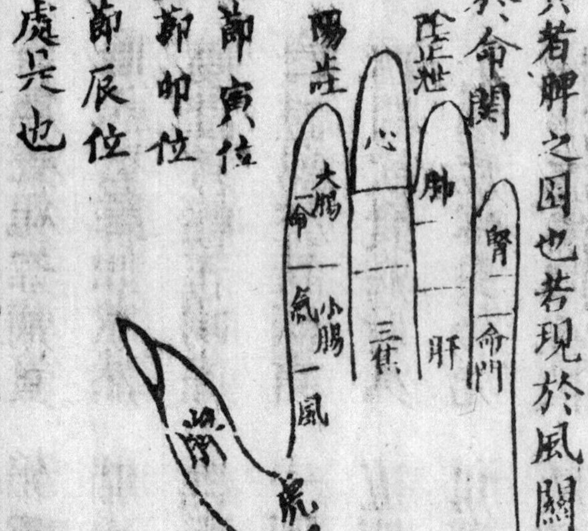

古人辨色

察兒形色，先分部位。左頰青龍屬肝，右頰白虎屬肺。天庭高而離陽心火，地角低而坎陰腎水。鼻在面中脾應，唇際紅色見而熱痰壅盛。青色露而肝風怔忡，如煤之黑爲痛中惡逆傳，似橘之黃食傷脾虛吐利。白乃疳癆，紫爲熱熾。青遮日角難醫，黑掩太陽不治。年壽赤光，多生膿血；山根青黑，每多災異。朱雀貫於雙瞳，火入水鄉；青龍達於四白，肝乘肺位。瀉痢而戴陽須防，咳嗽而拖藍可慮。疼痛方殷，面青而唇口撮；肝風欲發，面赤而目直視。火光焰焰，外感風寒；金氣浮浮，中藏積滯。乍黃乍白，疳積連綿；又赤又青，風邪瘲瘛氣之顖門成坑血衰頭毛作穗肝氣眼生眵淚脾冷流涎滯頤面目虛浮定腹脹而上喘眉毛頻蹙必腹痛而多啼左右兩頰似青黛知爲客忤風氣二池如黃土無乃傷脾風門黑主疝青爲風方慮光滑吉昏暗危手如數物兮肝風將發面若塗朱兮心火燔眉坐臥愛煖風寒之久伸縮就冷煩燥何疑肚大腳小脾欲困而成疳目瞪口張勢似危而必斃噫五體以頭爲尊一面惟神可恃況聲之輕重不同啼之乾濕頓異阿欠連綿知病之欲作忽然驚叫識火之將煒此察證之規繩幸拳拳而不悖

看兒症訣

小兒渾身熱似火　手足如冰真難過　黑掩太陰口角青
盧醫一見也須驚　黑色如針垂眼下　醫如扁鵲也須愁
黑色日中總不良　小兒十日必然亡　水腫之病準頭黑
此兒應知腎氣絕　咳嗽最忌白入眉　肺虛氣絕報君知
目暗無光不轉睛　三朝必定命難存　眼似開而又不開
能言也是死之媒　嘔吐不止止又吐　胃虛脾敗何須顧
搖頭咬齒欲嚙人　看看定是鬼為隣　顖門或腫或深沉
元氣虧而命難存　蛇虫吐出腐而敗　脾絕小兒終是害

五心忽腫爲何因
假火發外實驚人
四肢無事忽搖動
醫人到此無藥用
此是小兒危急症
說與醫人莫順情

正面之圖

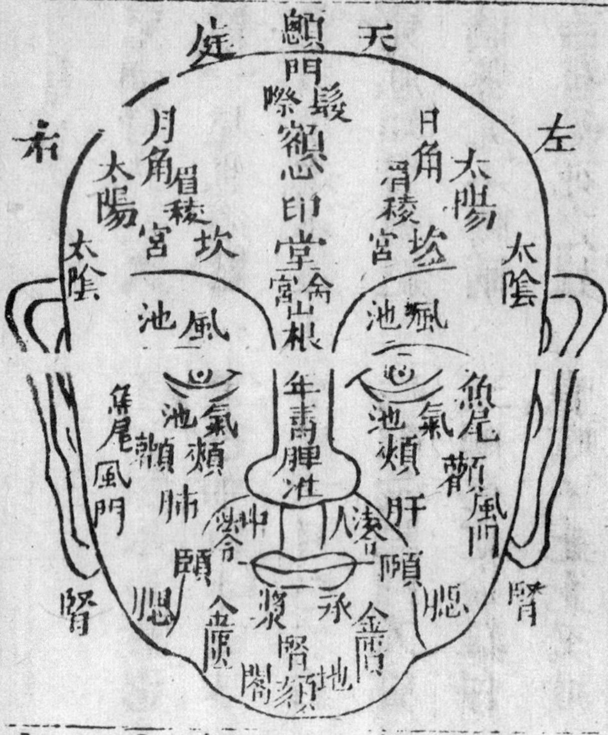

左腮屬肝經其色青者爲順白者爲逆
右腮屬肺經其色白者爲順赤者爲逆
額上屬心經其色赤者爲順黑者爲逆
鼻準屬脾經其色黃者爲順青者爲逆
頦下屬腎經其色黑者爲順黃者爲逆

初生門

小兒初生下地不宜久沐浴恐冒風寒必患臍風發熱等症

小兒初生勿先服乳用黄連甘草煎湯以軟綿包二指頭上蘸藥水抵口去口中惡血穢氣或以藥湯灌之待惡沫吐盡然後食乳

一方陳茶京墨洗口或服

萬安湯　治小兒下地先服此藥永無驚風少生瘡疾

連翹　西風　荆芥　蟬退

勾藤各一錢　蘇荷　赤芍　甘草各五分

銀花二錢 燈心引

或係腹中過夏者加熟軍一錢

小兒洗三 生子過三日或九日俟天氣溫和冬日必在煖室中燒柴火於室內用苦楝子一兩煎水小兒遍身洗擦不生瘡癢若能每月洗一二次可免痘痳縱出必稀

一方蒼耳子煎湯洗之

一方烏魚煎湯洗之

臍風門

小兒臍風癥服因胎硬直多啼不乳唇青口撮或吐白沫肚生青

筋上行分岔側心審詳行至心者不治看青筋盡頭處用燈火散之或以艾火灸臍先用薑切片或蒜切片隔臍上加艾火灸之或元宵燈火散之或看小兒上腭有白泡者用銀針輕輕挑破若出血必愈

小兒臍風馬牙奇方

枯礬二錢　硼砂五分　洋片　寸香各五厘

共爲細末凡小兒下地洗過即用此末摻臍眼上換尿布時仍然摻上摻完一料永無臍風等症

元宵燈火　治小兒臍風撮口風或面青黑角弓反張兩目斜視

一切風閉火閉痰閉乍然卒死者急宜以此燈火救之惟久病虛弱形骸消瘦自汗盜汗吐瀉痘麻失血之後精神疲倦者切忌此火攻

元宵燈火歌　元宵燈火本十五　顖門眉心兩合骨

臍輪臍心共七燋　鞋帶四燋救兒苦

又驚風燈火仰向後者燈火　焠其顖門兩眉心臍之上下眼翻不下者焠其臍之上下　不省人事者焠其手足心心之上下手拳不開口往上者焠其頂心兩手心撮口出白沫者焠其口上下手足心　出蝦蟆風秘訣

元宵燈火圖

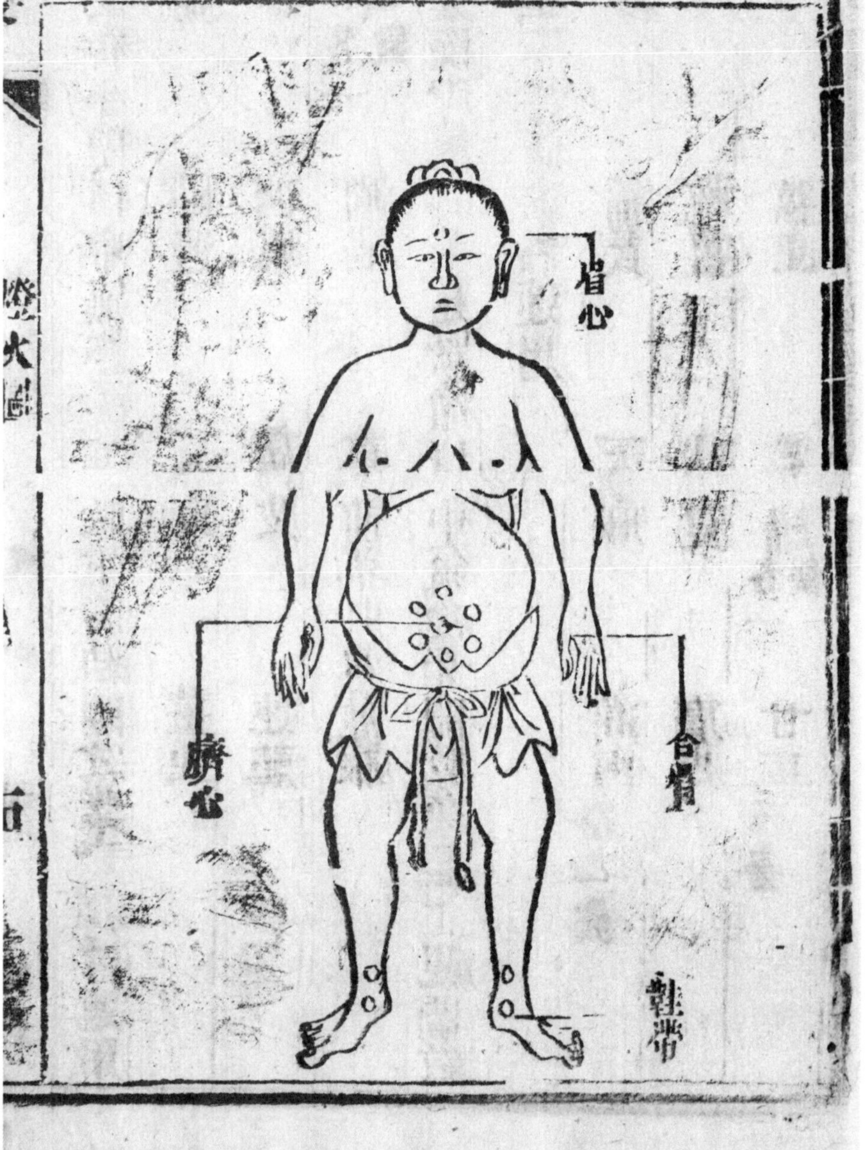

臍風服藥看小兒口中氣熱唇紅眼生眵結關紋紫青粗浮速用

勾藤　蟬退　天麻　薑蚕

黄芩　西風　陳皮　連翹

甘草各一錢　膽星三分　車前草引水煎服

若是面青唇白手足厥冷口中氣冷牙關緊急眼上視關紋青黑不浮而淡者速用

黨參　箭芪　天麻　淮山各二錢

雄片　乾薑　洪夏　廣皮

茯苓　薑蚕　當歸各一錢　甘草五分

大棗二枚爲引

驚風門

急驚風之症小兒氣體壯實前數日發燒令口鼻出氣熱大便結小便澀驚風大作喉中有痰聲者速服

益風敗毒散

羌活　防風　獨活　前胡

蟬退去足　天麻　蘇荷　荊芥

桔梗　黃芩各一錢　甘草　膽星

白芥各三分　燈心引　大便不通加大黃小便不通加木通

痰喘加蘇子 萊菔子

抱龍丸 治急驚發搐

膽星一兩 竺黃三錢 辰砂飛過一錢五分 雄黃一錢五分

寸香二分 甘草湯爲丸蘇荷湯下服後吐痰即愈

瀉青丸 治急驚木旺生風口眼歪斜並治小兒内熱火瀉若醬色者神效

當歸 川芎 梔仁 熟軍

羌活 防風 膽草各等分

酒水爲丸茶清下煎湯亦可

慢驚之症緣小兒吐瀉之後或病後之虛或久瘧之後或急驚用藥攻伐太甚皆屬脾胃虛損其症神昏氣喘或大熱不退或乍寒乍熱或面色淡白青黃二便清白甚至吐瀉四肢厥冷喉內痰鳴角弓反張手足抽掣等狀速服

逐寒蕩驚湯 治小兒氣體本虛或誤寒涼泄瀉嘔吐轉為慢驚必致手冷唇白便清者最宜速治發痧腹痛等症

白胡椒 乾姜炒 肉桂各一錢 丁香十粒

右四味共為細末以灶心土煎水澄清煎藥大半茶杯頻灌之服後理中方定獲奇效

逐寒蕩驚湯　最宜多配眞爲至寶靈丹凡有危症搽小兒口中氣息冷熱　小便青黃無論小兒口渴舌燥手探口中氣息微冷便清者　速用如神功難盡述余手經驗巳活多人惟火極似水者必　眼眵乾結小便赤色口渴氣壯身輕目張者切勿服此

加味理中地黃湯　此方助氣補血却病回陽尚治小兒精神巳虧血氣大壞　瘦弱至極皆可挽回眞有奪天回元之功

熟地　當歸　枸杞　棗仁

箭芪炙　焦朮　黨參炙各二錢　棗皮

肉桂　故紙炒　乾姜炒　炙草各一錢

生薑三片大棗三枚　胡桃一個爲引如用灶心土二兩煮水

煎藥加雄片五分亦可如咳嗽加白合金櫻子各一錢大棗

不退加白芍一錢泄瀉不止加丁香六分

景岳胃關煎　治慢驚脾虛泄瀉不止及腹中時有微痛

熟地三錢　山藥　扁豆炒　焦术各二錢

黑姜　吳萸　炙草各六分

景岳六味回陽飲　治慢驚四肢厥冷

黨參　附子　乾姜各一錢　熟地四錢

當歸土炒各二錢 汗多者加箭芪二錢 泄瀉者加焦术二錢

胎熱門

小兒胎熱身上濕爛者用泥蜂土研細掺之

一方江西碗泥研掺之 一方蕎米粉掺之

一方草房上青苔焙乾研細掺之

五福化毒丹 治胎熱胎毒口瘡等症

元參 桔梗各一錢 洋參 青黛各三分

赤苓 甘草各四分 以上俱爲細末再用馬牙硝二分

寸香三厘另研和前藥用蜜爲丸薄荷煎湯下

遊風丹　青小兒初生後身上或起一片或數片或時紅腫或時消散是也急宜速治遲則無救矣

消毒飲　治小兒丹游

牛蒡子炒　荆芥　西風　黄芩各一錢

升麻　甘草各五分　伏龍肝爲引小便不利加車前木通大便結加熟軍

敷毒丹

伏龍肝　黄連　地榆　燕子泥各五錢

明雄三錢　共細末調冷水敷之

變蒸者　凡小兒生後必有變蒸之期其發熱吐瀉與病無異若誤認爲疾妄投藥餌以致蒸長之氣全消無疾而成有疾慎事不小自生之日起至三十二日一變蒸三百六十零五日滿十變骨節成矣當此之時宜保護之若逢變蒸之期必額多微汗唇生泡耳冷吐乳眞可信也宜服

惺惺散　治小兒變蒸發熱咳嗽痰涎鼻塞身重

沙參　白朮　茯苓　甘草

川芎　花粉　桔梗各一錢　細辛

蘇荷各三分　水煎服

發熱門

小兒發熱非一端或因食積或因寒有實有虛有積熱說與醫人仔細看

一發熱面紅氣粗口渴啼哭煩燥唇紅小便赤色解表即退宜服

黄芩　紫蘇　蘇荷　防風

柴胡　重退　連翹　木通

車前　荆芥各五分燈心爲引

一發熱面白眼青氣微神倦温補即退宜服

洋參　白术　茯苓　半夏

蚤退　骨地　廣皮　天麻姜炒

甘草各五分

一發熱面赤氣促兩鼻搧動汗多此肺竅不通肺火有餘宜服

牛蒡子炒　枳壳　蘇子　北芥

萊菔子　勾藤　茯苓　蘇荷

桔梗　雲皮　麝香　蒲黄各一錢

北辛　牙皂各二分

一微熱面白氣促兩鼻搧動體虛者宜服

黨參二錢　雲苓　陳皮　半夏各一錢

肉桂五分　炙草　炮姜各六分　當歸一錢

大紅棗二枚爲引

一虛熱日久手足心熱下午益甚時熱時退虛煩口渴宜服

生地　棗皮　淮山　茯苓

當歸　骨皮　熟地　丹皮

澤瀉　麥冬去心各一錢　北味七粒　烏梅　紅棗各一枚爲引

一疳積發熱肌瘦大便艱澁汗下不解積熱也宜服

鬱金　膽星　熟軍　使君去殼

紅麯各二錢　共爲末紅糖水調服

一發熱咳嗽鼻塞聲重宜服

前胡　桑皮　蘇梗　桔梗

乾葛　紫蘇　知母各一錢　北辛三分

杏霜去油一錢　水煎服

一火熱面目浮腫鼻流清涕此體虛復冒風寒宜服

黄芪　白朮　當歸　升麻

柴胡　陳皮　黨參　桂枝

防風各一錢　甘草三分　姜棗爲引

一發熱鼻中出血宜服

桑皮　杏仁　丹皮　白芍

骨皮　側柏葉炒　甘草　荆芥各一錢

不用引水煎服

小兒夜啼　用燈花五朶研爛塗娘乳上令小兒食乳自安

一方青黛研末服之　一方五倍子研末水調塡臍上即安

感冒門

傷寒感冒病尤輕微微發熱自然平一錢紫蘇姜二片豆豉十粒

自安散

天保採微丹　勿論大人小兒四時感冒姜湯下或身無汗加葱

白化服二三錢小兒一二錢或七八分如未愈再服即效惟小兒質嫩氣嬌一受外邪風驚痼瘧遂致痰火並泛壅塞肺竅手足抽掣聲音難出先以此方開提肺竅表散外邪利氣疎痰安和脾胃則病已去大半矣

羌活　獨活　前胡　赤芍

升麻　葛根　半夏　廣皮

茯苓　紫朴　枳殼　藿香

甘草　川芎　蒼朮　桔梗各等分

右爲末神麯糊丸

傷風門

小兒傷風頓覺頭痛鼻塞呵欠喘急身熱脈浮者是也蓋肺主皮毛風入皮毛多爲咳嗽其指紋紅紫而長外感候也又有傷風自利腹脹而手足冷者脾怯也當與和脾而兼發散又有潮熱多睡氣粗嘔吐乳食不消大便黃白而嗽者脾肺受寒不能受納而吐也若傷風多淚脇痛目腫而咳者兼肝症也汗多而嗽者心症也面黃唇腫少食惡心兼脾症也面白眼腫上氣喘急爲肺虛也嗽而腰痛兼腎症也

人參敗毒散　治小兒四時感冒傷風咳嗽凡咳嗽痰不應者每

二三服不拘劑數以痰豁爲度

沙參　桔梗　枳殼　川芎

甘草　茯苓　羌活　獨活

前胡　柴胡　防風　荊芥各一錢

生姜一片爲引水煎熱服忌油脾怯者倍茯苓加淮山扁豆焦朮藿香　兼肝症倍柴胡加白芍微加青皮　兼心症倍獨活加連翹木通　兼脾症加大麴山查麥芽　兼肺症實者倍加枳殼白芥子　兼腎症倍加獨活

傷寒門

小兒傷寒有五法

一曰發表其症脈浮發熱身痛惡寒脊項強　氣喘咳嗽頭痛四肢拘急口舌和脈不沉口不渴二便如常　方用麻黃桂枝青龍之屬

一曰解肌脈尺寸俱長目痛鼻乾漱水不欲　嚥方用葛根湯升麻葛根之屬

一曰浮解脈不浮不沉往來寒熱嘔吐脇痛　胸前脹滿耳聾頭汗盜汗目眩口苦方用大小柴胡之屬

一曰攻裏脈至沉而有力潮熱惡熱腹痛下　利手足心液有汗出

咽乾齒燥目不明譫語發狂小腹滿下利清黃水不得眠小便多自汗外證頭痛發熱俱罷方用白虎小承氣六一順氣之屬

一曰救裏脈沉無力下利清穀小便清長四肢厥冷嘔吐清水涎沫背惡寒蜷臥多眠囊縮爪甲青吐蚘乾嘔舌卷手足拘急身體痛如被杖方用理中四逆眞武白通之屬

麻黃湯　治太陽經傷營發熱無汗惡寒

麻黃體虛少用　桂枝　杏仁　炙甘　各等分

水煎服得汗而解

桂枝湯　治太陽經風傷衛發熱自汗惡風

桂枝一錢五分　白芍　生薑各一錢二　紅棗五枚

甘草一錢　水煎溫服

大青龍湯　治太陽症見風脈

麻黄八分　石羔二錢　桂枝一錢　杏仁七粒

炙草五分　水煎溫服

小青龍湯　治表不解心下有水氣乾嘔或咳或噎或喘

麻黄　桂枝　白芍　半夏各一錢

甘草　乾姜　北辛各五分　五味十二粒　水煎凉服

葛根湯 治陽明胃經目痛鼻乾不眠

粉葛二錢 赤芍 桂枝 麻黃 炙草各五分 葱白三莖 生姜三片 紅棗二枚 為引水煎服

如惡寒倍加麻黃惡風倍加桂枝如陽明腑病不惡寒有汗而渴當白虎湯

升麻葛根湯 治邪在陽明經無汗惡寒發熱

升麻 粉葛 赤芍 炙草等分 水煎服

小柴胡湯

柴胡三錢 沙參 黃芩 法夏

炙草各一錢　生薑一片　紅棗三枚　燈引水煎服

按此經無出入之路不可汗下止此方和解之如兼陽明症去參加葛根芍藥如尚有惡寒等症用大柴胡湯

太陽經表之表也行身之背陽明經表之裏也行身之前少陽經半表半裏也行乎兩脇之傍過此則少陰太陰厥陰俱入臟而為裏

大柴胡湯　治表症未除裏症又急汗下兼行

柴胡　黃芩　白芍各一錢　法夏八分

大黃七分　枳實四分　生薑三片　紅棗三枚水煎服

白虎湯　治身熱大渴而有汗脈洪大者服此無渴者不宜

熟石膏三錢　知母二錢　甘草一錢　粳米一撮　水煎服

調胃承氣湯　治太陽陽明不惡寒反惡熱大便秘結便而嘔日晡

潮熱

大黃二錢　芒硝　甘草各一錢　生薑三片　水煎熱服

大承氣湯　治陽明太陰譫語五六日不大便腹痛煩渴并少陰

舌乾口燥日晡發熱脈沉實者

大黃二錢　厚朴　枳實　芒硝各二錢

生薑五片水煎服

小承氣湯　治六七日不大便腹脹滿悶症在太陰無表症汗後
不惡寒潮熱狂言而喘者
大黃三錢　紫朴　枳殼各二錢　水煎服
桃仁承氣湯　治外症已解大便黑小便利爲瘀血症
大黃二錢　桃仁七粒　桂枝　芒硝
炙草各一錢　水煎服
凡用三承氣湯須以手按小兒自胸至腹果有硬處手不可
近又看其舌之燥滑如何然後分别當急下者宜用大承氣
湯可少與者宜小承氣湯宜微和胃氣者宜調胃承氣湯

小建中湯　治傷寒腹中急痛陰陽相乘

桂枝一錢　白芍二錢　炙草　飴糖各一錢

生薑三片　紅棗三枚　水煎服

陰症腹痛不大便桂枝芍藥湯腹痛甚桂枝大黃湯腹痛

利小便清白宜四逆湯理中湯

黃芪建中湯　治傷寒汗後身痛脉遲弱者

箭芪蜜三錢　白芍二錢　安桂　炙草各一錢

生薑三片　紅棗二枚　水煎好入飴糖二匙再煎三

或瀉者飴糖不用汗多耗損陰氣不能榮養筋骨故甚

故脈遲汗後故脈弱此乃建立中氣使生長榮衛通行津液

則表不虛而身痛自愈

理中湯　治太陰病自利不渴寒多腹痛

條參　焦朮各一錢　乾薑　炙草各一錢　水煎溫涼服

真武湯　治汗發熱多心下悸頭眩身瞤振振欲擗地者

熟附子二錢　白芍二錢　茯苓二錢　焦朮一錢五分

生薑一片水煎溫涼服

白通湯　治少陰下利無脈

熟附子三錢　乾薑一錢五分　葱白三莖　水濃煎冷服

麻黃附子細辛湯　治少陰病始得發熱脈沉

麻黃　熟附子各二錢　細辛一錢　水濃煎溫服

四逆湯　治陽亢極血脈不通四肢厥逆在臂脛之下若陰症則

上過乎肘下過乎膝也

柴胡　白芍　枳實　甘草等分　水濃煎熱服

元參升麻湯　治發斑咽痛

元參一錢五分　升麻　甘草各一錢　水濃煎熱服

陽毒升麻湯　治赤斑狂言吐膿血

升麻一錢五分　犀角[illegible]　射干　黃芩各一錢[illegible]

揀參二錢　甘草八分　水煎熱服

桃仁湯　治狐惑聲啞

桃仁十粒　槐花子二十粒　艾葉一錢　紅棗二枚

水濃煎空心熱服

黃連犀角湯　服桃仁湯後服

犀角　川連各二錢　川烏四個　木香三錢　水煎服

牛蒡湯　治發熱不透餘毒在心包絡令聲啞後昏悶甚至手足搐

搦或寒或熱

牛蒡根　升麻　牛膝　南星各六錢

右爲末每服五分酒調下每日三次

牡礪澤瀉湯　治前證服以下淨者

牡礪煅　澤瀉　葶藶　花粉等分

右爲末每服二錢米飲調下

靑龍湯　治發熱不退或寒熱往來

柴胡三錢　黃芩　赤芍　甘草各二錢

生薑三片　紅棗二枚　水煎熱服

傷暑門

凡治傷暑證最當辨其陰陽虛實若外中熱邪內亦煩燥而熱者

此表裏俱熱方是陽症治宜清熱解暑

若脈虛無力或爲惡寒背寒或爲吐瀉或爲腹痛泄瀉或四肢身欠微冷或不喜冷茶冷水或是促氣短無力皆陽中之陰也凡見此類但當尊顧元氣四君子爲主治或理中湯加白芍若虛寒甚者則合時令而從證必用桂附參芪等藥切不可因暑熱之名而熱用寒凉解暑則禍不可勝言矣

五積散　治陰暑受寒頭痛無汗惡寒身體拘急四肢酸疼以此溫之

白芷　廣皮　紫朴　枳殼

桔梗　川芎　白芍　茯苓

蒼朮　當歸　法夏　桂枝

黑薑　炙草各一錢　生薑三片　紅棗三枚　水煎服

清暑益氣湯　治傷暑寒熱自汗口渴惡寒發熱

条參　黄芪　焦朮　建麯各五錢

澤瀉　黄柏　青皮　乾葛

五味　炙草各五分　薑一片棗二枚爲引

人參白虎湯　治中暑不惡寒而發熱

沙參　石羔　知母各一錢　炙草五分

粳米一撮水煎服口渴加麥冬一錢五味七粒

調元生脈散　平肝木益脾土瀉邪火補元氣小兒要藥

人參　黃芪　麥冬各二錢　五味一分

炙草一錢　薑三片大紅棗二枚爲引

加味五苓散　治暑症要藥

焦术　茯苓各二錢　猪苓　澤瀉

安桂　藿香　木瓜　西砂各一錢

薑三片紅棗三枚燈心爲引

四君子湯　治脾胃虛弱四肢無力咳嗽傷暑等症

条參　焦朮　茯苓各二錢　炙草一錢

薑二片　棗二枚　水煎服　吐加西砂一錢　水瀉加前仁二錢

食積加神麯芽各一錢

理中湯　治陰暑嘔吐瀉利腹痛

条參　黑薑各一錢　炙草七分　焦朮三錢

大棗二枚　水煎服　爲丸亦可

生脈散　固中氣清火熱保肺金並止口渴

洋參二錢　麥冬三錢　五味五分　水煎服

香薷湯　治陽暑脈虛兼吐瀉

焦术二　茯苓　扁豆各二錢　香薷
猪苓　澤瀉　炙朴　紫朴
甘草各一錢　大棗二枚　生薑三片　燈心十莖為引水煎服

傷食門

凡小兒傷食關紋沉滯胸腹飽脹疼痛手足心熱或下午熱口渴兼風者咳嗽燒熱兼寒者吐瀉凡傷食輕者以神麯麥芽焦查各二錢水煎服傷飯食者加穀芽炒二錢老米二錢傷麵食者加萊菔子一錢小酒麯燒一個傷肉食者倍加焦查或加蕪荑各一錢宿食者加香附一錢食重者加枳殼茯皮各二錢

幼科切要　卷三　傷食門

或少加穀芽數錢亦可脾虛者以四君子湯加枳殼西砂各二錢傷食咳嗽服平胃二陳湯傷食吐瀉者服洪氏寸金丹再有兼證各自加減小兒稟賦甚薄切勿妄用山蒼莪术以傷元氣

平胃二陳湯　治傷食腹痛停食咳嗽

蒼术　陳皮　甘草　紫朴

茯苓　半夏　山查　神麯各八分　水煎服

洪氏寸金丹　治小兒食滯鬱悶無不應驗價廉而功大也

藿香　蒼术　紫朴　廣皮

神麯　紫蘇　白芍　杏仁
桔梗　法夏　白芷　砂仁
陳皮各八分　薑三片水煎服　加分細末爲丸亦可

咳嗽門

小兒之咳謂有聲無痰者肺傷也嗽則有痰無聲者脾濕也咳嗽則有虚實風寒痰食停痰陰虚等症但因痰而嗽者痰爲重主治在脾因咳而動痰者咳爲重主治在肺以時而言之清晨咳者屬痰火午前嗽者屬胃火午後嗽者屬陰虚黄昏嗽者火浮於肺一二更嗽者食積滯於三焦嗽而抑首面赤反食

者肺實也氣逆痰鳴面白減食者肺虛也痰腥而稠身熱喘滿鼻乾面赤者肺熱也嗽多清痰面白而喘惡風多涕者肺寒也感冒風寒發熱鼻塞聲重者服參蘇飲因火痰熱咳嗽面赤心煩咽痛鼻血者服清熱道痰湯傷食停痰吐嘔腹痛者服平胃二陳湯火咳氣虛四肢怯冷氣血不足者服補中益氣湯

水泛爲痰午心發熱食減神昏痰如水泡者服八仙長壽飲

日間咳少夜間甚者服金水六君湯

參蘇飲　治四時感冒頭痛發熱咳嗽痰盛

柴胡一錢　條參　枳殼　法夏

前胡　蘇葉　乾葛　廣皮

桔梗各一錢　炙草五分　生薑二片　葱白三寸　水煎溫服

人參敗毒散　此方辛平升散，爲咳嗽第一神方，舉世少有知者。凡有咳嗽，無論內傷外感，風寒暑濕火毒，不拘男婦大小，胸緊氣急，咽痛口苦，痰不相應，卻用此方升散之。或感冒重者，服此其咳愈甚，不知者以爲藥不相符，棄而不服，不知正是升散之力，佳兆也。再服之，漸次輕減，不拘劑數，只以痰爲度，聲響痰出，是其效也。枯燥之人，數劑之後，略加沙參、尾參、當歸白芍生地麥冬之類以滋其陰無不愈者再有吁嗥凡咳嗽初起切不可誤用寒涼及滋陰之藥閉其肺竅爲害不小但以辛散之藥爲先着俟痰應之後漸加滋陰則得也

揀參　川芎　枳殼　茯苓

前胡　柴胡　蘇荷　芥穗

西風　連翹各一錢　桔梗一錢二分　羌活七分

獨活　甘草各五分　生薑一片水煎服

清肺飲　治氣逆而咳面白有痰

前胡　枳殼　知母　川貝

沙參　桔梗　麥冬　阿膠炒各一錢

柴胡　蘇荷各七分　桑皮五分　甘草五分　水煎服忌酒

葶藶丸　治乳食衝脾傷風咳嗽身熱痰多喘嗽

葶藶去土隔紙略炒　牽牛炒　杏仁去皮尖炒黃色另研　防己炒

右藥等共為末入杏仁泥和蒸棗紅為丸如菉豆大每服六七丸薑湯送下量小兒大小加減

清寧丸　治心肺有熱而令咳嗽宜從小便利出

桑皮炙　葶藶炒　赤苓酒炒　前仁炒各等分

甘草減半　右為末每服五分生薑大棗湯送下

清熱導痰湯　治火咳熱痰結胸

白茯苓　陳皮　半夏　南星

枳實　桔梗　黃芩　蔞仁搥去油

甘草各七分　桑皮　川貝各八分　杏仁七粒去皮尖

平胃二陳湯　治傷食腹痛停痰咳嗽

蒼朮　陳皮　甘草　厚朴姜汁炒各一錢

茯苓　半夏　查肉　神麯炒各八分

元滅　補中益氣湯　治咳嗽氣虛以此升之

黃芪　人參　當歸　白朮土炒

茯苓各一錢　廣皮　炙草　蜜升麻　柴胡各五分

以上原方虛咳者加　沙參　麥冬各二錢　五味七粒

八仙長壽飲　治腎虛水泛爲痰

熟地　棗皮　淮山　茯苓各一錢八

丹皮　澤瀉各七分　五味七粒　麥冬去心一錢

金水六君煎　治夜咳不愈

熟地　當歸各四錢　茯苓三錢　半夏

陳皮　甘草各一錢　核桃二個　煨薑煎茶服

喘急門

凡小兒喘急關紋浮大手足温主外感關紋淡白唇白主虛外感之喘發熱無汗主表實也有汗而喘者主表虛也

五虎湯　治外感無汗而喘

麻絨一錢　杏仁七粒　細茶一撮　有痰者加二陳湯訶

茯苓二錢　法夏　廣皮各一錢　甘草三分

薑一片　棗二枚　水煎服

三子湯　治氣喘胸中緊滿作嘎聲

蘇子　芥子　萊菔子各一錢　不用引　虛者禁用

又熟地黄湯　治喘急久不愈腎氣虛寒

熟地五錢　棗皮　山藥　茯苓各二錢
粉丹　澤瀉各一錢　肉桂　附子各七分
生薑大紅棗引水煎服

三承氣湯　治喘而舌黃大便堅實者熱邪傳裏也
大黃　芒硝　厚朴　枳實各一錢
甘草　檳榔　霍香各七分　水煎服

咳血門

小兒感受風寒邪熱入肺初起疎散久則滋陰務令歸斂浮陽補
氣虛實而治之

加減參蘇飲　治小兒初起咳血或吐血兼外感者

紫蘇　廣皮　桔梗　前胡

廣香　當歸　茯苓各一錢　甘草五分

水煎服吐血童便爲引

加減清肺湯

茯苓　當歸　生地　白芍

紫菀　玉竹　白合　側柏葉炒

桑皮各一錢　甘草五分

六味地黄湯　治陰虛久咳吐血者並治小兒手足心熱神氣虛

損目赤皮癢等症

熟地三錢　淮山　茯苓　丹皮各二錢

粉丹　澤瀉各八分　吐血者加牛膝一錢

嘔吐門

凡小兒嘔吐多傷於胃則嘔或上有痰宜服

和胃二陳湯

半夏　廣皮　藿香　神麯

麥芽炒　紫朴　蒼朮　茯苓各一錢

甘草五分　泡薑引水煎服

唇紅嘔吐加 竹茹 石羔 黃芩各一錢

小便短加 木通 前仁各一錢

吐兼瀉而有寒熱者加 紫蘇 前胡 白芷 澤瀉

寒重吐不止者服逐寒蕩驚湯方見慢驚門

照後加減用生薑汁蜂蜜為引煎服

霍亂門

小兒霍亂之病起於倉卒其證揮霍擾亂無有寧止多因飲食傷寒陰陽不合上吐下瀉而煩躁悶亂者是也其邪在上焦則吐邪在下焦則瀉邪在中焦則上吐下瀉又有上不能吐下不

不吐瀉者爲乾霍亂又名絞腸痧　其病因脾胃之邪無從出者若心腹滿痛者十不救一凡上吐下瀉當分寒熱而治之凡初起勿飲米湯只要胃邪者難治宜服藿香正氣散

有先瀉後吐者乃脾胃虛寒故先瀉口水而吐亦不多口氣緩而神氣慢額上有汗六脈沉細此爲虛冷宜溫之六君子湯不愈則理中湯加藿香木瓜各一錢

有先吐後瀉者乃脾胃有熱故喘促唇紅吐沫面赤渴飲茶漿脈洪而數此爲熱宜和解之五苓散加藿香

其乾霍亂上不得吐下不得瀉最爲危殆速用鹽湯探吐之

必待其吐出宿食積痰然後用藥或以針刺十指甲邊令血出或刺腓彎名委中穴出血即解後用藿香正氣散

藿香正氣散　治風邪傷胃陰陽不和上吐下瀉

紫蘇　腹皮　桔梗　茯苓

法夏　紫朴　白芷　廣皮

炙草等分　生薑三片　大棗三枚　水煎服

六君子湯即四君子湯加陳皮　法夏方見傷暑門

理中湯見傷暑門加藿香　木瓜各二錢

加味五苓散　治傷暑霍亂吐瀉

黄芪　茯苓各二錢　猪苓　澤瀉

安桂　藿香　木瓜　阿砂各一錢

生薑一片　大棗一枚　燈心引

鹽湯吐法　其法以溫水調食鹽略鹹一大碗令小兒飲之良久以指探其喉間則吐一吐即安

一方用菉豆胡椒各二十粒研細水煎服如渴甚將上二物研細以新汲井水調服即安

一方六一散調薑汁水服　即止

吐瀉門

小兒吐瀉哭食隔滯腹痛脾虛必服

胃苓湯

蒼朮　陳皮　厚朴　猪苓

茯苓　焦朮　澤瀉　甘草等分

腹痛加白芍香附　羅必偉先生本方加肉蔻最效

七味白朮散

條參　白朮　茯苓各二錢　藿香

乾葛　白芍各一錢　甘草六分　車前子煨薑爲引

神效丸　治胃虛泄瀉嘔吐

藿香　砂仁炒　赤苓各一兩　炙草

甘草各三錢　共為末老米糊丸每服一錢　研爛薑湯沖服

火嘔泄者加竹茹石羔煎湯引

安胃醒脾湯　脾虛則瀉胃虛則吐脾胃不合陰陽不順吐瀉兼

作宜服此方

焦朮　茯苓各三錢　滑石　西砂各一錢

木香七分　薑棗煎服

傷食加枳殼山查

夾驚加膽星天麻

傷風加防風乾薑

傷暑加香薷扁豆

虛加黨參箭芪

內熱加黃連

渴不止加烏梅

吐不止加藿香

瀉不止加升麻

泄瀉門

泄瀉一門傷暑傷食痰濕火鬱脾虛腎虛[illegible]虛皆有瀉症惟變其

寒熱虛實若水瀉則分之食瀉則消之熱瀉則淸之寒瀉則溫之虛瀉則補之久瀉則止之澁之今將諸方開列於左用此察實的當加減用之可也

一水瀉乃脾氣不溫腹不痛者濕也宜服

分水神丹

焦朮七錢　車前仁三錢　水煎服

白朮芍藥湯　治脾經受濕水泄注下體重困倦不欲飲食水穀不化等症

焦朮　芍藥各四錢　甘草一錢　水煎服

一熱瀉乃過於燥熱而成腹痛腸鳴痛一陣瀉一陣糞如醬色者

宜服[illegible]

瀉青丸　方在驚風門

芍藥湯　清熱行血調氣經曰溲而便膿血知氣行則血行行血則便自愈調氣則後重除

芍藥八錢　當歸　黃芩　黃連

大黃各二錢　梹榔一錢　肉桂　甘草

木香各八分　如便後臟毒加　黃柏二錢

右為末每服三錢煎水去渣服

瘧瀉要方　治瘧不止

白朮二錢　白芍　陳皮　防風各一錢

久瀉加升麻　水煎服

一瘧瀉或瀉或不瀉或多或少服

平胃散　治脾有停濕痰飲痞隔宿食不消滿悶嘔吐乃山嵐瘴

不服水土

蒼朮　紫朴　陳皮各一錢　甘草六分　薑棗煎服

傷食加神麯麥芽　濕勝加五苓　痰多加半夏　脾倦不

思食加条參　痞滿加枳殼木香　大便秘加大黃　小便

赤澁加猪苓澤瀉　傷寒頭痛加葱白豆豉取微汗皆可

一食積瀉腹痛瀉後痛服

神麯　麥芽　焦查各二錢　水煎服或服

保和丸　治食積飲停腹痛泄瀉痞滿吐酸積滯惡食食瘧下利

山查　神麯　茯苓各一錢　半夏

陳皮　萊菔子　連翹　麥芽各一錢　水煎服

一脾虚作瀉完穀不化服

四柱散　治元陽不足臟氣虚真陽耗散腹臍冷痛

茯苓　附子　黨參各二錢　木香一錢

薑三片水煎服　消泄不止加豆蔻去殼煨訶子煨各[illegible]

曰六柱散　活人書有焦术無訶子

參苓白术散　治脾胃虛弱飲食減少神氣不足或久病陽虛作瀉及老幼體弱均可服之

條參　白术　茯苓　廣皮

山藥　炙草　扁豆　蓮肉各二錢

砂仁　桔梗　苡仁各一錢

右爲細末棗湯米汁調下

一久瀉不止脾虛者服

八味六君子湯　治一切脾胃虛弱泄瀉之證及傷寒病米穀不化腸中虛滑發瀉微痛久不瘥者乃小兒脾疳泄瀉久痢

条參　焦术　茯苓　箭芪

山藥　甘草各二錢　砂仁　紫朴

肉蔻麵裹煨研各一錢　另棗二枚　水煎服如爲丸每服一錢米湯下

六味地黃丸　治小兒泄瀉日少夜多

熟地　棗皮　茯苓　淮山各二錢

澤瀉　丹皮　故紙　吳萸各八分

肉蔻去油六分　四肢冷加附子肉桂各五分　薑棗爲引

眞人養臟湯　治瀉痢日久赤白已盡虛寒脫肛亦治下痢赤白臍腹疼痛日久無度

粟殼　訶子　麵裹煨　肉蔻　麵裹煨　木香

蒙桂　各八分　条參　焦术　當歸　土炒各二錢

白芍　一錢　甘草　五分　如寒甚加附子去當歸

紅棗　二枚　爲引水煎服

痢疾門

小兒痢疾由暑濕兼挾食滯大約宜清消者多溫補者少切忌大汗大分大下致成變症但有紅白裏急之別紅者血熱白者

寒積紅白者川槐花乾薑各二錢水煎服盡紅者用百草霜半茶杯熟老米一杯同研末加紅糖二兩水合成粑分二三次食完單白者川背茶水糖枳殼各二錢水煎服大便結者服獨黃九重者服

石室神丹　治血痢並紅白積滯

歸尾　黃連各一錢　枳殼　白芍各二錢

萊菔子一錢　木香　甘草各五分　水煎服

一方苦參二兩　木香五錢　每服二錢

一方冬至日多收蘿蔔菜鋪屋房上日晒夜露計一月集[illegible]

一日收回用甕罐裝貯好遇有痢疾水　煎服之並治夜熱咽喉
腫痛凡小兒大人皆可服

一方紅糖　白糖各四兩　砂仁二兩　荸薺三斤　桑子不拘多
少用鑵子貯定火酒三觔泡好遇有　痢疾令病人面東小兒
食荸薺一箇大人三箇自愈

腹痛門

小兒腹痛皆有飲食失節中氣受傷寒邪乘虛而入爲虛亦有腹
痛或蟲積等症務察部位手按虛實須觀氣色關紋浮青風
寒沉青陰寒淡紅虛寒沉滯食積口唇內有白坑點者蟲

宜溫若紅子粒者熱重宜殺重兼清

一中脘腹痛屬太陰服

理中湯　方見傷寒門

一臍腹痛屬少陰服

真武湯　白朮　附子　茯苓　白芍各二錢

甘草八分　薑棗引

小腹痛屬厥陰服

當歸四逆湯加吳萸見傷寒門

一寒入陰分小腹痛急用

小建中湯方見傷寒門

一外感兼宿食而腹痛者服

藿香正氣散方見霍亂門

一腹中綿綿而痛無增減欲得熱手按及喜熱飲食者服

理中湯加肉桂砂仁方見前

一腹中時痛時止熱手按而不減唇熱口乾者熱也用

二陳湯

法夏　廣皮　茯苓　甘草各一錢

紫朴　枳實　黃連　黃芩

梔子各八分　不用引水煎服

一飲食過傷腹痛飽脹服

木香檳榔丸

木香　檳榔　陳皮　香附

蘿葍　黃柏各一錢　燈心引　大人加莪朮牽牛

蘿葍加黃連各一錢

一蟲痛或痛或止口吐清水服

理中湯　見前　加榧子　雷丸

椒梅丸　治腹痛口渴飲水吐酸

花椒一錢　烏梅三枚　葱腦三個　檳榔一錢

右爲細末米糊爲丸開水服

固土丸　治小兒脾虛腹痛時常吐瀉虫出

条參　焦朮　榧子　茯苓

檳榔　史君　鶴虱　蕪荑

雷丸各一錢　甘草五分　水煎服

打虫方

史君去殼三錢　檳榔　牽牛　大黃各二錢

水煎服體虛者不宜

一方雷丸三錢　蒼术一錢　共爲細末分爲三次每次用雞蛋一
個調藥煎黃與小兒食之神效

瘧疾門

凡小兒觸冒風寒暑濕客於皮膚積於臟腑邪正相攻陰陽偏勝
發則寒熱往來陽不足則先寒後熱陰不足則先熱後寒寒多
熱少者陰勝陽也熱多寒少者陽勝陰也陰陽互攻則寒熱
相半其初也必內有痰食致臟氣不流故發而爲瘧

一風瘧因風得之惡風自汗煩渴頭痛不安風瘧也故先熱後寒
初服桂枝湯不退再服柴胡湯加常山檳榔烏梅截之以水一茶

退者補中益氣湯多服自愈

一寒瘧因感寒得之無汗惡寒攣急面青陰也故先寒後熱宜參散寒邪養胃湯加桂心不退再服平胃散加檳榔草菓截之久不退者六君子湯加乾薑肉桂服之自愈

一暑瘧因傷暑之陰氣發則熱而不寒煩渴少睡嘔惡宜解暑毒用柴胡白虎湯不止去石羔加貝母常山檳榔截之久不退補中益氣湯服之自愈

一濕瘧因冒雨濕汗出或久坐濕地得之身體肢節乏力嘔逆脹滿初服胃苓不止再服平胃散加茯苓檳榔常山截之久不

止者參苓白术散服之自愈

一食瘧由飲食不節飢飽有傷然也凡食生冷魚肉油膩之物以致中脘停痰皆爲食瘧其狀飢不欲食中滿嘔逆腹痛宜去食初服四獸飲不止再服二陳湯加枳殼胡椒白荳蔻之久不愈六君子湯諒食積氣體虛實加減服之自愈

桂枝白术湯　治感冒而發熱瘧

桂枝　青皮　廣皮　茯苓

法夏　焦术各一錢　川芎　白芷

蘇子　桔梗　梹榔各七分

生薑三片大棗二枚水煎服於未發前一二時服之

小柴胡湯　見傷寒門

補中益氣湯　見咳嗽門

養胃湯　治感寒發瘧

草菓　藿香葉　廣皮　桂心各一錢

炙草五分　生薑三片　烏梅一粒　水煎服

平胃散　治寒瘧不止以此治之

蒼术　紫朴　廣皮　梹榔各一錢

草菓仁炒　姜汁炙草七分　生薑三片　紅棗三枚　水煎服

六君子湯　方見霍亂門

柴胡白虎湯　治傷暑發瘧但熱不寒

洋參　柴胡　黄芩　法夏

石羔　知母各一錢　甘草六分　粳米一錢

生薑三片　大棗二枚　水煎未發時早服

參苓白术散　見泄瀉門

四獸飲　治食瘧和胃消痰

沙參　法夏　茯苓　廣皮　枳殼

焦术各一錢　炙草八分　生薑三片　大棗三枚　烏梅一個　水煎服

二陳湯　見痢疾門

胃苓湯　見霍亂門

疳積門

疳積一證，因小兒脾胃虛弱，凡食生冷油膩，停滯不化，初起爲積，積久成疳，遂致五臟受病，形狀難看。初起體實，以集聖五疳丸爲主，復載五臟病狀，察其虛實陰陽，各自加減。體虛者總以參苓白术散或肥兒丸調之，以補爲消可也。

一小兒咬牙舌紅，舌上生瘡，愛飲凉水，唇紅面白，喜伏於地，此心疳也。

集聖寧心丸

蘆薈　靈脂　夜明砂　使君子各二錢

當歸　洋參各四錢　黃連　乾蟾蜍各一錢

生地　茯苓各二錢　膽星　硃砂

甘草各七分　共為末煉蜜為丸如龍眼大每服二丸開水化

服末藥時服亦可

一小兒面青目生白膜泄瀉青糞此肝雍也

集聖平肝丸

蘆薈　靈脂　夜明砂　使君子

當歸　川芎　人參各四錢　黃連

蟬蛻　膽草　梔子　防風

天麻　蟬退去頭足　青黛各一錢　和丸如前

一小兒鼻下赤爛，手足枯細，口中腥臭，或作喘嗽，此肺疳也。

集聖清肺丸

蘆薈　縮砂　夜明砂　廣皮

使君子各二錢　當歸　沙參各四錢　黃連

蟬蛻　桑皮　桔梗　蘇葉

阿膠各二錢　炙草一錢　和丸如前

鼻爛用澤蘭　掃粉　銅綠等分細末調猪油擦之

一小兒耳內生瘡腳如鶴膝或齒縫臭爛變成走馬疳者服

集聖補腎丸

蘆薈　夜明砂　使君子　當歸

条參各四錢　黄連　蟾酥各一錢　熟地五錢

茯苓　棗仁各二錢　粉川　澤瀉各一錢　和丸如前

一小兒愛食泥土冷物飲食無度身面俱黄頭大項小腹脹

腳弱間或泄瀉晝涼夜熱不思乳食此脾疳也服

集聖醒脾丸

蘆薈（酒蒸）　蟾蜍（炒）　夜明砂（炒）　廣皮（去白）
青皮　莪朮（各一錢）　使君肉（二錢）　木香（八分）
當歸　川芎　条參（各四錢）　黃連
西砂（各一錢）
右爲細末，用公猪膽一個，取汁將藥和勻，粟米糊丸如龍眼
大，每服二丸，米飲調服。以下之證，此方爲主。
一、食積久而成疳，其症形瘦腹緊，時發潮熱，羞見生人則哭。
本方去蘆薈、靈脂，加黨參　黃芪　焦朮　茯苓　法夏
枳實　紫朴　炙草　神麴　麥芽　鱉甲　三稜（各二錢）

一久瀉不止胃虛成疳此疳瀉也本方去蘆薈莪术靈脂加白术 茯苓 肉蔻去油 訶子 条參各二錢

一久痢不止胃虛成疳此疳痢也本方去蘆薈莪术青皮靈脂加訶子 肉蔻 建蓮各三錢合為丸

一瘧久不止胃虛成疳此必有瘧母之疳瘧本方去蘆薈靈脂加黃芪 鱉甲炙 柴胡 半夏 神麯 三稜各一錢 黨參五錢 和為丸

餘則腦疳脊疳蛔疳下疳有無辜疳無外照經虛實寒熱斟藥加減諒其小兒元氣厚薄用之可也此證悉載幼幼[illegible]

參苓白朮散　見泄瀉門

肥兒丸　治一切久病成疳總歸虛處不可以前法治之只宜以此久服以補爲消無不愈者

条參　箭芪　焦朮　茯苓

廣皮　當歸各一兩　青皮　鱉甲炙

川連　木香　使君肉　蟾蜍

炙草各五分　右爲細末以山藥四兩打糊爲丸量小兒大小加減日日服之米飲送下病愈藥止

一方小兒疳積面黃飲水久而不愈　其父吃　觀音齋誦觀

音經忽一夕夢一青衣神云曰吾念爾家貧好善存利人心憫爾子疾可用雞內金二張蟆半個焙乾細末以猪臁貼破開將末藥攪上菜葉包好火煨熟與爾子食之自愈依法製食真有神效

癇症門

小兒癇症多火痰如脉滑沫出痰也脉散腦紅火熱肝經其症之發不一或眼目直斜口噤流涎或手足抽掣腰項脊强或形如死狀或一二時方醒宜服

導痰湯　此方治五癇初起輕者服之即效

雄黃　貝母　陳皮　茯苓

桔梗　北細辛　菖蒲　瓜蔞

薄荷　蟲退去足　天麻　鬱金

甘草各三分　竹瀝薑汁為引

一小兒忽然昏迷抽掣有力為實邪肝癇方也宜服

柴胡清肝散

柴胡　黃芩　梔仁　當歸

川芎　連翹　桔梗各六分　大便不通加熟軍

膽草各五分　水煎服

一小兒忽然昏迷目赤吐舌飲水爲心癎是也宜服

硃砂安神丸

黃連三分　當歸　生地　甘草各一錢

硃砂二分　共爲末米糊丸硃砂爲衣

一小兒昏迷目直發熱面色光潤脾癎是也宜服

導痰湯　見本門前加　紫蘇　香附　蒼术

一小兒忽然昏迷面白色手足微動肺癎是也宜服

五味異功散

人參　焦术　茯苓　甘草等分水煎服

一小兒忽然昏迷肢體如尸口閉目閉脈實痰甚者亦宜用

六味地黃湯　見咳血門

一小兒忽然卒死多屬痰迷以白礬甘草霜等分開水沖合

灌之必甦

五澗外治法耳後高骨間有紫青經用針挑破卽醒

一方用竹瀝薑汁灌之

一方細辛牙皂巴豆爲末少許微吹鼻中卽醒

一方用蒜搗汁以茶匙挑入鼻中三次卽效

煩渴門

小兒煩渴有虛有實逐一審視看的方可用藥

一脣舌乾燥用生地　木通　竹葉　知母各八分　水煎服

一脣舌黑色用熟石羔　淡竹葉　麥冬　連翹各八分　灶心土爲引

一口渴小便閉澁用猪苓　赤苓　澤瀉　乾葛　花粉各八分　水煎服

一夜間渴甚小便不已用生地　澤瀉　茯苓　山藥　棗皮　麥冬各八分　五味一分　水煎服

一服清火藥煩渴仍不止當用

乾薑一錢　白芍一錢　熟參二錢　甘草五分

梔子一錢　烏梅二枚　水煎服

一小兒暑熱口渴消渴不效余用

洋参一錢　麥冬去心一錢　五味三粒　水煎服

一傷風發熱口渴用炒梔淡豉各一錢　水煎服

余治一小兒夏月泄瀉後煩渴飲茶小便不已用

熟地　棗皮　山藥　茯苓

陳皮　半夏　甘草　花粉

麥冬　五味　水煎　服四劑而愈

一治小兒夏月泄瀉煩渴用苣連煎湯調六一散服之即安

仁治一小兒泄瀉神倦口渴用

白朮　雲苓　沙參　麥冬

甘草　水煎服

余治小兒泄後渴甚吐蚘用

花椒　附子　條參　白朮

烏梅　水煎服之卽止

一小兒盜汗爲陰虛而於睡後滿身有汗宜用

四物湯加　龍骨　牡蠣　浮小麥　五味之屬以養其陰　余亡

當歸補血湯者於陽中求陰加　黃芪　棗仁　桑葉爲末

一小兒無端自汗爲陽虛宜用四君子湯加五味牡礪以養其陽或用玉屏風散

生箭芪二錢　防風八分

一方五棓子一錢　枯礬五分　爲末摻小兒肚臍上以能收汗

一方生地浮麥各二錢　水煎服

腹脹門

凡氣脹水脹用公雞屎乾一升炒焦黃色退去火毒爲末以水三升煎滿川布濾過每服一杯調木香檳榔細末五分此治中

滿蠱毒真奇方也

一治食脹氣脹用萊菔子一兩細末開水調濾汁將汁亦浸砂仁一兩浸一宿將砂仁炒乾又浸共浸七次將砂仁爲末每服一錢米調下

脾虛門

凡小兒脾虛飲食減少面黄飢瘦易致傷食腹脹泄瀉等症

枳朮丸　治小兒並無外感風熱脾虛若不補有傷元氣宜多服久服飲食自健外患不生百病皆除

焦朮四兩　茯苓一兩　蜂蜜五兩　爲丸

右爲細末煉蜜搗和爲丸如芡子大每日米飲化服數丸

一凡小兒脾胃不強飲食減少中氣虛弱面黃飢瘦有蟲者或易傷食並無外症余常用八仙糕治之

条參　茯苓　建蓮去心　芡實

苡仁　扁豆炒　榧子去売　穀芽炒各一

同炒黃共爲末加白糖半觔每服開水調下二錢

一方

參苓白术散　見泄瀉門　有乳積者加使君肉鶴虱重者加

蕪荑雷丸食積者加焦查炒黃　雞內金食重者加穀虫穀芽

涼小兒氣體虛實加之血虛加　熟地當歸此加入八仙糕亦

可

千金肥兒餅

嬰兒常飫乳　飲食不消停　脾胃一傷損　吐瀉兩相[illegible]

痰嗽加吭喘　熱積致癇驚　面黃肌瘦削　腹脹肚青[illegible]

赤丁焦啼哭　慈母苦傷情　吾心懷幼切　家蓮子[illegible]

芡實淮山藥　扁豆薏苡仁　已上各四兩　神麴麥芽炒

条參使君子　山查炙草存　六味各二兩　古糯米一

糯米均爲末　布裹鍋内蒸　白糖一觔半　調和餅即成
每食二三餅　諸病可安寧　肥兒王道藥　價可擬千金

幼科預宜修製應用諸方

消風丸　凡疏通腠理清解表邪啟發皮毛流利經絡病之初起用之

蘇荷　羌活　獨活　防風
天麻　荊芥　川芎　南星
細辛各等分

右爲細末煉蜜爲丸重一錢一顆每服一丸薄荷湯化開服

熱重竹葉湯化服　水疊成丸丸重

金粟丹　凡開關通竅下氣利痰醒昏定痙一切危急者用之

九製膽南星二兩　天麻一兩　白附一兩　全蝎一兩去頭足酒炙晒乾

乳香一兩　赭石一兩火煅醋淬七次　殭蠶一兩　赤金箔五十張　麝香二分

桃花片三分

右為末煉蜜為丸如皂子大金箔為衣每服一丸姜湯化開

服之此方比抱龍金液保命至寶定命等方功强十倍惟

虛寒之痰無根之氣絕脫之症切不可用

沆瀣丹　治小兒一切胎熱胎黃面赤目閉鵞口瘡重舌喉痺

蛾渾身壯熱小便赤大便閉結麻疹瘀爍遊風癬疥流丹
疹痰食風熱瘡癤面腫十種火丹諸般風搐及大人頭面三
焦風熱等症

川芎酒炒　黃柏酒炒　黃芩酒炒　大黃酒炒各九錢
牽牛　蘇荷　滑石　連翹
檳榔　荊芥　赤芍　枳殼各六錢

右爲末煉蜜爲丸如芡實大小兒服一二丸茶湯送下乳母
忌食煎炒熱物大人一切風熱可服三五十丸惟有虛寒一面
青咳白水瀉陰症畏寒喜熱物者切勿服此

三仙丹　治小兒縱口食物過多有形之物填塞腸胃不能轉運傳送脾氣抑鬱所以發熱不退眼閉難開人事昏沉四肢攤軟儼若虛極之象古人謂大實如羸狀即此是也昧者以爲虛證而峻補之或疑爲驚風而鎮墜之百無一救速以此丸同流滯同服待其下後人事即消余救治既多剖心以告如痢疾誤用濇藥閉其濕熱此食物有形之塞始有甚焉速宜下之不下必死

五靈脂二兩　廣木香五錢　巴豆仁四十粒　將嫩皮紙包巴豆仁水濕入慢火中煨熟取另以綿紙包之煨煨搥去濾其紙

熬方頗以成白霜爲度一法研細置新瓦罐之撮入
油赤色者前藥同研細末醋麪糊丸如菉豆大以硃砂爲
衣服五七丸九丸量小兒加減合流灌用一二丸同研茶清下
下待其下後病愈此起死回生之藥勿以常方視之無積氣
虛者切勿服之

瀉青丸　凡退熱平肝瀉表裏定痙搐解煩燥熱表裏兩急者用
方見驚風門

理中丸　凡脾虛中寒面青腹痛寒嘔寒瀉四肢厥冷一切裏寒
者用方見傷暑門加增分兩炒研煉蜜爲丸

逐寒蕩驚湯　凡小兒慢驚腹痛厥冷嘔吐一切裏寒皆可用惟火證唇紅舌燥喜飲冷水者切勿服此方見驚風門

寸金丹　治小兒食滯感冒無不應驗價廉而功大也方見傷食門外用鈎藤一兩蘇荷一兩煎濃去滓作酒水丸重五分薑湯下

神應丸　治小兒脾虛嘔瀉等症

藿香　砂仁炒　茯苓　赤苓

炙草　粉草各一兩

右爲細末老米糊爲丸

和中丸　治小兒脾虛吐瀉傷食腹痛痰嗽等症

焦朮二兩　扁豆炒　茯苓　砂仁

半夏各一兩　枳殼　神麯　麥芽炒

香附　條參　廣皮　穀芽各一兩二錢

右爲細末每服二三錢

以上十方皆立預爲修製以便備用

頭部門

清熱散　治小兒一切熱瘡如神

雞蛋五個取黃用　亂髮如雞蛋大一團　和銅銚中熬之少頃液出如油側

出又熬取盡爲度候冷以苦參細末調油搽之

三妙散　治小兒頭面瘡疙

松香　枯礬各三錢　黄丹一錢　爲末調麻油搽之

三黄散　治小兒頭面一切熱瘡肥瘡並耳根濕爛

黄芩　黄柏　黄連　掃粉各一錢

右爲細末調淡猪油搽之

頭上白禿　用白頭翁爲末調陳蠟油搽預先剃頭以川椒白[illegible]

煎水洗淨

一方用大碗一個以好構紙封於碗口上[illegible]

於紙上加小炭火於糠上[illegible]之紙即粘[illegible]然碗中之液如清油者搽之即效

天泡濕瘡用

天苞葉搗水搽之即好

一方柿油搽之並搽蛇串瘡

一方用土子末調茶搽之

頭上瘡癤　初起用鐵燈台一名金線重樓又曰七葉一枝花用醋磨搽之

頭瘡朽爛方

海漂蛸　胡椒　掃粉　細末搽之

鼻疳　小兒鼻疳蝕爛用

膽礬燒候烟盡研末摻之

一方芝麻搗爛敷之

鼻內生瘡方

元參研末塗之或以水浸軟塞入鼻內

鼻流清涕或黃水點滴不已方用

白芷八錢　蒼耳炒　辛夷各三錢　蘇荷二錢

右爲細末每服一錢淡葱湯或絲瓜藤煎水調服

小兒鼻血不止方

一方用小兒胎髮燒灰吹之

一方舊氈帽燒灰吹之

一方白芨搗爛水調敷鼻梁上煎湯服亦可

一方生地山梔仁水煎服

一方大蒜搗如泥左鼻出血塗右足心右鼻出血塗左足心

兩鼻皆出塗於兩足卽止

一方左鼻流血將右手中指用麻線扎緊或手緊捻中指片

時右鼻流血左手一然卽效

火眼初起　用黃連蒸人乳點之內服

羌活　西風　荊芥　蟬衣

黃芩　生地　白芍　木賊

蒺藜　甘草各一錢　車前草引

小兒雀目

石決明炒　夜明砂各一錢　猪肝二兩　蒸湯服

小兒眼腫紅爛

烏梅一粒　古錢八文　五棓子二錢　皮硝一錢

蟬衣二錢　苦參一錢　煎水洗內服

蘇荷　赤芍　熟軍　白菊

桑皮　桔梗　黄芩　甘草各一錢　水煎服

小兒耳痛

一方黄柏浸水滴入耳內　一方鬱京浸水滴之

一方虎退燒灰吹之　一方虎耳草加鹽少許搗汁滴之

一方芭蕉樹用竹筒斜插次早取下筒內之汁滴之

耳中出血

一方龍骨細末吹之　一方臙脂燒灰吹之

耳中停膿血

海蛸　枯礬　甘草各一錢　硍硃三分

紅綾三寸燒灰　寸香二厘　洋片二分　胭脂大寸燒灰

右爲末先用白紙條入耳繳淨膿血然後吹之

一方什仿烟灰寸香少許吹之

耳根紅腫

南星　花粉　白芷　赤芍

姜黃各一錢　青黛　牙皂各五分　右爲末雞蛋調勻敷之

一方石灰水調桐油各半敷之

綉耳瘡

掃粉　海螵蛸　黃丹各一錢　洋片三分

右爲細末麻油調之

口生熱瘡

洋參一錢　硼砂七分　秋石五分　爲細末吹之

一方新鮮鵞屎布包濾水搽之

一方陀僧爲末調醋搽足心內　亦效

牙痛

枯礬五分　冰片二分　寸香五厘　研末搽患處二三次卽愈

六仙散　治小兒大人走馬牙痛

青黛　黃柏　蘇荷各五分　人中白

兒茶各一錢　洋片一分

右研細末先用青布洗去白膜方用蘆管吹於患處立效

牙床腫痛

花粉　石羔　生地　連翹

蘇荷　甘草　黃芩　西風各一錢　水煎服

牙痛

生地　石羔　防風　丹皮

蒺藜　荊芥各二錢　水煎服

舌痛

茯苓　麥冬去心　連翹　梔子

黄芩　澤瀉　甘草各一錢　水煎服

喉痛

桔梗　甘草　元參　牛膝

西風　薑虫　水煎服

喉生雙蛾

牛黄一厘　寸香一厘　熊膽一厘　枯礬三厘　細末吹之

一方土牛膝煎水服之　一方白礬皂角刺燒灰細末吹之

一方鵝之喉管燒灰吹之　一方人之指甲刮灰吹之破即愈

一方青魚膽蒸豆粉浸乾加洋片細末吹之

一方燕窩土　雄黄另研　雞拍翅　鳳尾草各等分　共搗爛酒醋調敷於喉外兩旁其效如神

咽喉腫痛

射干根　山豆根　細末吹之

天蛇頭　生指頭上起一白泡或生指甲旁俗名指邊風痛不可忍速用明雄一錢細末入猪苦膽中套入指上線紮緊

一方蟾酥五分　寸香五分　明雄一錢　熊膽二分

右爲細末調蛋清敷之

心胃門

胃氣疼痛

香附　良薑各二錢　水煎服

必效散　治心胃腫痛

靈脂　元胡　枳殼　廣皮各一錢

丁香　檀香各五分　共爲細末每服五分

心腹氣痛

荔枝炒　木香各七錢不過火　共爲細末每服七分

腫症門

小兒腫症多屬風腫食腫者體實得汗自解食腫者消之即愈致於虛腫者補之水腫者消之諸方開於左用者諒小兒虛實加減用之可也

看腫症法

一上腫下消脾膚麻閉當發汗宜越脾湯

一腫症以手指陷起遲者水腫也當服五皮飲體虛二便皆清者宜服金匱腎氣湯

一腫症以手指陷隨手起者宜服木香流氣飲

一腫症下腫上消乃元氣下陷當升提宜服補中益氣湯

一因食積腫痛宜消導當服香平散

越脾湯　治風腫感冒初起體實者得汗自消

麻黄去節一錢　石羔三錢　甘草五分　生薑引如面白浮腫小便利者加白术三錢

五皮飲

薑皮　茯苓皮　桑皮　大腹皮

五加皮　水煎服

香平散

香附（炒為末） 牽牛（炒為末） 三稜 蒼朮、

陳皮 厚朴 甘草（各等分） 水煎服

芪芍桂枝湯 治發熱汗出四肢浮腫

桂枝 白芍（各三錢） 黃芪（蜜炙五分） 水煎服

防杞茯苓湯 治身腫水氣在皮膚

防杞 蜜芪 肉桂（各一錢） 赤苓（三錢）

甘草（一錢） 共為末每服三錢

補中益氣湯 治體虛冒風發腫升清濁降

黃芪 當歸（炒各二錢） 陳皮 升麻（各八分）

人參二錢　柴胡一錢　甘草　桂枝各八分

防風　木通　木瓜各一錢　姜皮引

金匱腎氣丸　治腎脾症

熟地二兩　白苓一兩五錢　牛膝　肉桂

澤瀉　車前　棗皮　山藥

丹皮各五錢　附子三錢　煉蜜爲丸

一方葫蘆牽牛煎水服　一方土狗焙乾爲末冲酒服

一方鯽魚入蒜滿腹煮服大小便齊通後用建脾丸服之

膀胱門

小兒膀胱氣痛腎墜看外腎之堅軟堅結氣痛者破之腎之鬆散下墜者補之小便清得熱手按之便減者温之即愈方用鹽青菓一個燒灰存性褐子毛即羽毛嗶嘰方寸燒過細擱冰對酒服

一方舊酒葫蘆煎水服即收

馬蘭散　治小兒疝氣偏墜堅硬痛極

馬蘭花　橘核各二錢　青鹽五分　莪术

川楝子　青皮　枳殻各一錢　木香

粉甘草各八分　荔枝核五個燒　八角五分引

補中益氣湯　治腎氣虛墜方見咳嗽門

温疝丸　治疝氣寒痛偏墜等症

故紙　胡蘆巴　橘核炒　小茴

安桂　元胡炒各一錢

右爲末煉蜜爲丸每服二錢開水下

小便門

小兒小便不利皆因肝經有熱則小便赤甚腫痛宜用

八珍散　治膀胱有熱小便不通

車前子　熟軍　瞿麥　扁蓄

木通　梔子　甘草　滑石各一錢

水煎服若小便腫者用蚯蚓泥塗之即消輕者用

馬鞭梢　車前草等分煎水服

一方石葦水燈心煎水服如服寒涼藥不應者用補氣藥陰不足者用補陰滋水藥即效

淋症門

有火淋濕淋虛淋之别火淋者宜服

五苓散　治膀胱有熱小便不通淋瀝不出作痛尿血皆治

赤苓　生地　澤瀉　條芩

甘草　當歸　木通　赤芍

前仁　滑石　山梔各一錢　水煎服

如痛甚者加大黄海金沙　一方蚯蚓泥滑石甘草淨水澄清飲之

胃苓丸　治小兒小便初出黄色少頃變爲米膏汁者謂之尿白傷脾所致久則成疳

蒼朮　厚朴　廣皮　白朮

雲苓　猪苓　澤瀉　甘草各一錢炙

上青桂五分　水煎服

二朮通淋飲　治小兒濕淋脾虚受濕小便如米汁者

焦朮　蒼朮　雲苓　澤瀉

黄芩　連翹　木通　甘草各一錢

車前草爲引水煎服

固腎保平煎　治虚淋

芡實三錢　牡礪煅　龍骨煅　蒲草根各一錢

右水煎去渣用豬腰子一個切片將藥水煮熟服之

一小便血用雞屎尖白如粉者炒焦爲末酒調空心服下五分

一屎血烏梅燒灰存性爲末米湯調下一錢

大便門

小兒大便不利多因飲食熱物風熱結秘便以保和丸加枳殼大黃微利之若是血虛不柔難便者宜服潤腸丸

保和丸　治飲食停滯胸膈痞悶腹脹等症

神麯　廣皮　法夏　茯苓

山查　連翹　萊菔子　爲末煉蜜爲丸

潤腸丸　治老人虛人小兒男婦大便閉結

火麻仁八錢　杏仁　郁李仁各四錢　當歸一兩

枳殼　金井膠　家蘇子　萊菔子各三錢

右爲末煉蜜爲丸每一二錢量人加減白湯送下

脫肛門

難經云出者爲虛肛門之脫非虛如何况大腸與肺爲表裏肺臟蘊熱則閉虛則脫須用補中益氣湯爲主升舉而補之不可用墜氣之藥

補中益氣湯方見咳嗽門

一脫肛不紅不痛是氣血兩虛本方加罌粟殼伏龍肝各一錢

一脫肛赤腫有痛宜凉血去風本方加羌活防風白芍

脫肛裏急後重有膿血者本方加木香烏梅

一脫肛[illegible]蝸牛[illegible]甚[illegible]肛門立效[illegible]服

升麻湯

升麻　白芍　甘草　羌活

黄芩　黄連　防風

一肛門作癢腹中有虫内服花椒烏梅使君子檳榔等藥葱白爲引外卜硝煎湯洗之

一脱肛以鱉頭燒灰研細以麻油調勻塗之外用尿泡桐葉托進

一小兒脱肛用陳壁土地瓜根煎水溫洗用茶葉搭手托進帕子兜起大要脚從屁門勤洗負於大人背上外用蓖麻葉搗爛包小兒顖門一時即收内服

黄芩　連翹　升麻　防風

桔梗　甘草各一錢　車前為引

一大便糞前見血者為近血蓋自大便出也宜服

黄連解毒湯

黄連五分　黄柏　條芩　梔仁各一錢

燈心為引水煎熱服

一糞後見血者為遠血從胃腕小腸出也清胃湯止之久不止者

補中益氣湯加黄連

清胃湯

山梔子　生地　丹皮　當歸各一錢

川連五分　水煎服

補中益氣湯方見咳嗽門

一瀉血用亂頭髮雞冠花側柏葉俱燒灰存性爲末酒沖服一錢

又方霜後乾絲瓜燒灰爲末空心酒服一錢

足腫門

小兒足腫用手按之成坑遲起者水腫也隨按隨起者氣腫也形色虛弱關紋青淡眼光散大者乇腎虛方各方付左

治水腫方

防巳　黃芪　赤苓　丑牛各一錢

肉桂五分　甘草七分　水煎服

氣腫方

防巳　箭芪　升麻　當歸

焦朮　炙草各錢　水煎服

治腎虛腫方

熟地五錢　澤瀉　雲苓　棗皮

淮山各二錢　牛膝　雄片各一錢　甘草八分　水煎服

治[illegible]風方

虎杵背　不爛藤　箭杆風　當歸

防已　酒煎服

足上濕氣　石菖蒲　箭杆風　韭葱共搗如泥敷上即效

足上凍包洗方　用桐子葉或茄子根煎水洗之

足上濕爛方　用水龍骨煅為末掺之即舊船底下縧子灰

足上綉爛　枯礬　甘石　揚粉　胡粉　細末掺之

救急門

湯火傷者切勿以冷水洗之恐熱氣入心外沾生水亦易潰爛瘡

忙無藥即用鹽醬掺之

一方煤炭細末調油搽之　一方石灰澄水調桐油搽之　一方絲瓜皮焙乾爲末調油搽之　一方夏枯草焙乾爲末調油搽之　一方七里香葉晒乾細末調油搽之　一方桐子花焙乾爲末調油搽之　一方鱉甲燒過存性細末加洋片寸香研細調蔴油搽之　一方冬日收爛橘柑或老黄瓜用鑵盛之自化成水搽之皆有奇效傷重者恐火毒攻心内服方

箭芪　當歸各三錢　西風　雲苓

荆芥　黄芩　澤瀉　大黄

甘草各三錢　水煎服

刀傷出血用鍋烟墨搽之　一方用生薑嚼爛敷之　一方破氈帽燒灰摻之　一方白蜘蛛網纏之　一方古石灰同韮菜搗成餅陰乾刮下摻之

跌傷未出血者用手揉散瘀血　外用七里香葉嚼爛敷之　一方澤蘭葉貼之

跌傷已出血者用刀傷藥摻之　甚重用紅花大黃血竭細末摻之　久潰則用玉紅膏貼之

瘋犬嚙衣中毒

一方紅豆子根皮爲末米汁調下五分

一方牛蒡子根一兩煎水去渣煮米粥一碗服之即效

一方黄瓜草此草生在岩下陰濕處如嫩蘿蔔葉搡爛有黄瓜氣即是用十餘兜搗爛冲米汁服之　一方韭菜搗汁每服一酒杯七日一次服七次即效　一方虎頭骨細末調蘇油服之皆有神效

幼科切要終

中華醫藏

第三編

叢書卷

醫學切要全集

2

（清）王文選 輯

《中華醫藏》編委會 編

江凌圳 主編

國家圖書館出版社

第二册目録

（清）王文選 輯

醫學切要全集六卷（卷四至六）

清道光二十七年（1847）重慶饒氏刻

光緒八年（1882）重印本

四卷

痘科切要

萬縣王氏醫學切要

六之四

自序

病之至變者痘科也業之至精者醫理也欲極其精以窮其變雖千萬言莫能發其緒芽以明季相傳而後諸家輩出各執一見而合諸病情變幻有難以按圖而索驥者銓何人斯敢議先賢不過摘其切要以及古今證治一二淺言謂足以罄其事乎然至變之症而可見者恃乎形至精之醫而可據者恃乎理以形求理卽以簡

駁繁達乎此通乎彼千萬言不能該而一二語足以括之矣金鉦自中歲究心醫學深知其難亦不能自安於拙凡有益於身心之書及諸科之方選集亦夥募刊公世惟痧科一證金鉦少療治幸吾鄉有彭公宗賢者三世業醫可謂痧科獨步金鉦戚趙子吉華從事日久於公應驗之方悉以授金鉦故輯此篇每於諸證之後多載彭公之醫法金鉦是編成四十八字爲號凡於痧前痧中

痘後之證證下註方方下有字數字於方名旨酌用焉不行說是編集成久欲公世乃編末果迄丁未秋鑫遊古滄得晤故友鄭君碧珍相留伊家一聚數月爰遇傳君怡卿黃君瑣堂樂善不倦深悉元理與鑫往來得見是編遂欲樂捐鑫見輸成好善實獲我心遂將脈訣藥性眼科幼科外科以及奇方纂要一同付之梨棗不日書成惟冀四方樂善君子隨便印送庶不負彭

公趙子所傳之功亦不虛邱君傅君艾君樂助之德而業於醫者精而求精見痘之變者轉凶爲吉矣豈諸公之幸亦人人之幸耳是爲序

昔

道光二十有七年秋八月望五日萬邑天德門

亞拙王錫鑫書於古渝州

察方字號

小兒天花大事　性命關係非輕
先看感傷時令　次審氣血虧盈
虛則托毒溫補　實宜解熱分清
臨症務須斟酌　赤子可保太平

痘科切要

目錄 並對證治法

痘前感寒　服加味參蘇飲(小)或天保湯(小)加味升麻湯(傷)

痘前咳嗽　服加味參蘇飲(小)加枇杷葉一片去毛

痘前頭痛　服升麻葛根湯(傷)加蔓京子白芷

痘前肚痛　服二陳理中湯(務)加白芍小茴麥芽用肚痛方(小)

痘前寒戰　服導赤疎通飲(氣)或甘桔湯加桑皮杏霜升麻防風

之類或敗毒和中散(事)

發熱驚搐　詳發熱證治(小)

種痘初熱　氣虛者服補中益氣湯(大)血虛者服荊防地黃湯(大)

潮熱如常　服參蘇飲(小)加青皮木香或清熱疎表湯(雜)

發熱不退　輕者服荆防地黄湯(大)加柴胡黄芩，火結加熟大黄；重者服白虎湯(大)；煩悶狂燥者服敗毒和中散(事)。

熱盛昏沉　服解毒發散湯(次)。

壯熱不出　顛狂便結，唇裂目赤者服芩連梔檗湯(血)，不可多服；火退服荆防地黄湯(大)以潤之。

體虚裏寒　服大温中飲(大)。

體虚吐瀉　服大補元煎(大)。

痘兼瘟疫　服羌活救苦湯(性)。

痘初腹脹　服敗毒和中散(事)；若不通，微下之。

痘出失音　服甘桔湯(輕)加防風荊芥

初出身癢　服疎風涼血湯(温)或燒遁風煙(補)

腹脹渴瀉　服十一味木香散(性)

泄瀉不食　服六君子湯(性)八君子湯(熱)或補中益氣湯(可)加茯
苓澤瀉

痘影淡白　服温中益氣湯(事)或保元湯(性)荊防地黃湯加黨參
箭芪之類

痘現不起　服八珍湯(命)

痘色微枯　服調元化毒湯(命)

痘形參差　腹痛寒泄服十二味異功散(關)

脾虛泄瀉　服參苓白朮散(關)六君子湯(氣)木香快癍湯(輕)不止
者服豆蔻丸(關)

咽喉腫痛　服利咽解毒湯(關)或甘桔湯(輕)清咽湯(虛)外用喉瘡
敷藥

喉嗆不下　服喉嗆妙方(關)包藥並用藥水難進者刺雄雞熱血
灌之即開

痘生喉內　飲食不下必是痘生喉膈中用偷油虮二個去翅足
米瓢內炙乾瓦上亦可忌銅鐵器細末用婦人乳同煎服之

飲劑服效人乳要食甘淡[illegible]者

痘出寒戰　服柴葛桂枝湯(春)

痘疤忽陷　服平和湯(係)

預防穢氣　焚避穢香(係)詳在(非)

初出水泡　詳五臟形色論(天)

灌膿水泡　用水泡治法(係)

痘起口渴　大便堅實者服生津地黃丸(務)

痘中夾疹　詳五臟五色論(天)用洗疹神湯(係)

痘夾紅斑　用紅斑提法(係)服黑參升麻湯(係)

痘不紅潤　服保元湯（事）

灰白頂陷　服參歸鹿茸湯（溫）保元湯（事）加肉桂之類

感寒變陷　服異功散（解）或大溫中飲加紫草黑荳

氣虛瀉甚　服保元湯（事）加參冬五味

痘中熱瀉　糞黃臭穢服清解散（輕）加茯苓澤瀉或四苓散（輕）

痘中寒瀉　糞清白滑者服參苓白术散（關）或理中湯（輕）不止者

用豆蔻丸（關）

痘爛不靨　火極目紅小便赤者服解毒清涼散（大）

痘白作癢　服異功散（解）或四君子湯（令）

痘紅作癢　服芷四物湯(令)加蟬退牛蒡子

痘紫作癢　服荊防地黃湯(大)加牛蒡子紫草茸之類

痘中咳嗽　服五味異功散(鎮)加桔梗五味子

痘中腹脹　服五味異功散(新)

痘中失音　服參麥清補湯(輕)或千金內托散(輕)養心化毒湯(春)

痘中寒戰　服六味回陽飲(輕)千全大補湯(虧)

痘中吐瀉　服六味回陽飲(輕)

大便秘結　六七日不通者服清潤快結湯(斟)或外用膽導法或蜜油導法俱載(攻)

痘瘡皮嫩　詳在(輕)服木香快癍湯(輕)或歸脾湯(輕)

身上濕爛　用敗草散(輕)

痘傷生冷　濕傷脾胃血膿流注者服補脾除濕湯(須)

痘滯不出　火實者服清解散(輕)氣虛者服補中益氣湯(大)血虛者荆防地黃湯(大)

紫陷喘渴　火重者服加味四聖快癍湯(輕)

倒靨不起　小便赤者服四苓散(輕)

痘瘡自塌　服六味回陽飲(輕)或木香快癍湯(輕)

[illegible]咽痛　服參麥清補湯[illegible]

痘中毒熱　服解毒湯(時)虛實各自加減

根陷頂白　服內托散(酌)

痘欠肥圓　服四君子湯(令)參歸鹿茸湯(盈)

痘欠紅活　服四物湯(令)

痘瘡灰陷　服十全大補湯(虧)參歸大補湯(盈)

痘瘡黑陷　服先天清毒散(毒)毒熱重者服奪命五毒丹(托)體虛者服三清快癍丸(補)點黑陷奇方(托)

灰白兼瀉　服温中飲子(盈)或六君子湯(盈)補中益氣湯(可)

起如蠶殼　乾枯無漿者服温養湯(則)

痘密紅腫　服苓連化毒湯（虧）

痘起不膿　或煩悶痒塌服三清快斑丸（補）

痘出膿水　臭爛不止者外用生肌散或甄陶散白螺螄散俱載（寶）或服三清快斑丸（補）

痘潰塌陷　兼熱者服三清快斑丸（補）兼寒者服大補元煎（大）外用湯柳浴法（寶）

痘染穢腥　服調元飲子（分）外用避穢香（保）

痘中嘔吐　服二陳理中湯（務）

痘癢痛爛　服消風托毒湯（清）外用生肌散（寶）或敗草散（輕）

皮破膿血　服當歸托毒湯（瑜?）外用敗草散（輕）生肌散（賓）

皮爛成瘡　有火者服元參解毒湯（症）火輕者加黃芪白朮以托之俱塗天水清凉散（症）

痘後火丹　服元參解毒湯（症）外塗天水清凉散（症）或太乙膏（予）

痘毒入目　赤腫生翳者服清毒撥翳湯（酌?）

眼落痘翳　服蟬花散兜痘翳奇方俱載（赤）

痘後雲翳　或目不開服六味地黃湯（承?）加蟬退蛇退

痘毒發癰　服大連翹飲或排膿托裏湯仙方活命飲俱載（酌?）

痘毒[illegible]腫　服仙方活命飲（酌?）

骰節生癰　服千金內托散(子)照經絡加之外貼太乙金丹(子)或敷三聖散　洗痘毒方俱載(子)

痘癰潰爛　腫痛火重者服連翹解毒湯(子)照經絡加之火輕者倍加箭芪白术外敷痘癰潰爛方(子)

體虛生癰　膿血去多者服十全大補湯(觸)陽分足者肉桂去之

痘後感寒　或因澡浴寬衣之候服九味羌活湯(可)體弱者加花條參黃芪以圖之

痘後脾虛　或傷食腹痛服參术導滯湯(保)

痘癰初腫　服必勝膏(太)

癰不收口　服當歸托毒湯(臨)　外用收口散(太)

痘有順險逆並五善七惡之證

以上諸方證治不可固執務在先察病證寒熱次審小兒氣體虛實加減用之可也如發熱三日熱不退者仍當表之表而不退恐兼裹熱方可清之不可重劑恐傷元氣如表裏皆清飲食二便如常宜酌用八珍湯保元湯之類以助灌漿收靨若出現三日過期應出不出出不快者各有所因必察其兼症以治之又如起脹三日或當起不起起而或陷或色氣

根腳之榮枯亦當審其虛實以調之又如灌膿三日止當作膿之時却不作膿亦有漿如清水或起而黑陷者必有所因或因外感傷寒或因毒重火結或氣虛血弱或因穢惡觸犯必察其的當照虛實寒熱以治之至於落痂餘毒多屬營衛虛損不可盡用掃毒太寒之劑有傷胃氣或生痘毒癰疽以及一切諸證總要細心斟酌審的不可倉忙用藥爲醫者當知慎獨斯事切切勿忽諸

亞拙王文選謹識

續附雜方

無憂散　透骨搜毒湯

催漿丹　治瘡疹入眼

海藏地黃散　蛤粉散

兎糞散　吹耳丹

防風散　加味四物湯

活人如聖餅子　地黃丸

甘桔防風湯　利咽解毒湯

定痛散　消毒散

魚泉吾掖王文選輯

古人治痘大法

自錢仲陽立方以解毒爲主張潔古王海藏咸宗之陳文中立方以溫補爲主魏桂巖宗之朱丹溪立方以調停于錢陳二家之間以解毒和表安中爲主王節齋徐春甫聶久吾咸宗之而萬密齋則獨集大成錢氏一派以解毒而效陳氏一派以溫補而亦効朱氏一脈以解毒和中安表而無不効緣時令之不同也建武以後始有疵瘡痘因逐時而生治痘者獨不可逐時而立方乎時遇痘

證熱盛焮發痘色赤紫腮紅氣急煩燥而渴足脛冷大便秘小便澁脈洪數形氣壯勇此屬實熱之證涼血解毒之藥其可緩乎又或値君火司天在泉之歲並可用之也時遇痘瘡身涼而靜痘色淡白頂灰陷目睛青腹虛脹足脛冷大便頻小便淸脈沉細形氣怯弱此屬虛寒之證辛溫補氣之藥其可緩乎又或値寒水司天在泉之歲並可用之也且痘發於表不可妄汗妄汗重令開泄營衛益虛易出難靨毒根在裏不可妄下妄下則內氣益虛毒不能出而反入必有黑陷之變又如表證若急苟不汗之則毒無從得出留伏於內裏證若急苟不下之則著毒煎熬於中又如表實而補表

到潰爛不結痂衰實而補其則結癰毒然痘與雜證有似實而虛
皆有似虛而實者有重變輕輕變重者務須辨證的確活潑潑地
神而明之存乎其人而益信羅田萬氏之法爲確不可易也故將
萬氏痘疹西江月四十八首另集四十八字各冠一字於首後附
捷效方藥醫治者以好對號察方近來世情澆漓小兒多有先天
不足元陽欠固一出痘疾總多險症是集之內重以調補氣血爲
主保固脾腎爲先果有實熱必察口臭尿臊脈數便結方可清解
至尅伐大涼之劑務須斟酌不可輕用種痘之醫須擇小心穩慎
明練篤誠乃萬無失耳

痘科現證圖

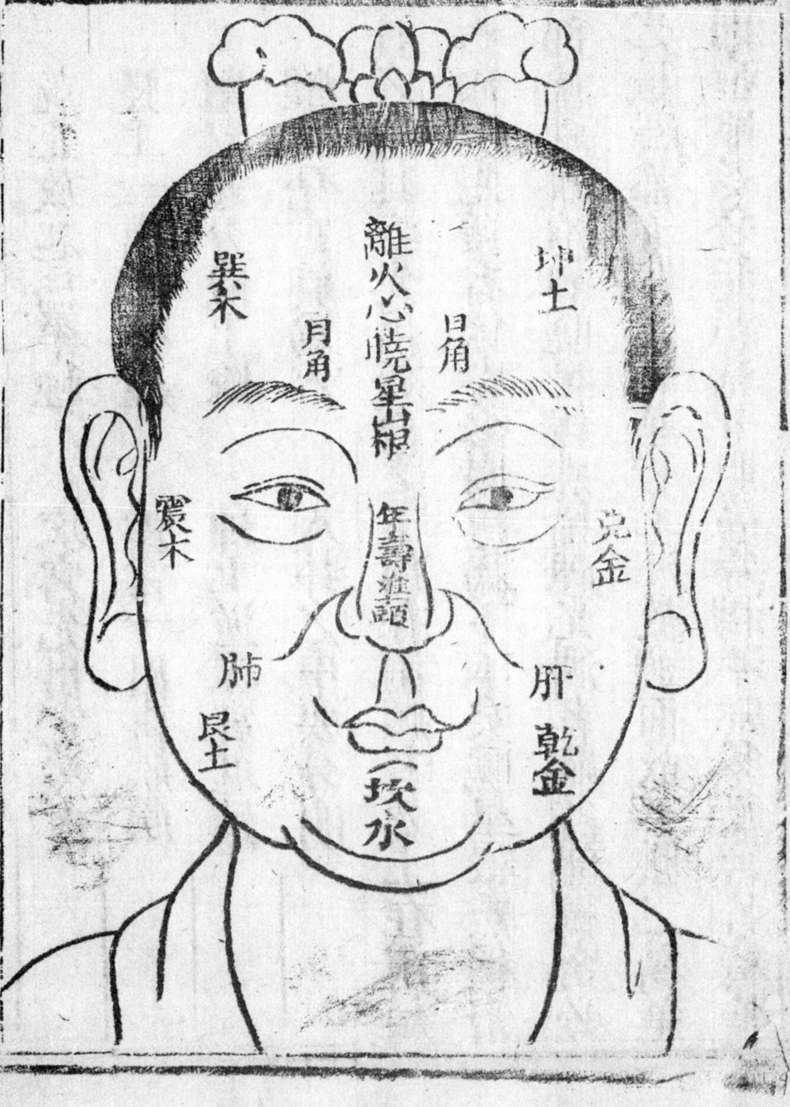

正面圖

訣曰

乾上放起為半輕　坎宮先出定然凶
艮上一出三分痘　震宮一出喜欣欣
離巽九分險上險　坤上逆痘實堪驚
惟有兌宮眞爲吉　八卦之中要分明

凡發熱三日之後其痘先出於面之下部在兩顋者爲上在兩頰者爲中若額際先發者係毒參陽位爲下下矣曉星報點稠密者雖各部稀疎難治如曉星報點稀疎光潤者雖各部稠密必有可治之機焉然五臟之精華皆上注於頭面故五臟之精華充足者則痘雖多必能顆粒分明高聳潤澤雖多無害若精華

不發則邪毒用事矜潰成片如瘖如麩而為不救之症矣

訣曰

須知疫毒吉凶機　氣色都於面部推　年上山根尤緊要
紅光可喜黯青疑　痘疹傷寒疑似間　古人分證可相參
莫將汗劑輕先試　發散惟聞表裏安　痘疹為陽待熱成
微微發熱始和平　假如大熱身似火　解毒常教小便清
始終能食最為良　平日其人脾胃強　食少却防中氣弱
淹留引日變殤殘　早宜安靜號和平　表裏無邪志自清
煩擾忽來宜察審　最嫌失志神譫昏　陷伏難分實與虛

實虛清托大相宜　如逢虛冷宜溫補　幽谷春回慶有餘
四時分治候難明　暑濕風寒不可輕　異氣莫教相觸犯
致令翻變亂其真　痧脊脈候貴和平　胃氣悠長最要清
弦數浮洪爲實候　微沉短濇是虛因

觸變歌

痧觸變焦紫　倏時喘急至　急覓絲瓜皮　細末當調置
甘草地黃湯　一服痧更起　著加煩躁時　犀角磨湯吞
此是四五朝　治觸當如此　朝若七八日　空殼觸必死
預防犯觸症　按驗其物指（絲瓜皮須要未生筋時摘取[illegible]曬乾[illegible]用只風乾[illegible]爲末）

若養漿時被經氣觸犯者用刀刀紅花不拘枝葉煎湯對酒服

更取根枝煎湯浴洗

經穴部位諸痘所主

顖會在頂上土星一寸可容寸許方廣肺之部督脈所發毒生於此大凶少吉

神庭肺之部在人髮際五分督脈是太陽陽明二脈所會不宜多出

天庭肺之部見標先於此處而且上多者則為毒參陽位主凶

躳隆五岳高處是也痘若先見則為陽但多而細者凶

風府在腦之後不宜生疔

印堂肝之部痘加一片雲遮土大凶

絲竹肝之樞在眉頭陷中足太陽脈氣所主發與商丘相應切忌多密

天倉肺之部在太陽之上豐溢則五經無變症

綵霞在兩眉之上明暢則羨肺之部也

繁霞在兩眉梢之上明暢則羨肺之部也

玄武上耳齊處督之部也

山林不宜結毒

百會痘毒不宜生此

髮際結毒則睛紅舌燥口枯面為凶

睛明左目內眥淚孔手太陽陽明之會肝之部也

陽池兩陽

之地切忌先見稠密細小**右太陽**肺之殺門先見稠密大凶**淚堂**卽是眼睚肝之殺門痘如椒實大凶**魚尾**膽之部在眼角之上如稠密主大凶**命門**腎之部在耳邊前一寸痘如遊蠶主凶**聽會**腎之部在耳珠前陷中上關穴下一寸動脈膽中手太陽脈氣所發不宜生青**耳孔**腎之樞痧生於此竅卽名參虎宜速挑治**玄壁**卽爲端璧脾之部也痧宜稀朗則爲吉**井谷**七竅之處爲井谷痧若先見於此則爲陰而主凶**五岳**兩顴鼻額地閣是也痧宜疎朗美麗爲吉**顴左**心之輔痧如絲細爲吉若似紫萍遊蠶爲凶**顴右**心之部也上滿下寬觀此乃係可治**鼻準**胃之部不宜生青**高骨**胃之部痘如石榴則四肢痿痘如天桃而爲凶兆**年壽**胃之部也凡七朝面痘忌紫泡於此者並若硬不而如錫片者大凶也**地閣**胃之部也不宜先發**鼻柱**胃之部痘如桃花之夭爲吉若色灰似爆爲凶**迎香**在鼻孔傍五分針縫處手足陽明之會不宜生青**食倉**在兩鼻孔傍是也然近法令紋而在兩腮之次亦名食倉俱脾之部也如嚥精溢主嘔吐主凶多吉少**人中**脾之部乃司命之堂不宜有痘兼痘而如車輪之形者主凶**順池**脾之部不宜稠

聰井脾之部疽青不宜乇此處是陽各相應　顖池脾之部疽如梅花則脾上傷而瀉逆主凶　承漿在前唇下五分脘中是陽明脈之所會生於此則主凶　氣樞肺之樞在頷下近喉處疽多則凶　喉突在結喉一寸脘中陰維任脈之會腑之樞主生殺之臟疽聚於此則凶　氣窩肺之紋門疽出於此大凶災厄穴在突下窩中若三星垂照必死　背座下落上囂觀項鎖疽如盤蛇則毒盛此乃是難治項鎖而難鑿肺之部也　乳盤心之樞也疽如交纍則煩燥捲床　膻中又名胸堂在兩乳中間玉堂下一寸六分任脈氣所發心之樞也有疽則頻燥主凶　中脘在臍上四寸胃之膜手太陽少陽所主在脈所會脾之關轄也疽如蜂螯爲凶　臍封脾之關也不宜多疽否則脾家瀉逆而主凶　臍𪋻脾之關也疽如雞旋珠必主瀉逆而爲凶　肺俞在背部三稚骨下兩傍各開一寸半足太陽脈氣所發然五俞之位俱不可多疽若併出於此名爲懸鏡而主凶災　肝俞在背部九稚骨下兩傍各開一寸半　脾俞在背部十一稚骨下兩傍各開一寸半　胃俞在背部十二稚骨下兩傍各開一寸半　腎俞在背部十四稚骨下兩傍各開一寸半俱不宜多疽　肩俞癰毒結於此者

可傷門五關爲傷門丹田在臍之上丹田蓄男之龜女之肥
治傷門痘多則煩燥丹田毒則腸結便難玄門屬水而疔火不
生若疔生豐丘五經高處爲豐丘曲池在手肘曲處旋中痘癰不
於此人亩豐丘痘少則安泰順美曲池宜患此最宜速治則易成
錮疾不三里在膝傍牛檳下二寸痘癰結肝之輔痘癰陽谿
瘳矣此命雖不妨但防潰筋之處膂骨結此可治
膂之關有商丘在足內踝前微陷中足太公孫在足係足湧泉在
毒則內陷陰脾脈所經與絡竹相應厥陰肝經足
心臟中湧泉斗塊太衝在足大指本節太谿在足內踝太白在足
則毒透足難治太衝後二寸陷中太谿動脈陷中
太陵在足委中在足曲陋谷在足底與聰井相應
膝處。疔生於此決不可治。
(小)痘疹毒從何起。因於火毒流傳。生來穢物下喉咽。藏在命門裏
面。一旦天行時氣。感令相火熬煎。毒從骨髓見皮間。彼此一般
傳染。

○痘宜種論　夫痘之生也其原由於胎毒流蘊臟腑有輕有重伏藏於中外有感觸卽勃然而發故小兒有避痘之說恐小兒氣體薄弱尤易傳染倘有時令不正而感風寒又兼內傷更加胎毒三者駢湊非遇良醫決不可保此必俟其自出者有之害也然種痘之時必擇天氣溫和不寒不暑則天時得矣又要小兒內無疾病外無瘡癬始可下種未下之前必令父母待兒飲食調勻曲加保護則人事盡矣既下種後俟期而發可以預知胎毒輕疎重密輕者不藥自愈重者照後症治之無有內傷外感之患治亦易矣恐有外感初用參蘇飲

或大保湯論症用之有食積者加麥芽焦查體弱者加箭芪

自斟酌之可也

加味參蘇飲 治痘瘡初發熱憎寒壯熱頭疼咳嗽多因於

外感寒氣之怯弱者

人參 紫蘇葉 川芎 桔梗 前胡 陳皮 白茯苓

牛蒡子 各七分 粉葛 一錢 甘草 法半夏 各三分

生薑 三片水煎溫服取汗如外感寒氣之壯實者加

升麻 七分 即是傷寒而非痘疹服之發表亦效

[illegible]大保湯 治一切傷寒潮熱咳嗽驚風痘疹初熱用此發表

腫脹等症

羌活　前胡　法夏　陳皮　柴胡　赤芍　茯苓　川芎

枳殼　厚朴　桔梗　蒼朮　升麻　乾葛各一錢　甘草七分

生薑引水煎服如痘後傷氣則加生黃芪當歸有泄瀉則

加白朮二錢　車前子一錢　如腹痛則加神麯焦查小茴各一錢

○發熱三日證治　痘瘡之毒蘊伏五臟欲出則必薰蒸而發熱熱微則毒微熱甚則毒甚而痘之稀密輕重係焉雖然亦有熱甚而毒不甚者如熱甚不煩不渴大小便如常精神清爽此熱在表其裏無邪毒火發越痘易出而易成功也亦有

熱微而 毒乃甚者熱雖微而煩燥不安大小便難昏昏喜睡
者毒火 內蘊不得發越表熱雖微內熱則甚毒火鬱遏之極
痘必出 不透而難成功也熱微毒微熱甚毒甚此言其常也
熱微毒 不微熱甚毒不甚又是變也治痘者正當於此有斟
酌矣前 人有云當發散清解使邪熱盡退痘出之形不帶火
色一失 其治多生變症矣有云外感屬氣內有所傷與痘毒
并而發 熱者當散而清之則痘出必快而毒亦輕若痘毒之
正熱其 毒稟於胎元伏於五臟深藏久蓄一旦觸發其熱猛
銳不可 遏阻必藉氣血載毒出外痘出外痘出而熱自退或

熱退而痘自出矣若當事將毒過用寒涼則氣血凝滯不能載毒出外將內攻而致變矣奚可哉庸醫相習以訛傳訛畢用寒涼清解自以爲對證之妙劑以致毒不得外出返而內攻者多矣今不敢執定不用清涼亦不敢執定純用温補總要因病用藥隨證定方也如初發熱其熱和緩時熱時退神清氣爽飲食二便如常無雜證者即或吐瀉不甚而隨止者發驚搐後即見痘影者自汗而汗不大者此營衛氣和腠理疎通不必施治或發熱三日微感風寒煩燥不寧甚則驚搐宜微散表邪發其表而內邪除也或大便結而小便赤者方

可清之若痘影淡淡不見紅活唇淡面白或帶青色脈又遲緩此血氣虛弱不能送毒外出而亦驚搐狂燥宜用溫中益氣湯以托之分別明白而後用藥一劑後痘出而驚定矣昔人謂痘未出而驚搐爲順是在一二日間也若至三四日則不可忽矣驚搐狀與急驚風相類總緣毒氣壅遏不能發宣所致若時醫不知是痘悞作驚風施治或單以寒涼投之以驅痰峻藥下之其兒必死何者但遏其毒使不得外出而內攻也故小兒遇此等證即當詳察恐是痘也此最宜仔細痘有未期而出者毒氣太甚亦當托毒兼清如過期而出者乃

是氣血虛弱所致治當補氣和血以調之慾有兼症量其小兒氣體強弱察其病之寒熱細心施治必無失矣

○温中益氣湯見事字號

治小兒肚痛奇方　用熱飯半茶杯　生薑三片　芴葱五根　皂角一寸燒焦　共搗作餅罨於小兒肚皮上一時痛止去之神效

兒五臟各有形症認時須要分明往來寒熱睡脾經呵欠頓悶可證咳嗽噴嚏受肺面紅驚悸屬心惟腎清靜忌邪侵手足耳尻俱冷

○痘疹初現認法　小兒痘疹初發狀類傷寒其證面燥腮赤眼澁呵欠煩悶乍凉乍熱咳嗽噴嚏足稍冷耳冷尻冷多睡睡驚耳後有紅絲赤脈此其候也又歌云中指獨自冷麻痘證相關　痘症看心窩有紅色或身熱衆手指皆熱惟中指獨冷男左女右驗之凡出痘驗法先熱一日二日三日睡時多驚醒來作戲焦啼此爲出痘無疑矣痘之形最大水痘次之疹子最小觀其兩目神倦不欲開者痘也目中汀汪若水者疹也

又五臟各有一證。其間治法難同。肝爲水泡。肺爲膿大小瘡形異

種脾證發爲疹子心經現作斑紅腎爲黑陷病多凶縱有靈丹
何用

○痘分五臟形色治論　五臟之毒出痘現形各有氣色不同
心經痘色紅活尖滿脾經痘色微黄豊厚易治肺經痘色淡
白平坦可治肝經紅痘色微紫稍瘦腎經痘色黑難治痘形
小而光實者名珍珠痘大而飽滿者名大痘易治四圍起而
中陷者名茱萸痘平扁不起者名蒸餅痘可治欲起不起子
母累疊蛇皮魚子以治蒙頭鐵嘴鎖喉纏腰難治看法用手
重按小兒腎腧穴畏痛必哭者其痘必重不知痛者痘輕設

若燒熱未退總有餘毒伏裏至三四次而現者有之初現水泡肝熱先現宜清肝邪灌濃時起水泡宜健脾而固氣血若有血泡是因氣虛不能統血白塌不起氣血兩虛黑陷枯而血熱當潤氣體弱而變青黑總宜保元爲先若是癍疹癍如雲霞疹如粟米雖當清癍解熱總以托痘爲主痘出而疹自消矣亦諒小兒氣血强弱酌量治之可也方藥載後

茂 痘疹要知順逆。天時人事相隨。大端陽火是根基。若遇陰寒不喜。春夏發而多吉。秋冬疑以何疑。如逢稠密必凶危。稀少方爲平易。

○運氣寒熱論　痘內發於臟腑外應乎運氣天動人隨故治痘者以明運氣爲要也今人不分時令寒熱一槩施治則誤矣按經所謂必先歲氣無伐天和者於痘瘡更爲緊要總以寒水司天年令又值嚴冬痘不紅綻定用辛熱之劑發之若屆司火之年時當酷暑又兼實熱不用苓連等藥何以折其炎鬱之氣論方古人或用溫熱或用寒涼雖依天時地氣各有所宜亦小兒寒熱虛實異治不可專執一偏之方論也

㊅治法而今不定清涼溫補分明各持一見論紛紜自曰予爲神聖解毒喜行涼瀉補中愛使辛溫不明時令與元神枉自捕風

提綱

○痘症初服固本方並治虛實驗法　痘疹不可偏執已見要依時令寒熱無有外感務審小兒虛實氣虛者宜服補中益氣湯血虛者宜服荊防地黄湯兼寒者宜服大温中飲或大補元煎恐有實熱察小兒氣體壯實飲食易消出痘時大便結而燥小便赤而臊口鼻中出氣如熱湯之蒸惡熱喜凉等症是名實熱可服荊防地黄湯加生地大黄一二劑而火退矣倘有發熱不退口渴黑黯便赤可用白虎地黄湯清之然不可以虛火悞認爲實火察虛火實火之法全憑大小便要

主小便清白大便不燥身雖大熱乃中宮有寒無所依浮而在外誤服寒涼頃刻變症恐難救矣

○補中益氣湯　此方補氣散毒氣虛者初出痘時服三四劑痘易起發痘頂難者亦宜服之

黨參三錢　黃芪二錢　白朮錢半　炙草一錢　當歸一錢　陳皮五分　升麻　柴胡各三分　加生薑三片　水煎服可與荊防地黃湯相間服之

○荊防地黃湯　此方補血散毒血虛者初出痘時服三四劑痘易灌漿與前後各方相間服無所不可

荆芥一錢 熟地四錢 山藥 丹皮 防風 雲苓 棗皮

生甘草各一錢 生薑三片水煎黃酒冲服

○大温中飲 此方補氣血散寒邪提痘漿散痘毒凡痘頂不起空殼無膿嘔吐泄瀉脾胃不開痘色不紅將欲塌陷速宜煎服並與大補元煎相間大劑連進温中散寒立時起發功難盡述

熟地五錢 白朮 黨參各三錢 淮山 黃芪 炙草 柴胡各二錢 麻黃 肉桂 炮薑各一錢 生薑三片灶心土水煎濃對黃酒冲服如汗多者減去麻黃

○大補元煎　此方大補氣血常治痘症慢服凉藥遂由泄瀉痘不起發危在旦夕速宜大劑連進不可減去附子與六味回陽飲相間服之立見奇功有鬼神莫測之妙倘二三劑後泄瀉不止酌加肉果更加龍骨粟殼各一錢倘泄瀉全止減去附子若附子太多則小便閉塞

熟地五錢　黨參　白朮各三錢　山藥　杜仲　棗仁　枸杞　故紙　肉桂　炙草各二錢　附子　山茱萸各一錢　生薑三片　核桃三個去殼為引痘後減去附子只用肉桂數分調理數劑頂可復元

○白虎地黃湯　此方去實火解邪熱能治小兒出痘發熱不退口渴喜冷痘瘡黑陷小便赤澀大便閉結口鼻熱氣等症酌加大黃以行為度若二便清白不喜飲冷身雖大熱乃是虛火仍宜溫補所謂甘温退大熱不可妄投此藥乃備而不可輕用也

石羔　當歸各三錢　生地　木通各二錢　枳殼　澤瀉　生甘草各一錢　大黃錢半　燈心為引水煎服熱退身涼即以攝防地黃湯調理之

理　假令天時暄熱辛溫助為灾殃嚴凝涼解雪加霜病者如何抵

攢壯實宜用行溫補虛症又使寒涼虛虛實實也元陽無真六腑虧

爬癢

○敗毒和中散　治痘瘡發熱之後身熱不退煩悶狂燥等症

連翹　牛蒡子炒各六分　黃連　枳殼　防風　荊芥各五分

桔梗　紫草酒洗　蟬退去頭足　川芎　前胡　木通各五分

升麻　甘草各四分　麥冬去心八分

大便秘者加熟大黃一錢不秘者勿加

○補中益氣湯　治痘瘡血氣虛弱送毒氣不出形影淡白點粒不明等症

人参　白朮　黃芪生用各八分　當歸　白茯苓各六分

炙草　川芎　白芷　防風　山查炒各四分　木香

上桂各二分　生薑一片　紅棗一枚　水煎服

性看的時行疫癘。天時熱氣炎炎。精神肥健食能兼。解毒清涼甚便。若是風寒太甚。虛羸吐瀉連綿。此宜溫補法爲先。又在醫人活變。

○羌活救苦湯　治痘瘡兼有天行瘟疫之氣

羌活　白芷　川芎　蔓京子　防風　桔梗　黃芩

大力子炒　連翹　升麻　人中黃各等分　路東黃更好

薄荷七葉　水煎服

○十一味木香散　能和表裏通行津液清上實下扶陰助陽腹脹渴瀉其效如神

木香　大腹皮　黨參　桂心　赤茯苓　青皮　前胡
訶子　丁香　甘草　半夏各一錢體虛者參倍之　生薑三片水煎服

六君子湯　治痘瘡脾胃虛弱泄瀉不食灰陷及不結靨等症

人參一錢　白朮炒　白茯苓各七分　陳皮五分　炙甘草　法夏各四分　生薑三片紅棗一枚　水煎服

○保元湯　此即東垣所製黃芪湯也黃芪能固表人參能固內甘草能解毒用以治痘令其內外固護扶陽助氣則氣於焉而旺血於焉而附氣血無恙斯一身之真氣可以保合而無壞矣痘毒藉此領載則何難出之有哉惟是藥有回生起死之功轉危就安之力故改爲保元也

人參一錢　黃芪二錢蜜炙　甘草五分炙　生薑一片水煎服

命痘疹要知輕重吉凶順逆精通毒輕瘡少順家風湯藥不宜妄用瘡密毒重爲逆皮膚寸寸成癱此般形證例多凶仔細扶持休縱

○調元化毒湯　此方用歸芍生地紅花以理其血參芪甘草以補其氣荊防前胡發表以散其邪連翹蟬退山查紫草以解其毒桔梗開上竅木通開下竅又以所導其邪也

黃芪生用八分　人參六分　白芍酒洗　當歸　牛蒡子　查肉

荊芥各八分　防風　桔梗　前胡　紫草茸酒炒各六分　木通四分

紅花酒洗　生地　甘草　蟬退各四分　生薑三片　水煎服

腹痛去參芪加炒枳殼八分大便久祕去參芪加酒炒大黃一錢五分　若血氣與毒氣俱旺而脈洪數者歸芍減三之一去參芪

○八珍湯　治痘瘡氣血兩虚不能送毒内陷枯澁等症

人參　白朮　白茯苓各七分　炙甘草四分　當歸七分

熟地黄一錢　川芎　白芍各四分　生薑三片紅棗一枚水煎服

閞輕者三四次出頭面胸背稀疎小便清利大便稠飲食如常充足重者遍身齊出狀如麻子麥麩咽疼泄瀉悶悠悠飲食不思可惡

○十二味異功散　治痘瘡未出已出不起發不光澤泄瀉腹脹寒戰身熱汗出内虚寒而外假熱等症

木香三錢五分　官桂二錢　當歸三錢五分　人參二錢五分　茯苓二錢　陳皮

厚朴姜製各一錢五分　白术土炒二錢　半夏製一錢　丁香　肉豆蔻去油各二錢
附子炮去皮一錢五分　右為細末每服三錢生薑三片棗二枚水
煎溫服量小兒大小以意加減

○豆蔻丸　此丸治痘之家必須預製以防虛滑泄瀉若痘起
脹或收結時驟然泄瀉不止危在旦夕矣然止瀉用湯藥
多不效有至異功散而不止者惟此丸可以止之
肉豆蔻炮去油　訶子炮　砂仁　木香各五錢　白龍骨煅五錢　赤石脂
煅枯白礬各七錢　右為末麪糊為丸如菉豆大每用二三十
丸米湯下

○參苓白朮散　治痘瘡脾胃虛寒泄瀉

人參　白朮　茯苓各七分　甘草　乾葛　藿香各三分

木香二分　水煎服

○利咽解毒湯　治痘瘡咽喉腫痛

山豆根　麥冬去心　黑參　桔梗　牛蒡子各七分　防風五分

甘草五分　生薑一片水煎頻頻服之

○喉瘖妙方　訶子肉二錢　杉樹節子一箇煎水服外用

開喉箭三錢焙乾打末　偷油虫五個　豆腐渣一酒杯搗合包之

○一方　用燕窩泥夏枯草搗爛調綠殼鴨蛋清或井水敷之

○飲食難進藥不下者卽用雄雞刺冠血灌之卽開

係多有先輕後重只因觸冒風寒房勞不避穢腥干飲食偏於冷煖間雜入帶穢厭諸般禽獸盤桓庸工術淺誤湯丸反使痘落變換

○平和湯　治痘因邪穢所觸伏陷而出不快

人参　當歸　桔梗　白芍　紫蘇　黃芪各四分

防風　白芷　甘草各三分　官桂　沈檀乳香各二分

生薑一片水煎溫服

○避穢香　出痘之家可避一切穢氣

蒼朮十兩　大黃五兩　右剉細捻放爐中燒之不可間斷

○水泡治法　痧在七八日間而夾水泡大者用針放水外用明雄末摻上小者用升麻煎水調銀硃明雄擦之即愈

○洗疹神湯　痧中內夾疹子用升麻　柴胡　葛根　紫蘇各三錢　楊柳枝七根　生薑三片同煎水拭身上自散

○紅痧捉法　紅痧重者用小雞兒一個連毛破開內摻明雄末又用生薑薄片貼於雞腹內趁熱覆於小兒胸前一二時去之即退內服

○黑參升麻湯　黑參　升麻各二錢　甘草八分　防風　荊芥

牛蒡子各六分 水煎服 火甚者加犀角紫皮 體弱者加黄芪

如痘輕者祇可服藥不用提法亦可

非 重者變輕何以常常和煖衣衾房中謹密少人行飲食隨時添進未見誤投湯藥不曾妄啖酸腥此爲人事奪天靈安可歸於有命

○出痘之家務要潔淨不許外來婦女入房恐有汗穢不潔以致小兒不安所以出痘之家常用柏枝葉不時燒烟以防汗穢亦用鐵器燒紅淬入酒醋盆中入房薰之可治小兒身癢至於飲食衣衾不可過於飽煖亦不可使其饑寒諒小兒氣

體弱慎加保護不藥自愈

〔經〕要識痘瘡死證。無過五證分明。紫黑喘渴悶何寧。癢塌咬牙寒噤。灰白頂陷腹脹。皮嫩易破成坑。泄瀉氣促見鬼神。聲啞頭面足冷。

○痘瘡出不紅潤灰白而頂陷者氣血兩虛也宜保元湯加肉桂之類或外感風寒觸穢氣而變陷者宜異功散參歸鹿茸湯之類黑陷不起者宜大温中飲加黑[illegible]豆紫草之類

○渴者爲氣虛而津液枯竭也服保元湯加麥冬五味

○泄有二端泄而糞黄臭穢小便赤澁痘色必紫紅此毒氣甚

熱宜服清解散加茯苓澤瀉或四苓散以導其熱不可以脾胃之藥止之

○泄而糞青白滑利者虛滑也其痘色必淡白宜參苓白朮散或理中湯主之如虛寒不止用豆蔻丸　五虛之中泄瀉爲甚出痘七八日泄瀉皆從虛治痘瘡自利不止鮮有愈者大約能食者可治不能食者不治

○痘疹未出而嗽喘乃毒上熏宜用參蘇飲加桔梗桑皮之類清之痘已出之後而咳嗽多屬元氣虛弱風邪乘虛而襲宜五味異功散加桔梗五味子

○痘癢須於形色脈上分虛實如痘淡白泄瀉不能食脈無力氣餒虛癢也宜異功散之類如壯熱痘色紅紫大便秘結脈有力氣壯此實癢也宜凉血解毒之劑大便不通用酒炒大黄少與而利之痘癢多因氣血虛弱必察其小兒痘色白者四君之類赤者四物之類又有燥濕異治燥者火甚也其治在心濕者火濕所也其治在脾雖固氣血之藥酌加防風荆芥牛蒡蟬退之類而癢可止矣

○痘瘡初出脹滿此毒氣內藴宜服敗毒和中散若不通微下之不妨若經吐瀉腹脹脾虛不能攝氣宜服五味異功散

○痘瘡皮嬌色嫩作癢易破此乃皮肉已虛但存薄膚以包於外不能約制毒邪風火相扇攪而易破也外以細茶當歸黃芪黑參燒烟薰之內服木香快癍湯或歸脾湯恐有兼症隨便加減濕爛者用敗草散（輕）

○痘疹初起肺氣預敗然有嗆咳而失音者無妨又有感風寒而音啞者宜甘桔湯加防風荊芥以疏其風寒則音亮矣七八日而失音痘正起脹發內或脹閉肺竅故失音俟肉痘靨而音自出矣若痘伏陷倒靨而聲啞者則毒陷內攻肺氣宜參麥清補湯主之兼用千金內托散大約聲啞兼氣急者難

治

○寒戰在出痘之前難治因感風寒在內痘毒出而寒邪亦出寒甚作戰多屬肺熱熱極生寒必唇紅脈數痘紫舌上有苔或黃色宜用清肺散寒之劑不可誤投熱藥出痘六七日以後多屬肺寒察其唇淡脈緩痘白宜六味回陽飲咬牙之症屬胃獨見者用藥從經絡辨症如前

○保元湯（申）

○參歸鹿茸湯（盈）

○大溫中飲（人）

○參蘇飲（小）

○五味異功散（幼）

○四君子湯（令）

○四物湯（令）

○敗毒和中散（事）

○豆蔻丸（闕）

○加味四苓散　治痘瘡毒氣奔越泄而糞黃臭穢小便赤澁

猪苓　木通各八分　澤瀉七分　赤茯苓七分　黃連酒炒

黃芩酒炒　牛蒡子炒研碎各八分　燈心一團水煎食前服

○清解散　治毒氣壅盛於內不能驟發於外宜用此以宣之

葛根　升麻　芍藥酒炒　桔梗　川芎各五分　紫草　木通

生地黃酒洗各六分　牛蒡子炒研　連翹各七分　山查八分　甘草三分

大便利減去紫草牛蒡子生薑三片水煎服

○理中湯

人參　白朮　甘草　乾薑各等分

○加味四聖快斑散　治毒火熾甚紫陷乾枯其證煩燥腹脹

喘渴多不可救用此以解毒發表

黃芪　人中黃　紅花酒洗　麻黃酒炒焦　紫草酒洗　牛蒡子炒研

絲瓜連蒂燒灰另研　木通　連翹　辰砂另研　路東黄另研　甘草各等分

水煎服證既危急可用牛黄

○四聖散　治痘黑陷倒靨不起發不紅活小便不利

紫草二錢　黄芪三錢　甘草一錢　木通七分　水煎服

黑紫甚倍紫草加黄芩紅花大便秘加枳殼如常加糯米

○六味回陽飲　此方大補元陽爲治小兒氣血本虛痘瘡自塌或悞服凉藥嘔吐泄瀉將成慢驚虛寒咬牙寒戰危在頃刻速服此方倘有轉頭即入大補元煎之内同煎齊進名返魂丹眞仙方也

附子一錢 炮姜一錢 當歸三錢 肉桂二錢 黨參三錢

炙草一錢 加胡椒末三分 灶心土水澄清煎藥 去附子亦可

○木香快斑湯 治痘瘡元氣虛弱或經泄瀉其瘡由灰白而變黑陷此名倒伏靨也用此以托裏快斑

炙甘草 當歸 白朮 陳皮 白茯苓 木香 黃芪

人參 桂心 青皮 訶子肉 生薑三片水煎服

○甘桔湯 治肺熱喉痛

桔梗 甘草 水煎服

○敗草散 用蓋屋爛茅草或蓋墻爛草多年者佳為細末摻之

如遍身患爛者須多珍鋪席上令兒坐臥其瘡即愈

○一方　菉豆磨粉炒微黃撲之即愈功倍敗草散

○參麥清補湯　治痘瘡元氣虛弱津液枯竭不能制火以致虛火炎熱或煩或渴或咽喉痛或衄血難任溫補必不能成漿結痂宜此湯以調之

人參一錢　麥冬去心四分　天花粉　生黄芪各一錢二分　前胡七分　牛蒡子七分　炙甘草　生甘草各五分　酒白芍　生白芍各五分　當歸一錢　紅花五分　川芎　生地酒洗各五分　桔梗五分　山查肉七分　生薑三片　龍眼肉三個　水煎服

○歸脾湯

人參　白术　黄芪　當歸　茯神　遠志　酸棗仁去殼研炒

龍眼肉　木香　炙草　薑棗水煎服

○參苓白术散(闕)

○千金內托散(子)

○痧有危症須防眼目咽喉症用各穴重者急用鐵汗搽之

○取鐵汗法　用鋸木條燒紅於銹鐵上或鋤頭刀斧不論頭

刻氣出以冷水用手指抹上搽於小兒喉前胸前手掌心窩

半斗許小天星穴手腕洪渠穴並足心湧泉穴各處可免

其喉舌潰爛之患亦有用燈火照穴燒摘

究既識五般痢證其間吉病如何瘡頭飽滿作膿窠任是擂磨不破。四畔根盤紅活安眠靜臥平和光壯收靨不蹉跎管教脫痂勿藥。

看黑陷乾枯腎敗。咬牙寒戰肝傷。失聲喘氣肺摧。創泄瀉脾虛腹脹。癢塌悶亂心死。狂言見鬼神亡。皮嫩易破氣無陽使血陰崩模樣。

○此五經危證詳前輕字後

○十宜內托散　治痘起發之時形扁塌色枯黑

人參　黄芪　全歸　川芎　桔梗　荆芥　牛蒡子

北防風　炙草　水煎服　大便秘加熟軍

小便澁加木通　渴加花粉麥冬葛根

○大補快斑湯　治痘起發皮嫩易破防癢塌

人參　黄芪　當歸　川芎　赤芍　生地　牛蒡子

炙甘草　北防風　連翹　柳楊桂　人屎煆　水煎服

○七味白朮散　治痘起發泄瀉而渴

人參　白朮　木香　藿香葉　雲苓　粉乾葛　炙草

生薑大棗爲引水煎服

○柴葛桂枝湯　治痘將出而惧寒振戰此毒氣留連於腠理間也

柴胡　粉葛　羌活　人參　北風　桂枝　牛蒡子

炙甘草　淡竹葉十片水煎熱服

○養心化毒湯　治咽中無瘡而暴瘖

當歸　生地　麥冬　升麻　花粉　黄蘗　蒼朮　荆芥

生薑一片水煎服

○痘藥不起至七八日間者即用牛綱刺樹內老母蟲要頭向上者取三四個搗汁蒸服亦有用黄古頭魚或雄雞冠亦可

○鹿茸鴿參湯　治元氣大虛痘漿不起陷塌危急用之

鴿子一個去毛腹洗淨　洋參三錢　鹿茸一錢　桂圓八個　箭芪三錢

同入鴿子腹內置放煨缽中將煨缽半放飯甑內上用尖底缽子盛水擱甑上文火蒸出氣水滴下蒸熟與小兒服之必效用此不應不可救世順症起漿莫用

戒首尾不可汗下汗下時腠理開張風寒易入透痘瘡收靨不齊火旺攻下必犯脾胃無事日取內傷泄瀉黑陷致傾亡任使魂靈飄蕩

○調元托裏湯　治痘瘡作癢而兼泄瀉

人參　黃芪　炙草　木香　廣皮　柯子肉　荆芥

嫩柳桂　防風　羌活　赤芍　生薑引　水煎服

傷 大抵痘瘡未出，先須升葛參蘇。如斯不出汗帖疏，紅點見時藥住。大便若還秘結，輕輕四順相符。假饒自利伐無辜，定與閻羅掌簿。

○加味升麻葛根湯　治痘瘡初發熱，憎寒壯熱，頭疼咳嗽，多因於外感稟氣之壯實者。此方即傷寒而非痘疹，服之發表亦無妨。

白葛粉一錢　升麻八分　赤芍六分　甘草　桔梗各二分

紫蘇葉五分 川芎四分 山查肉八分 牛蒡子五分

生薑三片 水煎熱服取汗

○參蘇飲（小）

○四順湯 治痘瘡四五日不大便瘡又壅盛喘急腹脹

大黃 當歸 芍藥 甘草各等分 水煎服

（時）調痘無過三法。補中解毒兼行。補中參朮草芪耆。枳實山查看。應解清芩連梔鼠。連翹枳實防荊。芎歸養血妙如神。加減消詳酌定。

○補中湯

人參　白朮　當歸　蒼朮　枳實　山查

量病加減　水煎服

○解毒湯

黄芩　黄蘗　連翹　防風　荊芥　川芎　當歸　黄連

量病輕重。隨便加減　水煎服

論血氣要分虛實。但於瘡色推求。紫腫紅擬血實。由四物內加解毒。灰白中陷氣弱。四君子是良謨。畧加解毒藥相符。補氣實脾無誤。

○四物湯　治痘瘡血色不紅活枯澁等證

當歸　川芎　熟地黃　白芍藥　水煎服

○四君子湯

人參　白术　白茯苓　甘草　水煎服

○解毒湯（時）

（次）但是痘瘡初出。如遇熱盛昏睡。解毒發散藥先行。莫待臨渴掘井。桔梗升麻乾葛連翹甘草黄芩牛蒡穩子木通荆蟬蜕防風作引。

○解毒發散湯

桔梗　乾葛　荆芥　蟬衣　防風　牛蒡子（炒）各二　連翹

連翹　黄芩　升麻　甘草　木通各七分　水煎服

〔番〕若是如常潮熱。只消乾葛升麻。芩連甘草赤芍。加牛蒡連翹無價。或用參蘇飲。子青皮木香。內加煎來一服。勝靈砂痘見表疏纔罷。

○清熱疏表湯

乾葛　牛蒡子各一錢　升麻　黄芩各七分　連翹　赤芍各五分

甘草三分　水煎服

○參蘇飲(小)加青皮木香

〔氣〕初熱多生搐搦。急將導赤疎通。木通甘草與防風。生地黄連同

用。再着辰砂調。服須臾救護朦朧。此方端的有神功。皆取行之

必中。

○導赤疎通飲

生地　防風各二錢　甘草　木通各一錢　黄連五分　辰砂八分細末

水煎服

（血）壯熱不曾出現。大便秘結難通。顛狂層裂眼珠紅。此證凶危堪

斷。急與芩連梔檗。大黄酒炒錬中。連翹牛蒡與木通。貫衆射干

俱用。

○芩連梔檗湯

黃芩　梔子　大黃酒炒　牛蒡子各八分　黃連　黃檗

連翹　木通　貫衆　射干各四分　水煎服

【按】自此出而稠密認他虛實調劑虛家泄瀉色如灰大補十全堪

取若是腫掀紅縱芩連梔蘗芎歸翹蒡升葛桔甘奇此固貞樑

妙秘

○十全大補湯　治痘　猪氣血虛甚不能載毒致有灰陷不鬱

等證

人參　白朮土炒　白茯苓　炙甘草　當歸酒洗　川芎

白芍酒炒　熟地黃　黃芪蜜炙各等分　肉桂減半　生薑三片

棗二枚　水煎服

○芩連化毒湯

當歸　桔梗各二錢　川芎　牛蒡子　升麻錢各一　黄芩

梔子　連翹　黄柏各八分　甘草五分　黄連四分　水煎服

盈灰白不能起發又加泄瀉頻頻。温中妙藥不宜停。急急扶危濟困。當歸黄芪芍藥甘草。乾薑人參木香梔子及青陳官桂丁香

靈應

○温中飲子

當歸　黄芪　白芍　甘　陳錢各一　八　參　蒼朮錢各二　乾薑

木香　梔子　青皮　陳皮　官桂　丁香各五分

大棗二枚　水煎服

○參歸大補湯

人參　當歸　黃芪蜜炙各一錢二分　川芎　山查肉　炙甘草各八分　防風　白芷　厚朴薑炒　紫草茸各六分　木香三分

生薑一片水煎　溫服

參歸鹿茸湯　治痘色淡白疱不尖圓根無紅暈氣虛血弱等症

鹿茸酒塗炙去毛勿用酥炙恐其焦也三錢　嫩綿黃芪蜜炙一錢五分　炙甘草六分

當歸身酒洗一錢五分　人參一錢二分　龍眼肉三個

生薑三片水煎去渣入好酒一盃溫服

〇六君子湯　治痘瘡脾胃虛弱泄瀉不食灰陷及不結靨等症

人參　白朮　白茯苓各一錢　炙甘草　製半夏各四分　廣皮七分

生薑三片棗二枚水煎服

【鎖】毒甚常生咽痛可憐飲食難嘗射干甘桔最相當連翹升麻牛蒡若是痘攢頸項此名鎖喉慞惶一朝破爛命將亡變作暗啞不治

〇清咽湯

射干　甘草　桔梗　連翹　升麻　牛蒡子　水煎服

○喑啞詳輕

○水嗆喉痛詳陽

則起發壯如蠶殼乾枯不見水漿此名血竭毒歸藏不治必然命喪當歸地黃養血參芪甘草溫良連翹牛蒡與木香桔梗青皮發用

○溫養湯

當歸　地黃　人參　箭芪　甘草　連翹　牛蒡子

木香　桔梗　青皮　水煎服

括起發當將燃視切防黑陷來攻若然黑陷現其中藥點許多妙用豌豆七粒燒過亂髮火煅和同珍珠水浸胭脂紅針破搽之人自腫。

○點黑陷奇方

豌豆七粒燒灰 亂髮火煅 珍珠一粒煮研 水金花胭脂五分 共細末用升麻煎水調搽黑陷處必起如無金花胭脂用棉花胭脂亦可

○奪命五毒丹 治毒重黑陷倒靨乾枯不起者神驗

蟾酥半分 牛黃二分 硃砂一錢 雄黃三分 冰片三分

右用獖豬尾血爲丸如麻子大薄荷湯下一丸移時活動

體虛氣弱者加箭芪洋參各二錢乾枯者　加當歸紫草

(毒)藥點反加黑陷喪門弔客怨怨百祥快癜與宣風纔是脫空真

弄不如人猫雞犬四般屎煅和同木香湯引妙　無窮妙法半文

不用

○百祥丸宣風散未載

○先天清毒散

人糞　猫糞　雞糞　犬糞各等分　火煅過細末木香煎水冲

服　臘月製就更佳

(溫)起發初生搔癢比於癢塌爭差傷寒身癢表邪　邪痘亦同兹休

訣。治用疎風涼血荊防翹蒡芎麻地黃歸葛效堪誇竹葉木通
無價

○疎風涼血湯

荊芥　防風　連翹　牛蒡子　川芎　升麻　地黄
當歸　葛根　木通　竹葉爲引　水煎服

補大抵痘宜脹痛最嫌虛癢相干只因飲食濕邪攢心火熾而悶
亂外宜茵陳艾炬內宜參朮湯丸若還癢止證方安抓破面皮
囟斷。

○痘瘡腫脹小兒身癢。小兒兩手川綢綾纏緊恐傷皮面

○避風烟　用茵陳艾葉燒烟常常熏之

○歸脾湯（軍六）

○補中益氣湯（六）

○三清快斑丸　常治痘瘡不起起而不膿膿而不蒼厚煩悶不寧或徧身塌癢而有乾黑者若不急爲益血補氣化毒膿不滿足而回縱苟免一時倒靨倒發日久不痊者多矣

當歸紅花汁浸焙一兩　熟地黃生黃製二兩　生地黃酒洗二兩　牛黃一錢五分

人參七錢　白茯苓八錢　黑參八錢　荊芥穗七錢　甘草六錢

牛蒡子炒研七錢　人中黃三錢　路東黃火煆存性五錢

右爲細末煉蜜爲丸如皂角子大三歲兒一丸一歲半丸薄荷燈心煎湯下酌爲湯劑調入牛黄八中黄路東黄三末服更好

【賛】何爲正面怕瘡面含五臟精華假如破損實堪嗟氣散魄飛魂罷尤忌先傷正額心經火帶虚邪幾番試驗不爭差寄語明人體察

○生肌散　治瘡臭爛出膿水不止

地骨皮　黄連炒　黄蘗炒　五棓子　甘草各等分

右爲末乾摻之

○甄陶散　治痘瘡破出清水

新瓦爲細末乾摻之

○白螺螄散

白螺螄不拘多少古墻上取去土淨火煅爲細末乾散爲妙

畧 心相火居正額出現最忌稠連果然額上痘蟬聯大抵凶而不遠喜是兩顴口鼻始終都在其間任教稠密勢纏綿到底終無傾險

○水楊柳浴法　治痘稠密陷而不起

水楊柳春冬用枝夏秋用葉剉斷長流水一大釜煎六七沸

先將三分中一分置浴盆內手試不熱不寒先服宜用湯藥

然後浴患者漸添熱湯不可令冷洗久許以紙燃照之顆顆

然有起勢陷處暈暈有絲此漿形也漿必滿足如不滿又浴

如前法若力弱者只浴頭面手足可也燈照如無起勢氣血

敗則津液枯矣可以緩洗

翟氏曰如無水楊只以忍冬藤代之亦可

解 起發成漿欲靨忽然泄瀉來攻此時脾胃不宜空變出百端可

慟多是內傷飲食只求藥有神功若還消脾泄淋臘次冉北部

泣送

○君子湯

○參苓白朮散（闢）傷食甚者加枳殼麥芽

○五味異功散

人參　白朮　白茯苓　炙甘草　陳皮　薑棗　水煎服

（熱）先用人參白朮。黄芪炙草煨薑茯苓山藥及木香大劑煎來溫養不效次求豆蔻木香芡實良方三番只有異功良此實盡頭酌量。

○八君子湯　治脾虛作瀉

人參　白朮土炒　黄芪各二錢　白茯苓　山藥　煨薑各一錢五分

木香五分 水煎服 如未效用 肉豆蔻一個麪包火煨熱打碎紙用數層楮去油先用開水壺熨之換紙紙上無油者佳 芡實三錢 木香八分 開水調和恐油氣未淨用白紙拖去浮油溫服即止

○十二味異功散闕

【分】記取戍漿欲壓最。防厥穢腥羶大黃蒼朮共燒烟。可解一切穢厥内服調元飲子。黃芪炙草人參當歸蒼朮酒芩連。犯着荊防即變。

○避穢香【係】

○調元飲子

箭芪　炙草　人參　當歸　蒼朮　酒芩　黃連
荆芥　防風　水煎服

清 到得成漿痘熟，依時都要成痂。若還腐爛臭腥加。此是表虛堪詠。急進參芪歸术。荆防蒼葛升麻。連翹牛蒡蜜蒙花。休得弄真成假。

○消風托毒湯

人參　黃芪　當歸　白朮　荆芥　防風　蒼朮
葛根　升麻　連翹　牛蒡子　蜜蒙花　水煎服

臨 若是痘瘡熟爛皮破膿血淋漓。內服歸朮與參芪牛蒡連翹官桂。外用多年敗草晒乾研細成灰。鋪開床席任施爲。最解火邪毒氣。

○當朮托毒湯

當歸　白朮　人參　黄芪　牛蒡子　連翹　官桂

水煎服

○敗草散（秘）

○生肌散（寶）

（症）痘熟不能收歛。反行破爛成瘡。一時焦痛甚難當。請問如何發放。但取甘草滑石。辰州豆粉清凉蜜調塗上便安康此法不留

謌七

○天水清涼散　治痘瘡破爛成瘡焦痛難忍

滑石五錢　甘草一錢　菉豆粉三錢　共爲末蜂蜜調敷卽安

元參解毒湯　總治痘後餘毒一種火丹

元參　歸尾　生地　紅花　連翹　地骨皮　赤芍

熟石羔　西風　木通　荆芥　淡竹葉十片爲引

水煎服火性體弱者加箭芪

務　有等痘瘡純正之務何日久難收請君仔細問根由不可臨時差

謬或是曾傷冷水或因秘結熱毒兩般治法各推求不枉青囊

異授

○二陳理中湯　治痧食傷冷物受寒氣而嘔者

人參　白朮　廣皮　法夏　炙草　生薑三片為引水煎服

生津地黃湯　治痧起發大便堅實而渴者

生地　麥冬　知母　天花粉　炙甘草

竹葉十片為引水煎熱服

須果是食傷冷水濕傷脾胃皆虛脾應肌肉主中區無怪血膿流汗可用参苓蒼白青陳甘桔無拘丁香官桂有方書救裹收表妙處

○醒脾除濕湯

人參　黄芪　蒼朮　白朮　青皮　陳皮　甘草

桔梗　丁香　官桂　水煎服

如見大便秘結。三朝一七未通。此爲熱氣內蒸烘。因此毒難開。縱內服歸黄麻子大黄。署入相攻。再行膽導妙。無須管取。成痂去壅。

○清潤快結湯

當歸三錢　大黄一錢酒炒　火麻仁　生地各一錢　水煎服

○膽導法　治。大便結燥。血不潤腸。以此通之。不損元氣。方用大豬膽一個以小竹管插入膽內以線扎定吹氣令滿另以線打活結收住其氣以竹插入穀道內解去活結揑其膽令膽汁射入腸中直待氣透然後去膽便卽通矣

○蜜油導法

蜜煉老成挺一寸內入穀道中甚者用香油頓溫入豬尿胞內以小竹筒灌入穀道中甚妙

(附)收後許多餘證醫家須要分明毒留肝臟目生疔翳障癱人隱隱奇人肺脾癱腫責歸手足陽明內傷外感要調停免致多生

背痛

○消毒發翳湯　治痘毒入眼赤腫而滿翳膜遮睛等症

黃菊花　蜜蒙花　穀精草　木賊　白蒺藜炒各一錢　天花粉　草決明　牛蒡子　桔梗　生地各八分　當歸　柴胡　防風各七分　粉葛　羌活　川芎　山梔　甘草各三分　車前草五分

引大便秘加熟軍一錢　水煎服

○大連翹飲　治痘後餘毒未解發熱發癰等症

連翹　瞿麥　荊芥　木通　紫草　當歸　車前子　赤芍　防風　梔子　柴胡　黃芩　甘草　蟬退　滑石各五分　水煎服　此方治表裏實熱煩燥飲冷大便不通

小便秘結者宜用之慎不可過劑恐傷胃氣而變他症也
體虛兼熱者可重加箭芪白朮托而清之

○排膿托裏湯

黃芪　升麻　桔梗　白芷　人参　當歸酒洗　酒芍
川芎　防風　甘草　糯米一撮生薑一片水煎服對酒二
三茶匙癢加蟬退虛加人参白朮

○內托散　治痘瘡毒根在裏頂陷灰白色不起發根窠不紅
內托毒化立驗

人参　黃芪　甘草　川芎　當歸　防風　白芷

桔梗　白芍　木香　肉桂　生姜一片　棗一枚　水煎服

如瀉加訶子肉豆蔻色紅紫去肉桂加紫草酒芩牛蒡之類

○仙方活命飲　治痘瘡毒氣未解焮腫作痛將成疳蝕

穿山甲蛤粉炒　白芷　防風　沒藥　甘草　赤芍

當歸尾　乳香　天花粉　貝母各一錢　金銀花二錢

陳皮　皂角刺各二錢　水酒各半煎服

【录】兩目忽然腫痛痘家毒入肝經輕爲浮翳掩瞳睛重則終身廢

病去翳菊花蟬蛻蒙花蒺藜穀精各爲細末共和勻湯煮豬肝

作引

○蟬花散

菊花 蟬蛻 蒙花 蒺藜 穀精各等分 共爲末猪肝煎湯沖服三錢

○點痘翳奇方

白雞冠上刺出血一茶匙 柏蠟樹葉搗出汁對人乳點之如血脹用牛虱子摘去尾尖向眼擠腹內之血入目卽愈

○六味地黃湯 治小兒痘後血虛潮熱目中淡紅澁痛不開等症

熟地五錢 淮山 棗皮 茯神各二錢 粉丹 澤瀉各一錢

如有白雲加蟬衣龍衣各二錢

㊀癰毒發於肢節。常常膿血不乾。不知調理早求，妥瘦疾終身爲患。內服千金托裏。外塗太乙金丹。排膿長肉未爲難，任是千金不換。

○千金內托散　治癰瘡色淡白不起發根無紅是氣虛血縮不成膿

人參一錢　當歸　黃芪蜜炙各一錢五分　白芍酒炒　川芎各六分　官桂

炙甘草　查肉各五分　木香　防風　白芷　厚朴薑製各三分

生薑一片龍眼肉三個水煎入好酒服

○太乙金丹　亦名太乙膏　治一切瘡瘍潰爛紅腫
當歸　生地　白芍　元參　大黄各二兩　甘草　金銀花各四兩　紫草二兩　麻油二觔　同煎枯去渣炒黄丹十四兩收油熬成膏滴水不散手拭之老加熟油嫩加炒丹稍冷加乳香三錢　明雄二錢　輕粉一錢　細末　加入膏内攪勻攤細縫之上貼之

○三聖散　治一切瘡毒瘡癰
赤小豆　菉豆　黑黄豆各等分　細末蜂蜜麻油調敷即安口嚼敷之尤妙　不用蜜油亦可

○洗痘毒奇方　川枇杷葉煎水洗之

○痘癱潰爛　黃豆燒末　蕎麥粉　等分掺之

○連翹解毒湯　治痘癱雖能食而元氣强者虛者不宜

連翹　白芷　川芎　歸尾　赤芍　牛蒡子　穿山甲炒

炙甘草　水煎服體虛者加　人參白术黃芪當歸固之

毒發於頭背腰臀足外臁足踝屬太陽經本方加羌活防杞

毒發於額眉眼面胸兩乳牙齦屬陽明經本方加升麻乾葛

毒發於左右頭角耳前左右兩脇腋屬少陽經加柴胡黃芩

毒發於中脘四肢兩足肘屬太陰經本方加青化桂北防風

毒發於臍腹手足心手足内臁足跟屬少陰經加黄連 木通

毒發於頭頂小腹男婦陰器屬厥陰經本方加柴胡 青皮

○十全大補湯[illegible]治痘癰破爛膿血去多速救元氣

（回）痘後不宜澡浴痘疤皮嫩易傷不知禁忌受寒凉遍體熱生瘡

癯此因傷寒勞復不宜宜桂麻黄只須九味羌活湯次以補中

調養

○九味羌活湯

羌活　防風　黄芩　白芷　川芎　乾葛　生地各一錢

北細辛　甘草各四分

生薑一片紅棗一枚葱白引水煎服

○補中益氣湯　治痘瘡發熱難出或脾胃虛寒及陷塌倒靨等症痘家之要藥功難盡述

人參　黃芪各二錢　當歸　白朮土炒一錢　陳皮　甘草　升麻　柴胡各五分　熱毒盛者加黃連牛蒡子　虛寒者加官桂　薑棗引水煎服

保 痘後或傷飲食致令腹痛非輕不宜輕下損脾經消導方爲對證白朮人參枳實黃芩麥芽青陳山查白茯與砂仁積化痛疼俱定

○參朮導滯湯　治痘後脾虛傷食腹痛等症

白朮　人參　白茯苓各二錢　枳實　黃芩　瞿麥各八分

青皮　陳皮　西砂仁　山查各七分　水煎服

（大）痘爛不齊斂靨、止面灌痛流膿。急防兩目毒來攻。解毒清涼好用。酒炒芩連梔檗。連翹蟬蛻木通。升麻牛蒡苦參同。細研酒丸酒送。

○解毒清涼散

黃芩　黃連　梔子　黃檗俱用酒炒　連翹　蟬蛻　木通

升麻　牛蒡子　苦參各等分　共爲細末酒糊爲丸如梧子

大每用六八服十餘丸小兒七九丸俱作斷酒服

○必勝膏　治痘癰初腫而未潰者

馬齒莧搗汁　公猪腸熬油　好蜂蜜　三味等分同入砂鍋內

熬成膏厚塗腫上

○收口散　治痘癰已成膿破爛不能收口

白芷一錢　石龍骨五分　浙貝母二錢　赤石脂　新白芨各一錢

共爲細末敷之

○一方用細茶花椒嚼敷或嚼生芝麻敷之亦可

（辛）大凡痘瘡一症名爲百歲聖瘡如能蛻骨換心腸又似蟬蛻殼

樣。出現光壯收靨落痂。顏色相當。飲食寒暑順。陰陽。自此精神長旺。

痘有順險逆併五善七惡之證

○順症氣血沖和痘毒宣暢精神素健飲食如常不能施治

○險症氣血不舒痘毒壅遏或雜症攪擾開落失期速宜施治

○逆症痘疔凝結氣血乾枯怪症叢生病不對藥治之無功

○五善　一飲食如常　二大小便調　三瘡色紅活皮厚堅壳

四脈靜身涼手足溫暖　五聲音清亮動止安和

五者不能盡得得一二三亦自清吉

○七惡　一煩燥悶亂譫妄恍惚　二嘔吐泄利飲食不能

三黑陷焦枯癢塌破爛　四頭面預腫鼻扇肩擡目張脣裂

五喉舌潰爛食入即嘔飲水則嗆　六寒顫咬牙聲啞色黯

七腹脹喘促四肢厥冷　七者不必皆有有一二亦難爲

○七惡之外又有　滿身血泡心腹刺痛伏陷不起便溺皆血　尋衣

撮空是又卒死　而不可救者

續附雜方

無憂散　治臨危痘症寒戰咬牙

人牙　自落者不拘多少火煅存性淬入韭菜汁內大牙三次小牙二次研極細末

雄黃　珍珠各五分

右俱爲末　每服三五分多一錢用荔枝煎湯下

一方有牛黃五分

透骨解毒湯　治寒戰咬牙

紫草　甘草　當歸　防風

陳皮　赤芍藥　右各等分水煎服

催漿丹　痘瘍八九朝膿漿雖不充裕倏然寒戰咬牙以此治之

虎牙人牙各一枚酥炙研細和人參丁香末乳酒和服

治瘡疹入眼

馬屁勃　蛇皮各五錢　皂莢子十四粒

右入小罐子內鹽泥封固燒存性研細溫酒調三錢

海藏地黃散　治小兒心肝壅熱目赤腫痛生赤翳或白膜遮睛

四邊散漫者尤易治若暴遮黑睛者多致失明宜速用此方

亦治瘡疹入眼

熟地　當歸各三錢　黃連　大黃煨

防風　羌活　生犀末　蟬衣

木賊　穀精草　白蒺藜　沙苑蒺藜

生地　木通各一錢五分　元參五分　甘草各一錢五分

右為細末每服一錢或五分量兒大小加減煎羊肝湯食後調下日三夜一自愈大人亦治

蛤粉散　治小兒瘡子入眼

穀精草　蛤粉各等分

右為末每一錢七猪肝一兩許批開摻藥傪了用竹箬裹麻線縛定水一碗煎令熟入收口磁瓶熏眼候溫取食之

日作不過十日瘥

兔糞散　治痘入眼或生翳障

兔糞二兩炒　石決明煅　草決明　木賊去節

白芍藥　防風各一兩　當歸五錢　穀精草二錢

右爲末蜜丸菉豆大每服三五十丸荊芥湯送下

吹耳丹

輕粉　飛丹

右爲細末左眼翳吹右耳右眼翳吹左耳只吹一二次

防風散　痘疹後風熱上攻目赤腫流淚及痘風瘡

荆芥穗　當歸　川芎　防風

赤芍藥　防杞　梔子

右各等分爲末每服二錢茶清調下作湯煎服亦可

加味四物湯　瘡毒入目血熱不散兩目皆赤兼治瘡癤

當歸　川芎　白芍藥　防風

生地　荆芥各等分

右剉散每服五錢水一盞半煎一盞分作二三次服

活人如聖湯　治小兒瘡疹毒攻咽嗌腫痛一方海藏云隨經此則是隨經

牛蒡子炒　甘草各一兩　麥門冬去心三錢　桔梗一兩

右爲末加竹葉同煎細細服之

地黃丸　治小兒痘疹口瘡咽喉腫痛及齊臭爛

天冬　麥冬　元參　甘草　薄荷各一兩

右爲末生地熟地汁爲丸如櫻桃大每服一丸温蜜水服

甘桔防風湯　痘疹後餘毒咽喉痛

桔梗　甘草　防風各等分

右剉散每服三錢用盞水煎至六分空心温服忌熱物

利咽解毒湯　治痘咽喉痛首尾皆可用

山豆根　寸香　麥冬各一錢　牛蒡子炒　元參

桔梗各七分　甘草二分　防風五分　菉豆四十九粒　水煎服

定痛散　傷寒肚痛及冷氣痛

神麯　香附各一錢　山查二分　良薑

當歸薑一　甘草各五錢

右薑三片紅棗二枚水煎服　手足逆冷加大附子八分

消毒散

牛蒡子三錢炒　荆芥一錢　甘草五分生用　防風五分去蘆

右水煎服加生犀角尤妙

參芪內托散　治裏虛發癢瘡不潰倒靨

人参　黄芪炒一　當歸各二錢　川芎

厚朴薑炙　防風各一錢　檳榔　白芷

官桂　木香　甘草各五分　紫草五分

右入糯米一撮，水煎溫服之。寒戰咬牙，飲水瀉渴，亦宜服。

治痘瘡癢事不掩

白术一錢五分　黄芪炙　當歸　陳皮各五分

甘草炙　水煎溫服

蟬花散　治痘疹不拘前後始終遍身作癢抓破皆治之

蟬退去頭足洗去十數炒一兩　地骨皮一兩炒黑色

共爲末每服一茶匙水酒送下一二服神效

一粒金丹　治同上痘證雖死者可立活

膃肭臍二錢　鴉片三錢　冰片二錢　麝香一錢　原蠶蛾二錢

加減大紫草散　治白痘似粉人所不識者

紫草　人參　茯苓　黃芪　白朮

芍藥　川芎　當歸　甘草　糯米

右各等分爲麁散每服四五錢水煎服　一方有木通去黃芪名紫草快斑散　又一方去甘草加木通防風名參芪四聖散治表裏俱虛

補元湯　治痘頂充滿而根盤不聚色不紅活乃氣有餘而血不足也

川芎　當歸　白芍酒炒　熟地各一錢

紫草酒洗　紅花酒洗各七分　陳皮　甘草各三分

白朮一錢五分炒　酒、水各半盞，糯米五十粒，紅棗二枚，煎服

活血散　治痘色淡白

當歸　赤芍酒炒　紫草　川芎

紅花各五分　血竭一錢　木香二錢

右爲末，每五歲者服一錢，已上十歲服二錢，好酒送下

[illegible]焦不紅活者紫草湯調下

助陽丹　癢塌不起根窠不紅

黃芪　人參　白朮酒炒各一錢　甘草　三分

川芎　當歸各一錢　紅花五分　陳皮　八分

官桂　二分　煨薑水煎服

回生起死丹　治痘灰白寒氣逆上不食腹脹嘔吐肚痛泄瀉清水手足俱冷

丁香九枚　乾薑一錢

水煎熱服被蓋片時令脾胃溫煖陰退陽回痘自紅活

麻疹西江月二十首

○麻痘俗呼麻子。蓋因火毒熏蒸。硃砂紅點徧身形。發自胃經一定。切忌黑斑死證。最宜赤似朱櫻。大都治法喜清涼。不許辛甘犯禁。

○麻疹因何咳嗽。蓋因肺胃相連。肺金被火苦熬煎。以致咳嗽氣喘。治法清金降火。不宜槩用辛甜。蒸籠包子譬如然。只要氣舒火滅。

○麻疹如何辨認。分明狀似傷寒。此多咳嗽有紅斑。噴嚏眼中水現。或見腹疼陣陣。或時吐瀉相兼。疹麻吐瀉不須嫌。止要毒除熱減。

麻與痘瘡異治。二家不可同方。痘宜溫解。疹宜涼。又要察形色
上。若受風寒不出。其間吉凶難量。急宜發散保安康。最怕瘡痛
腹脹。

大凡麻痘未出。詳看天令如何。假如日暖又風和。敗毒荆防堪
取。若是時行疫癘。芩連消毒宜多。用心調理救沉疴。坐井觀天
莫學。

且論荆防敗毒。真爲發散仙方。荆防生地要相當。酒炒芩連二
樣。桔梗人參甘草。連翹牛蒡無雙。元參酒製妙真良。竹葉升麻

停當。

○又有芩連消毒散，火鬱毒尤佳。芩連梔子及升麻，桔梗石羔多把。甘草人參知母，連翹牛蒡紅花。引尋竹葉要多加，此個方兒無價。

○發散仍前不出，令人真個憂疑。麻黃酒蜜燒如煤，藥與芩連一例。更着大黃酒炒，連翹蛇蛻相宜。石羔蟬蛻撒為衣，不效命難再立。

○痘見出[illegible]紫[illegible]黑陷[illegible]首，吉少凶多。急求人屎路側，[illegible]火煅成灰，服用[illegible][illegible][illegible]黃熱酒調和。若還依舊黑[illegible][illegible]，縱有神丹

何用

○麻已現形發熱。化毒湯用為先。石膏甘草 及人參。桔梗連翹鼠黏驗。若是毒多熱甚。芩連消毒須傳。大腸秘 結大黃添。務用微通數遍。

○麻疹頻多咽痛。火邪薰爍無他。連翹甘桔 要多加。牛蒡射干同下。外用十宜妙散。吹喉休要吁嗟。假如藥 後有爭差。消毒芩連更妙。

○麻疹再兼瀉痢。預先用藥調醫。瀉時減桂 五苓宜。加上甘草滑石。如是痢兼赤白。香連丸子相隨。大端痢 止便為奇。不效令人疑忌。

○麻咳聲聲氣促。只消降火清金。赤苓梔子併黃芩桔梗石膏靈應知毋入參地骨。瓜蔞杏子玄參麥冬牛蒡妙如神。竹葉將來作引。

○麻後切防四證。因循多致悞人。遍身久熱欠清寧咳嗽連聲牽引。牙齒疳生走馬。痢下赤白難禁各求方法貴精純。始是醫家絕品。

○痧後身中壯熱只因餘毒連綿。金花丸子用芩連。龍膽梔仁堪[illegible]

○痧後[illegible]金雄黃解毒[illegible]心地骨湯煎君還陣驗熱長延。集聖胃苓

任選

○咳嗽頻頻不止或因不忌酸鹹又加火毒　肺家延尤恐胸高氣喘體實兼行葶藶神虛清肺爲先如斯調　理保安痊莫向風波弄險。

○葶藶丸除肺熱杏仁防巳爲奇牽牛葶藶　棗相隨萊菔共研成劑清肺神丹降氣鹽湯煮焰陳皮苓連甘　草杏仁泥蘇子同九甚美。

○口齒生瘡臭爛此名走馬疳金花九子　好求安外用除疳妙散先取尿缸白垢火燒白色如鹽更將五　銅綠添砒棗燒灰

靈驗

○赤痢下時鮮血。黄連柏葉槐花。枳殻荆芥穗同加。疏正血除方罷。白痢吳萸滑石。樗根枳殼升麻。烏梅取肉作丸佳。尤白香連可下。

○四疾更防死證。臨門休要殊差。兒多體熱瘦如麻。咳嗽面青聲啞。走馬唇穿齒落。痢多禁口吁嗟。此般細是死冤家。任是神仙也怕

麻疹撮要賦

麻出於肺前人言之詳矣亦感天地邪陽火旺之氣而出其

大概與痘相同且痘屬五經皆見之症而疹獨居於肺何也疹未有不咳者咳肺之鬱火也疹多喉痛喉肺之竅也肺火上衝於喉故痛痛者啞之由也疹多腹痛大腸者肺之腑也肺火衝突於內故腹痛疹多泄瀉大腸者傳送之官也肺火下注故瀉疹多喘喘者肺火太甚也疹多痰痰者肺火之所蒸也疹症不一肺病獨多故善治疹者惟有清肺為主諸症以兼治焉則思過半矣

發熱症治

疹毒一萌熱即兆其先其熱與外感相同身熱咳嗽鼻塞聲

重滿涎稠粘眼弦如醉惟以嗽爲憑嗽之重者痧亦重嗽之輕者痧亦輕其治法惟清肺涼血兼散風熱不宜用升麻生薑羌菱辛熱等升陽提火益火之輕者升之亦可解散火之重者不提而猶上竄一遇升麻生薑川芎羌菱等必上炎而參陽位頭痛喉痛聲啞氣喘可立而待矣此治其常者也若遇梟惡之症毒火隱伏再服辛熱升提補滯等藥必致氣喘聲啞似出不出悶閉而死清金一貫飲雖非萬病回春之方果若未經誤治已至危絕等症決無有不百發百中者也

清金一貫飲

枳殼大者三錢至五錢中者二錢小者一錢至錢半桔梗大者二錢中者一錢小者七分牛蒡子大者二錢中者錢半小者一錢荊芥大者錢半中者一錢小者七分北前胡大者二三錢中者一錢至二錢小者一錢青皮大者二錢中者一錢小者五分淮木通大者二錢中者一錢小者五七分生甘草大者六分中者四分小者二分白芍藥大者二錢中者一錢小者五七分火盛大便閉結者加大黃大者五錢中者三錢小者一錢至二錢見點血熱加生地大者五錢至一兩中者三錢至五錢小者二錢至四錢大熱火盛口渴加石羔大者三五錢至一兩中者三錢至五錢小者二錢至三錢三日出齊加元參大者三錢中者二錢小者一錢粗大加大黃蟬退五至十五個深黃加大黃生地丹皮元參乾紅加大黃紫草生地丹皮桃仁紫草三錢桃仁一二錢氣喘加桑皮杏仁風寒閉肺加麻黃

錢三日後疹已無恙獨燒不退或經日久疹不散熱者重加生地蟬退元參丹參

五卷

外科切要

萬縣王氏醫學切要[redacted]六之五

道光丁未年新鐫

亞拙山人編輯

外科切要

板存重慶府
較場

外科切要序

外科一道誠能得其要領靡不應手而見功特慮不究病之原由不審體之虛實或見小欲速而妄施寒涼之劑未有不輕則絕嗣而重則傷生者此外科之通病而業斯者往往中之緣其學問麤疎而識見膚淺也予友王君亞拙儒也而隱於醫焉每以利濟爲懷活人無算古渝邂逅之餘因出其所輯外科一編見示於予伏讀數次見其盡編歌

旬看證法無異扁鵲之遇長桑金口訣有若叔和之學仲景無殤不備無方不悉煩費苦衷乃極勸付梓公於海內俾初學明若觀火入門切要誠度世之慈航濟人之寶筏而嘉惠後學於無涯也是爲之序

旹

道光二十有七年歲在丁未巧月巧日

合陽舉人揀選知縣歐陽步雲題贈

外科切要自序　內附四診要略

先君存日最信善　恭刻善書十餘卷　又刻藥書有數種
公之宇內豈能遍　鋟帙先君之初心　編輯方書成六卷
首著脈訣藥性詞　諸科奇方各一見　惟有外科最浩繁
纂成切要誦讀便　本出正宗與全生　御纂外科名金鑑
悉依歌訣集成篇　內中經絡明如電　癰疽治法與方藥
或附於後或內串　惟願我輩業醫者　熟讀默會可融貫
恁他癰疽有千般　無外陰陽虛實辨　十二經絡穴認真
寒熱表裏須分辨　看症先看瘡之形　高腫紅白與塌陷

高者氣實紅血熱　藥宜清涼初表散　慢腫陰症元氣虛
溫補托毒輕則散　癢主風兮痛主火　虛癢隱痛爲深患
須要診脈分虛實　望聞問切第一件　望其面色和光顏
縱有惡瘡不爲難　面白氣虛青傷肝　面紅實熱口乾辨
陽氣將脫虛陽旋　血虛面赤如潮現　面黃有積黑腎虧
眼下青色痰停驗　口唇白色陽分虛　唇下小瘡應大便
口唇裏面有坑點　脾上蟲積寒熱辨　復看舌上分表裏
滯濇內熱滑寒現　舌上積粉是裏熱　藥兼清裏爲甚便
黃濇實火熱之重　火極黑刺下勿慢　黑滑陰虛有陰陽

滋陰桂附須酌則　黃滑有寒仍温表　白滑陰寒理中職
舌紅口燥亦實熱　陰虧虛熱臙脂艷　渴而喜冷熱之真
渴不喜飲假熱現　肝病怒聲心病笑　脾病歌聲為思念
肺病哭聲腎呻吟　虛者言微實語宣　神昏健忘言不顧
實熱怒駡心繚亂　又問寒熱與飲食　平日性情並二便
如斯四診已分明　用藥亦照虛實辨　當清當補可加減
不可泥方執已見　實者易潰治之易　虛者膿清補休慢
果能細心又斟酌　萬病回春是吾願　此篇集成欲公世
力綿未遂心一片　丁未偶遊巴國郡　故友并君將書薦

呈閣怡如傅先生　存心樂善眞不倦　倡捐齋付棗與梨
數刀書成序於面　又冀同人多印送　窮鄉僻壤一能遍
學醫讀者亦小補　知方傳送爲方便　不負諸公施仁惠
以繼先君刊書志　吾本槐齋宁錫鑫　書名文選居莒縣

外科切要目錄

癰疽目錄附於便讀頂上　　外科金口訣

外科藥方

荊防敗毒散（一）
內疏黃連湯（二）
托裏消毒散（三）
排膿內托散（四）
十全大補湯（五）
人參養營湯（六）
木香流氣飲（七）
香砂開胃散（八）
參朮回陽湯（九）
八珍湯十
乳香定痛四物湯（十一）
補中益氣湯（十二）
木通解毒湯（十三）
仙方活命飲（十四）
蟾酥丸（十五）
護心散（十六）
琥珀護心蠟礬丸（十七）
托裏溫中湯（十八）
聖愈湯（十九）
歸脾湯（二十）
竹葉石膏湯（二十一）
防風通聖散（二十二）
犀角地黃湯（二十三）

外科切要

萬邑鍚鑫王文選編輯

十二經絡歌

手之三陰心肺命　從臟走手經絡定　手之三陽焦二腸
從手走頭不須忘　足之三陰脾肺腎　從足走腹不須問
足之三陽膽胱胃　從頭走足仔細味　○手少陰心起何界
從腋筋間行臑外　下行肘臂內之下　行至小指內側罷
○手太陰肺經之滙　從胸上循行臑內　下行肘臂內之上
行至大指內側向　手厥陰命心包絡　經從腋下乳外確

踝音化足螺螄骨也　膕音國膝彎曲　腨音喘足肚

循行臑內下行肘　臂內之中行至手　出掌心至中指巔
是病五心煩痛先◎手少陽位本三焦　從手四指外側稍
上行手臂內之中　至頭耳前動脈宗◎手陽明大腸經源
從手次指內側前　上行手臂外上行　至頭鼻孔兩旁停
◎手太陽小腸經關　起前小指外側端　上行手臂外之下
行至目角耳中罷◎足太陰脾起內際　是足大指內側地
循行內踝膝股內　上行腹中季脇位◎足厥陰肝起足間
大指外側循行前　行上內踝上膕腨　膝之中行內陰間
陰氣腹脇外上行　行至乳下脈即停◎足少陰腎從足心

[illegible]

跗音膚足背也

[illegible]

循行內踝至足跟　內循之後貫內接　內至胸中俞府歛

○足少陽膽起何經　經從頭目外背行　行繞耳後顱顳宮

下行脇胯膝跗中　行至足間四指外　側端臏止經絡界

○足陽明胃經從頭　目下循頰至重樓　下行腹外股膝跗

前行至足二指處　○足太陽膀胱頭上先　兩目內眥行額巔

項背外行膕腨臀　至足小指外側停　○諸陽外行諸陰內

四肢腹背皆一類

僉見汪訒菴本草備要後附此經絡甚佳語深亦難記誦

故作是篇若合銅人圖參看更得其詳矣

十二經氣血多少歌

多氣多血惟陽明　少氣太陽厥陰經　二少太陰常少血
血虧行氣補其營　氣少破血宜補氣　氣血兩充功易成
厥陰少陽多相火　若發癰疽最難平

癰疽總論歌

癰疽原是火毒生　經絡阻隔氣血凝　外因六淫八風感
內因六慾共七情　飲食起居多不慎　負挑跌撲損身形
膏粱之變營衛過　藜藿之虧氣血貧　疽由筋骨陰分發
癰從陽分肉脈生　瘍起皮裏肉之外　瘡發皮膚因失營

陽盛焮腫赤痛易　陰盛色黯將不疼　半陰半陽不高腫
微焮微紅亦微疼　五善爲順七惡逆　見三見四生死明
臨證色脈須詳察　溫涼補汗照勢行　善治傷寒雜症易
能療癰疽稱奇術

癰疽陽證歌

陽證初起焮赤痛　根束盤清腫如弓　七日或疼時或止
二七瘡內漸生膿　痛隨膿減精神爽　腐脫生新氣血充
嫩肉如珠顏色美　更兼鮮潤若榴紅　自然七惡全無犯
應當五善喜俱逢　須知此屬純陽症　醫藥調和自有功

癰疽陰證歌

陰症初起如粟大　不紅不腫疙瘩僵　不硬不痛不焮熱

瘡根平大黯無光　七朝之後不潰腐　陷軟無膿結空倉

瘡上生衣如脫甲　孔中結子似含芳　紫黑膿稀多臭穢

若見七惡定知亡　須知此屬純陽證　雖有岐黃命不長

癰疽半陰半陽歌

陰陽相半屬險證　陽吉陰凶生死昭　似陽微痛微焮腫

如陰半硬半腫高　腫而不潰因脾弱　潰而不斂爲膿饒

五善之證雖兼有　七惡之症不全逃　若能飲食和味美

二便調和尚可療

癰疽順證歌

順證初起小漸大　憎寒壯熱漸焮疼　氣盛頂尖高腫起
根收氣足紅血盈　陽證二七膿熟潰　陰證廿一膿始成
已潰醲氣無潑氣　腐脫新生飲食增　瘡形雖大終無害
老少壯弱功俱成

癰疽逆證歌

逆證黍米不知疼　漫腫不熱頂塌平　未老白頭堅且硬
舌乾煩燥膿不生　肉腫瘡陷豬肝紫　遺尿直視撕衣襟

眼神透露精神短　身縮撮空唇吻青　面若塗脂皮枯槁
唇白腹脹定難生　已潰內堅皮破爛　腐後心煩膿水清
新肉不生多臭穢　頭低項軟燋悴驚　陽病指甲青必絕
陰病顴紅命必傾　鼻生煙煤譫妄語　新肉板片瀉直傾
面色土黃耳枯黑　人中抽縮溝坦平　口張氣出無回返
鼻孔相搧隨息行　汗出如珠不易散　血水如膿痰膠凝
肉綻爛斑神離亂　滿面黑氣慘天庭　綿潰內似蕭蓄欵
眼眶迷漫黑氣生　以上無論癰與潰　俱逢此證恐勞心

癰疽辨膿歌

癰漫實高火焮紅　寒腫木硬紫黯同　濕深肉綿淺起皰
風腫宣浮熱疼鬆　痰腫硬綿不紅熱　鬱結更硬氣不通
氣腫皮緊而內軟　喜消怒長無熱紅　瘀血跌撲暴腫熱
産後閃挫血滯中　木硬不熱微紅色　將潰色紫已成膿

癰疽辨痛歌

輕痛肌肉皮膚淺　重痛身在骨筋間　虛痛饑甚不脹閉
喜人揉按暫時安　實痛飽甚多脹閉　畏人挨按痛難言
寒痛喜煖色不變　熱痛焮腫喜冷歡　膿痛蠱脹按復起
瘀痛隱隱潰不然　風痛氣痛皆走注　風刺氣刺細心看

癰疽辨膿歌

癰疽未成宜消托　已成當辨有無膿　按之堅硬無膿象
不熱無膿熱有膿　大軟應知膿已熟　半軟半硬未成膿
按之即起膿已有　不起無膿氣血窮　深按速起稀黃水
深按緩起壞污膿　實而痛甚內是血　按不痛兮內氣攻
輕按即痛知膿淺　重按方疼深有膿　薄皮剥起其膿淺
皮不高阜膿必濃　稠黃白膿宜先出　次第便行赤桃紅
肥人膿多瘦人少　反此當究有變凶　稠黃氣實虛稀白
粉漿污水總是凶　汗後膿穢猶可愈　膿出身熱治無功

癰疽辨癢歌

初起作癢因風熱　潰後膿漏或有風　將斂作癢生新肉
癢若乖行氣血充

癰疽辨暈歌

真暈應知非腫痕　瘡旁形狀若紅筋　臟腑蘊受銳毒發
三暈可愈五傷身

癰疽總論治法歌

癰疽瘡瘍初如粟　麻癢焮痛即大毒　不論陰陽灸最宜
灸後湯洗膏固護　內用疏解與宣通　外宜敷藥四圍束

輕證神燈照三枝　平塌急須補不足　高腫不可過於爽
內熱毒甚須消毒　二便秘結宜通利　臟腑宜通方爲福
十日以後瘡尙堅　鈹鍼點破最宜速　半月之後膿若少
藥筒拔膿不可無　瘡已潰爛腐不脫　當腐剪破開其竇
能令瘡頭踈通眼　自然有膿便可出　頻將湯洗忌風吹
去腐靈藥功效速　生肌散用將斂時　保養須勤防穢觸
切忌膿出投寒涼　冬宜溫室夏高屋　肌肉長平將瘡斂
謹愼調理氣血足　新肉如珠皮不斂　若失保養恐難扶

內消治法歌

內消表散有奇功　脈症最宜服之鬆　脈症俱虛宜兼補
發渴便秘貴疎通　清熱解毒活氣血　更看部位何經攻
主治隨加引經藥　毒消肌肉平日同

內托治法歌

已成不起更無膿　堅硬不赤痛亦鬆　膿少清稀口不斂
大補氣血榮衛隆　佐以祛毒行滯品　寒加溫熱禦寒風
腫消膿出腐肉脫　新生口斂內托功

虛實治法歌

癰疽未膿灸最良　藥服托裏自安康　發熱惡寒身拘緊

無汗表散功最長　腫硬口乾二便秘　下利毒熱自然凉
焮痛熱盛煩躁渴　便和清熱自吉昌　肉膿不出腐肉塞
用刀開割法相當　軟漫無膿不腐潰　宜服溫補助生膿
潰後新肉如凍色　倍加溫熱自吉祥　大汗亡陽桂枝附
自汗肢厥四逆湯　脾虛潰後肌消瘦　膿水清稀面白黄
不眠發熱瘡口懈　食少作渴大便溏　宜服清補助脾劑
投方應症保無妨

癰疽鍼法歌

取膿除癒用鈹鍼　輕重疾徐在一心。皮薄鍼深傷好肉

肉厚鍼淺毒猶存　腫高且軟鍼四五　堅腫宜鍼六七分
腫平肉色全不變　此症當鍼寸許深　背腹脇脅生毒患
扁鍼斜入始全身　欲大開口鍼斜出　小開直出法須遵
氣虛先補鍼宜後　膿出症退效如神　用在十日半月後
使毒外出不傷人　又有不宜用鍼處　瘿瘤冬月與骨筋

癧疽砭法歌

癧疽腫赤走不定　赤遊丹毒紅絲疔　時毒瘀血壅盛疕
砭石治法最宜行　只須刺皮無傷肉　磁鋒對患最宜輕
毒血遇刺皆出盡　腫消紅散信有靈

癰疽灸法歌

癰疽初起七日內　開結拔毒灸最宜　不痛灸至痛方止
瘡疼灸至不疼時　法以濕紙覆其上　乾處先灸不宜遲
蒜灸黃蠟附子灸　豆豉蠐螬各用之

癰疽烙法歌

烙鍼二枚須一樣　筋大頭圓七寸長　撚時蘸油燒火上
斜入向軟烙斯良　一烙不透宜再烙　膿水流出始安康
再用蘸撚入烙口　外貼膏藥古稱強　此法今時不常用
惟恐患者畏驚惶　今時多用陽燧錠　代火鍼烙實奇方

額疽生額前正中者屬督脈左右者屬膀胱

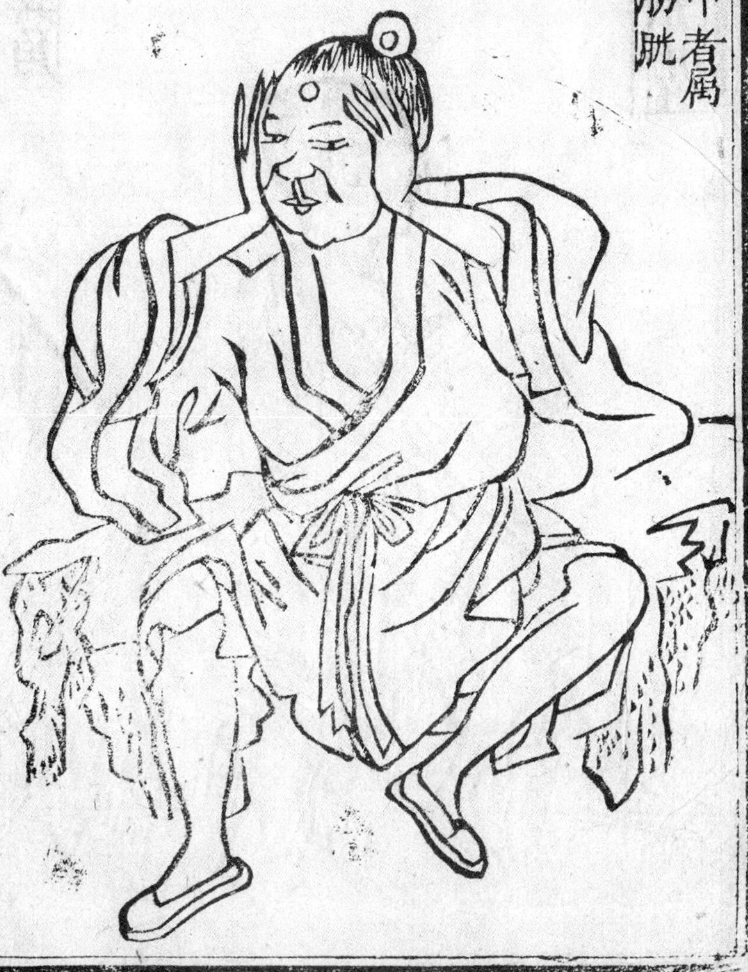

鬓疽在左右鬓角

臑包毒生在肩下肘上

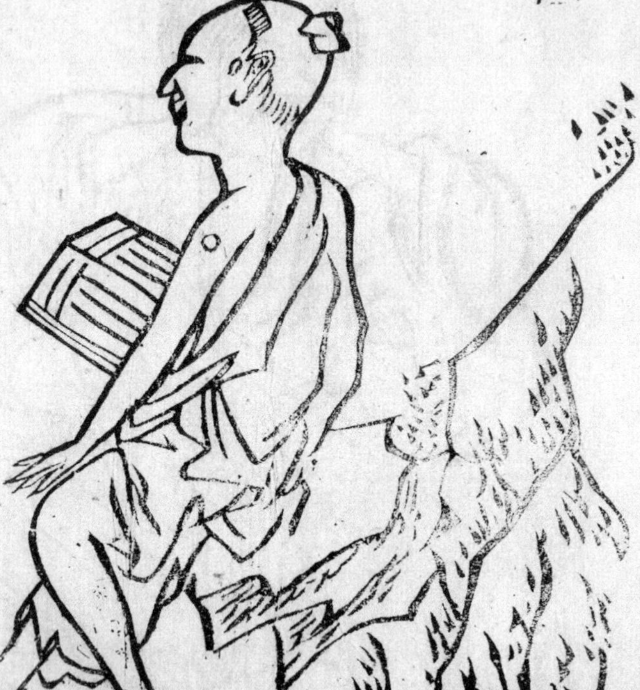

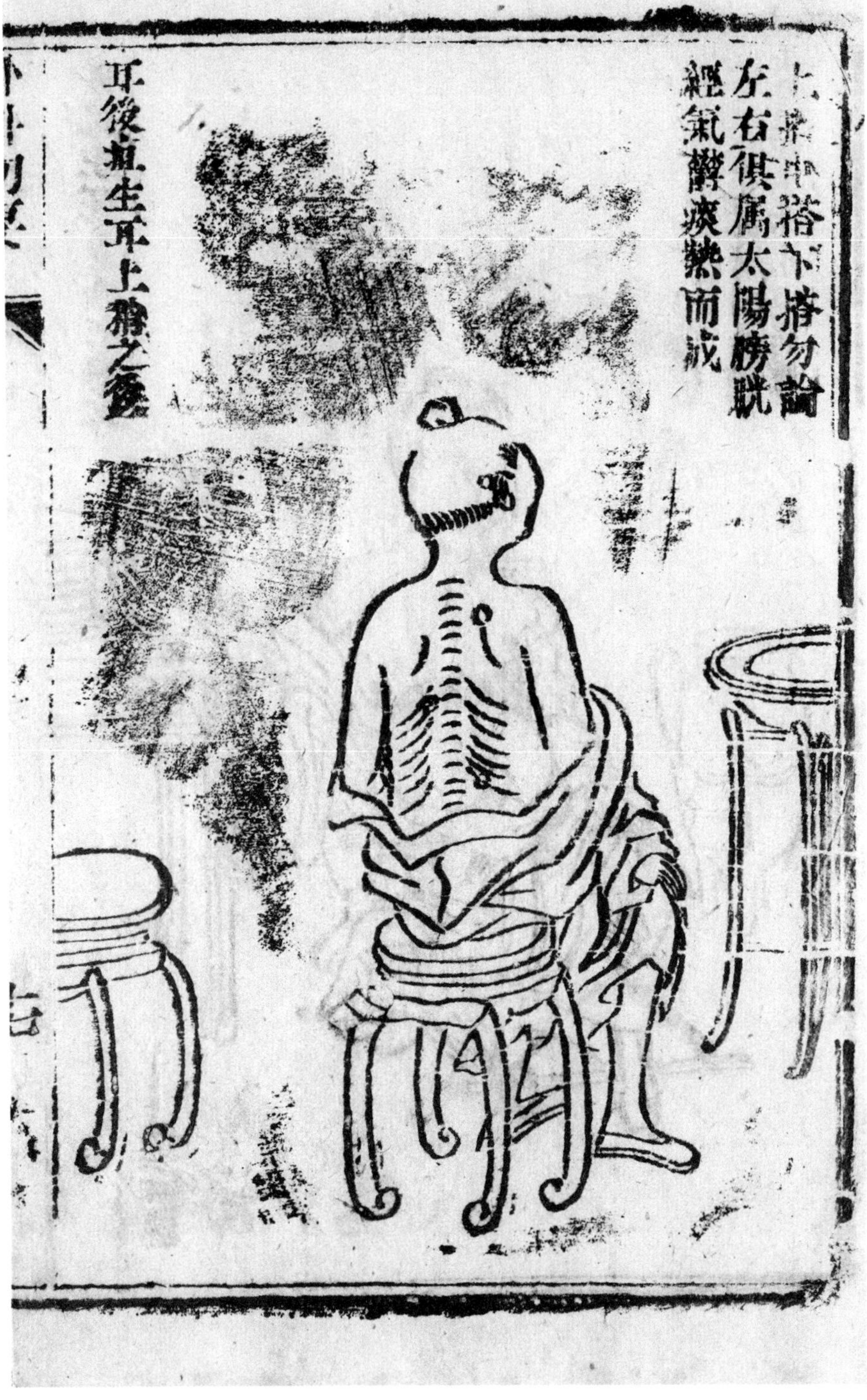
上搭中搭下搭勿論
左右俱屬太陽膀胱
經氣鬱痰熱而成
耳後並生耳上發之發

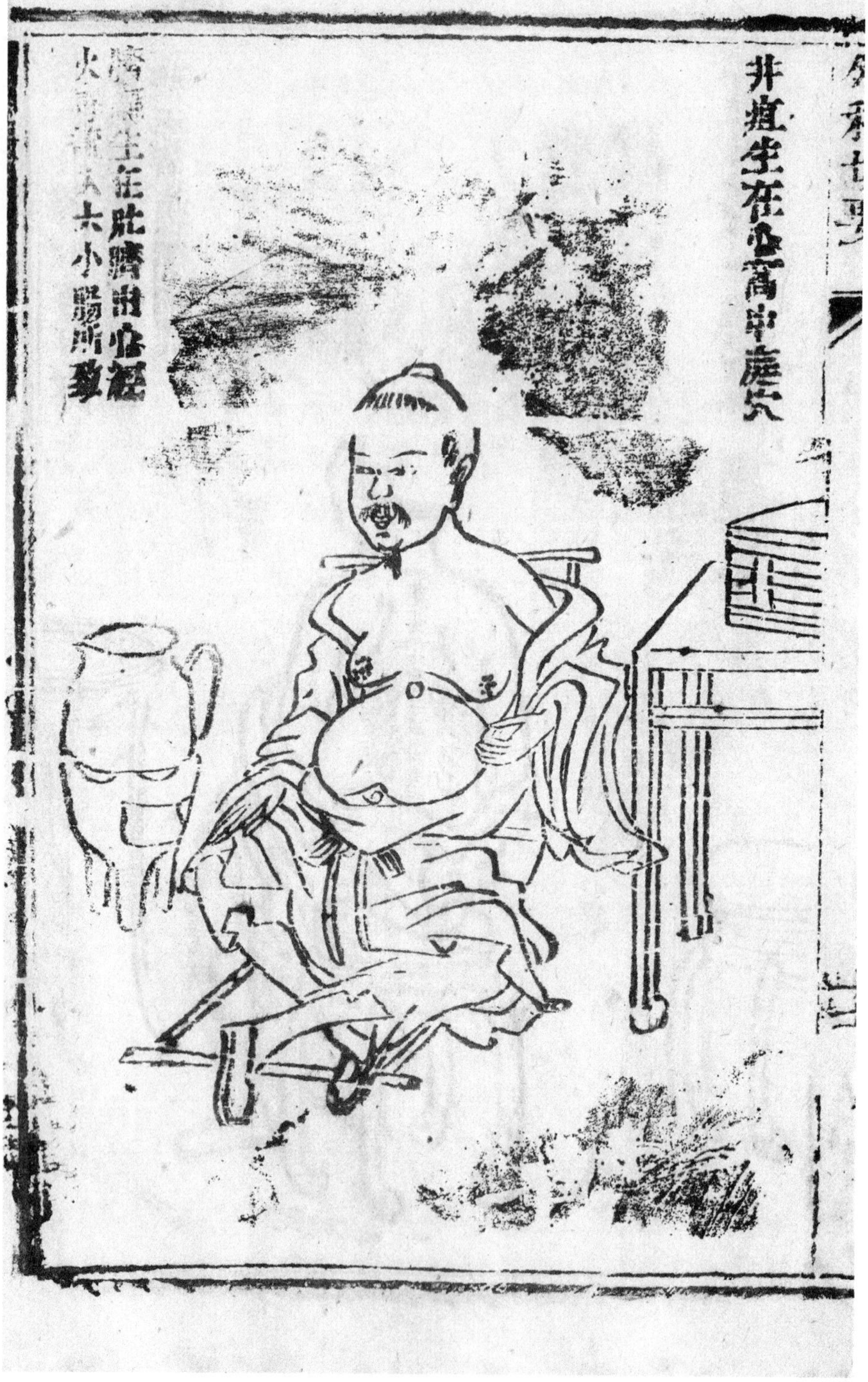
井疽生在心窩中庭穴
臍癰生在肚臍當中任經
火
大小腸所致

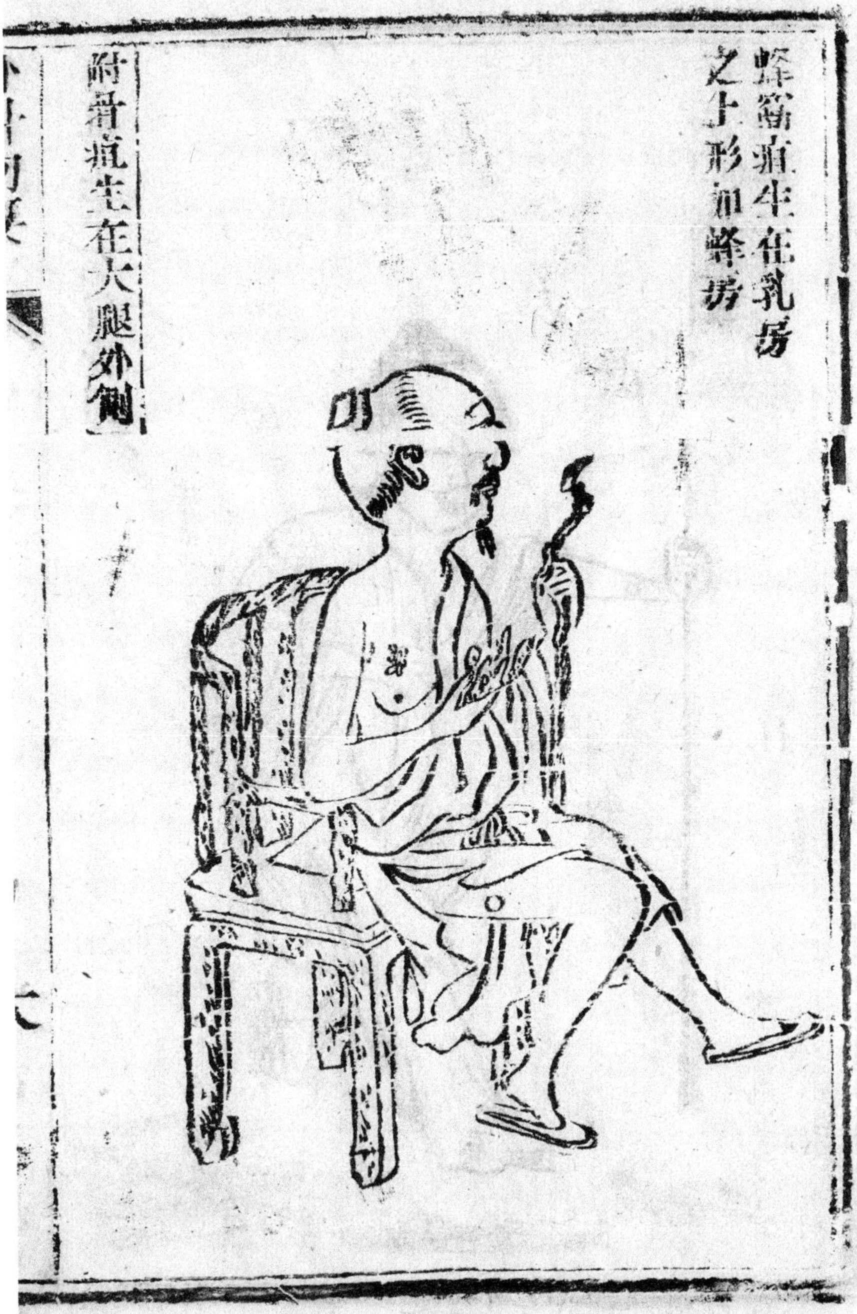
蜂窩疽生在乳房之上形如蜂房
附骨疽生在大腿外側

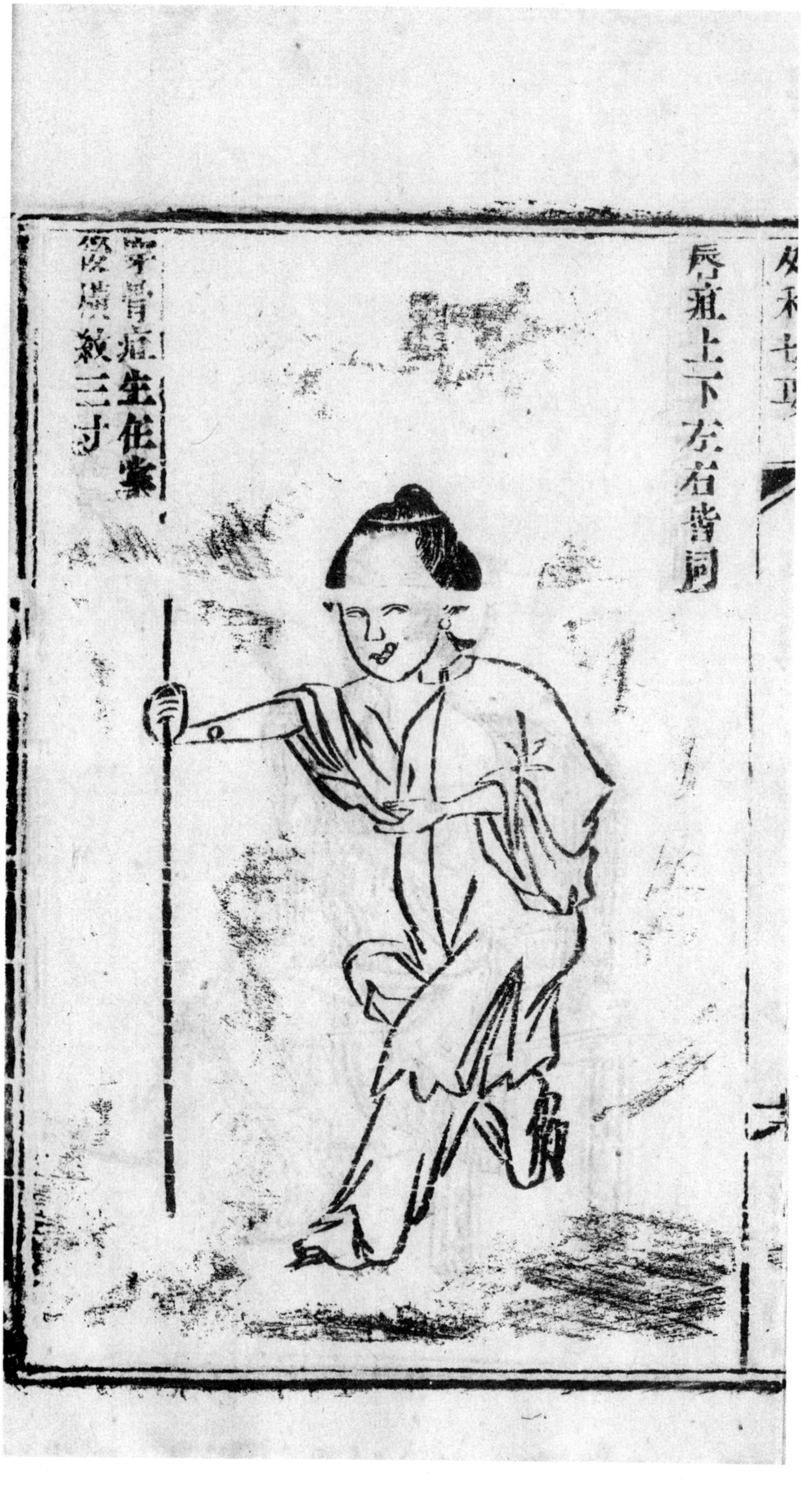

唇疽上下左右皆同
穿骨疽生住案
發際殺三寸

瘰癧小者爲瘰大行
爲癧當分經絡形長
如蛤蜊色赤而堅爲
馬刀瘰癧大小不一
爲子母瘰癧進藥一二
五枚爲重台瘰癧

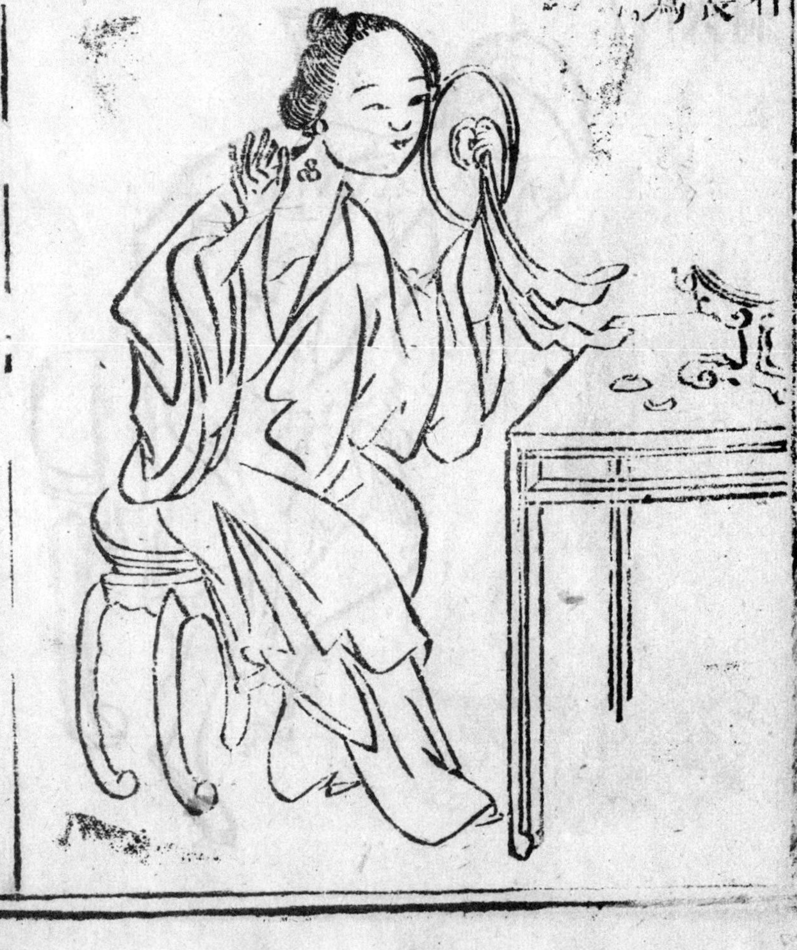

骨槽風腮頰浮
腫一名牙叉發

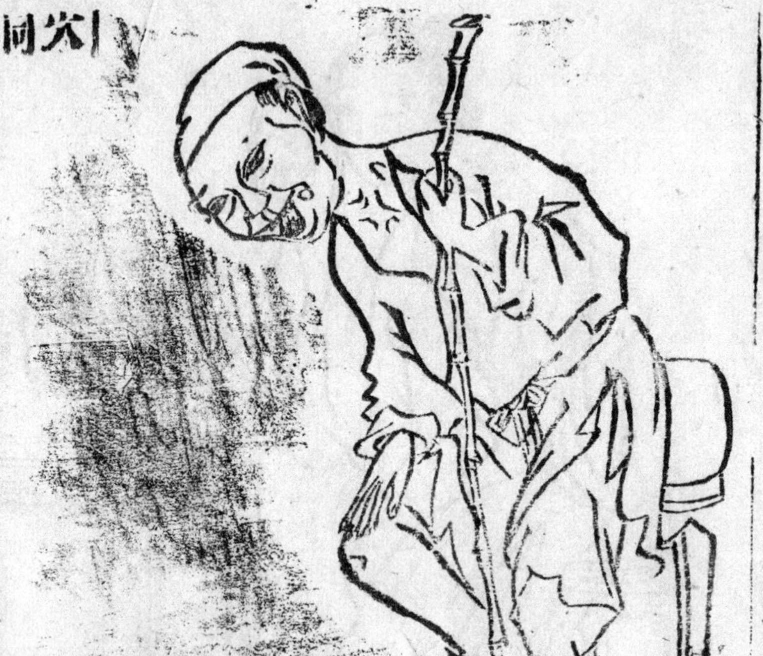

膝眼風生在膝眼穴
左右兩膝四穴皆同

三里發在膝眼下三寸初如牛眼其色青黑左右皆同

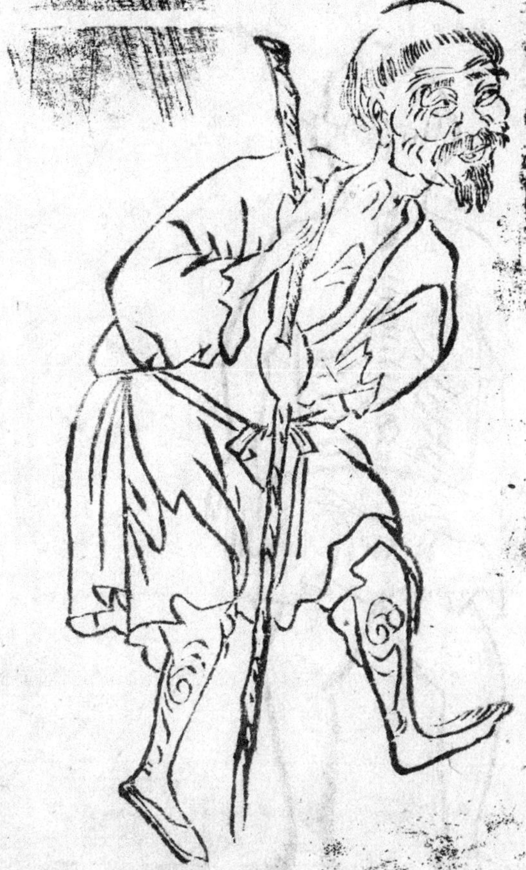

三

上發背在天柱之上
中發背在背正對前心
下發背正對臍　俱屬
督脉經由火毒而成
上發連經　中發連心
經　下發連腎經

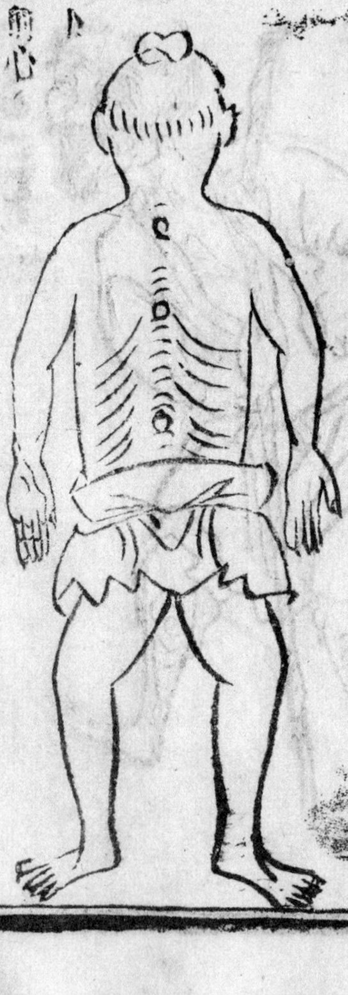

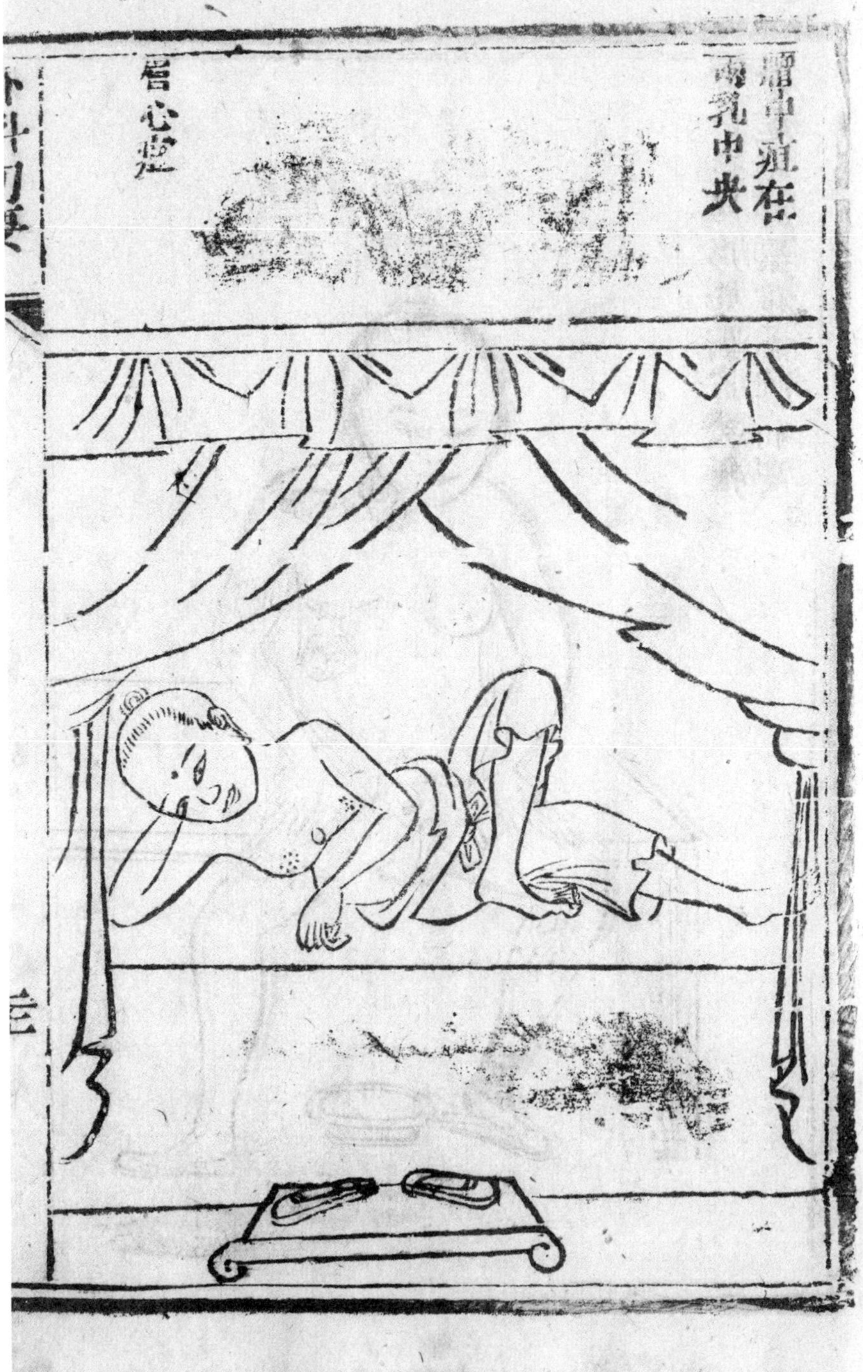
膻中疽在兩乳中央
眉心疽

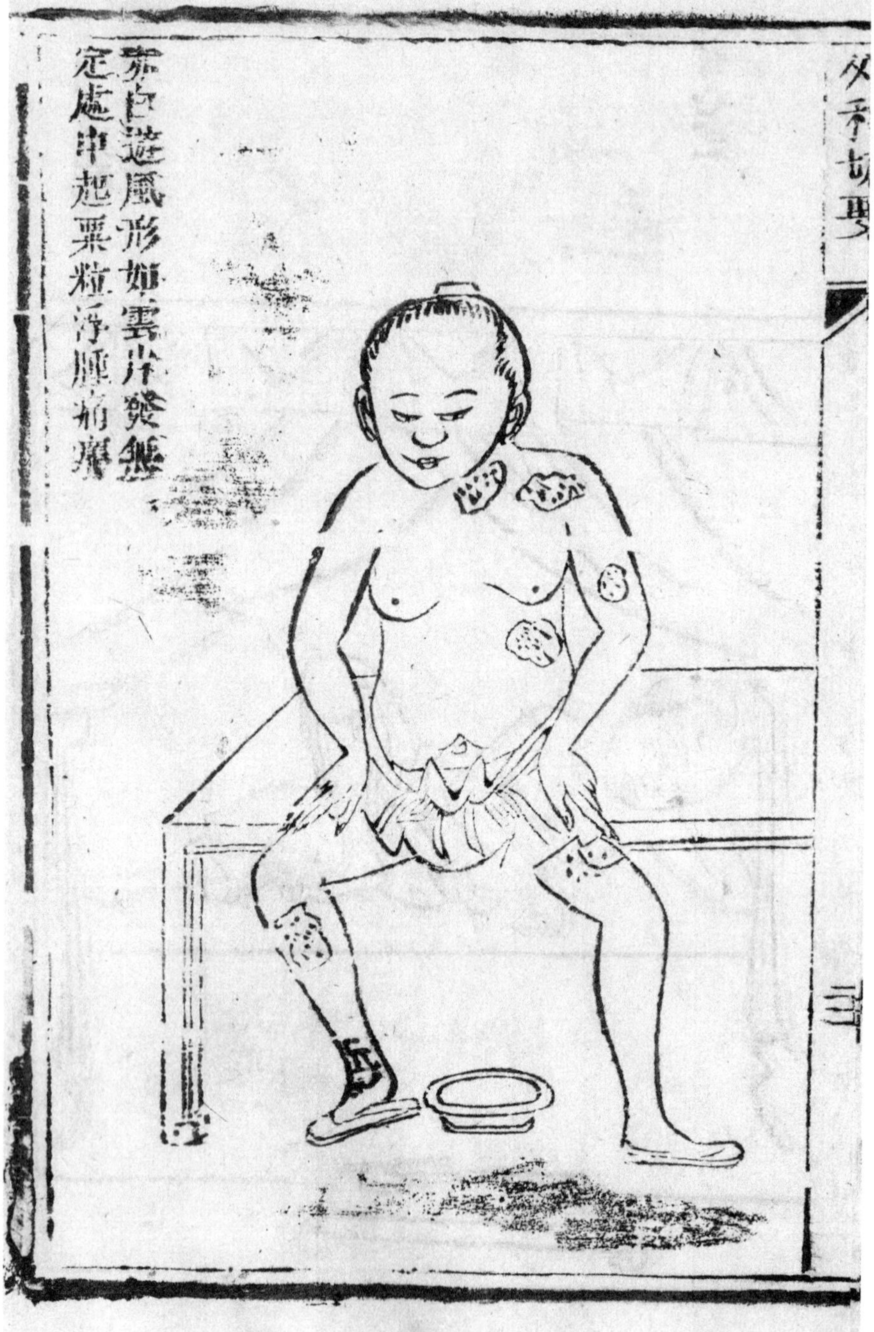
紫白遊風形如雲片發無
定處中起粟粒浮腫痛癢

外科便讀

岦拙山人撰

靈樞素問十八篇　肇自岐黃問答清　首明氣運療治理
藥敵流病是根原　繼而先賢多才智　分門諸科各相傳
十二科中本内經　視由十三別一端　世人以爲外科易
誰知外科有妙玄　要知十二經絡穴　方知瘡是何經傳
須診脈理辨虛實　陰證陽證審的端　男婦老幼有瘡瘍
總由先天與後天　七情六欲任傷損　或因風寒暑濕傳
發於何處知何證　何法調治方能痊　今將金鑑諸部證
逐一略載病根源　學者熟讀心默會　臨症千萬也不難

百會疽　透腦疽　侵腦疽　佛頂疽　額疽

外科心要

○設若頭頂百會疽　初如粟米漸如錢　甚似葡萄堅似鐵
督脉實熱高腫旋　速服黃連消毒飲（右）平塌陽虛溫補元
腫連耳項痰聲動　七日不潰喪黃泉○透腦疽生百會前
形如雞卵痛而堅　軟漫膿稀虛塌陷　紅硬膿稠實腫尖
○侵腦疽生透腦側　疾由膀胱濕熱傳　紅腫紫黯審虛實
紅腫實熱高腫焮　速服荊防敗毒散（丨）次服內疏黃連湯（丨）
將潰托裏透膿好（叶）已潰托裏排膿痊（又）若是紫暗根脚散
氣血兩虛治而難○佛頂疽生顖命前　督脉熱極使之然
治法如前須防險　潰爛黑陷命難全○額疽生於兩額前

勇疽　鬢疽　夭疽 銳毒

左右膀胱熱毒旋　重則頂陷紫無膿　輕者高聳腫紅鮮
初服荆防次浮命　氣虛托裏不須言　外敷沖和膏爲妙
已潰琥珀膏如仙　勇疽背後太陽穴　形如伏兎膽火煎
七日不潰毒攻眼　鍼出黃膿疽易痊　內服仙方或解毒
外敷拔毒二味丹　但凡癰疽已潰後　托裏排膿皆亦然
○鬢疽生於鬢角間　少陽三焦膽熱燔　此經氣多而血少
將來膿少潰亦難　初服柴胡清肝飲　膿成托裏消毒煎
○夭疽居左銳毒右　經屬膀胱耳後間　皆因謀慮多慾火
清肝解毒勿遲延　堅硬黑陷爲逆證　虛者托補或十全

耳後疽　耳發　耳根毒　玉枕疽

外敷烏龍膏爲上〔陽〕除治潰瘍亦同然◐耳後疽生摺耳間
三焦風毒膽火炎　紅腫有頭焮爲順　黑陷疼痛冷潰難
初治法同夭疽類　除治潰瘍門中參◐耳發三焦風熱甚
初如椒粒腫如綿　甚若蜂房多眼孔　生在輪後痛難安
敷藥二味拔毒散〔陰〕內熱活命飲當先〔陰〕耳根毒初狀核樣
腫如伏鼠赤痛焮　三焦風熱蓄怒氣　暴腫潰速寒熱先
初服荊防次活命〔陰〕〔陽〕膿成透膿虛補元　潰後紅靈藥末撒
太乙膏封即能痊〔陰〕玉枕疽生枕骨上　督經風熱凝結聚
初如黍麻身寒熱　甚如鵝卵痛且堅　初服神授衛生飲〔陰〕

腦後發　鬢疽　油風　白屑風　秃瘡　肥瘡膏

虛者托裏治如前○腦後發生枕骨下　督經熱結痛纏綿
細活爲吉內紫齊　治法癰疽一般醫　將鑠頂後如橫本
清瀉毒火上流連　鬢疽如籠煙朱唇硬　本體皮薄水如淵
速服仙方活命飲●七日不發服十全●或用艾灸兼溫補●
若是七惡徒罔然○油風毛髮乾焦脫　皮紅光亮癢難堪
毛孔風襲致傷血　養真海艾服洗瘥●白屑風生頭與面
燥癢日久白屑旋　肌熱風侵成燥化　換肌潤肌二方先●●
○秃瘡風熱化生重　不痛騷癢手不閑　白痂如錢生髮內
防風通聖服之安●外用苦參鯉魚膽　狼毒蒺藜杏仁添

螻蛄癤 ○敗銅散 髮際瘡 顴瘍

當歸黄柏白附子　木鱉俱用香油煎　去渣黄蠟加入内
洗淨搽之癩亦痊○螻蛄癤生兒頭上　形如螻蛄串穴然
胎毒熱極形勢硬　一條鎗插化其堅幺或用化銅舊鍋子
細末油調敷之痊○髮際瘡生髮際邊　形如黍豆癢疼堅
頂白肉赤初易治　胖入肌厚最纏綿　初服通聖貼紺珠（白）（中）
外搽黄連膏亦痊　頭風引目稜痛　只因風火與寒痰
或由楊梅毒攻頂　或因産後被風扇　口苦發渴不眠者
羌活沖和湯便安○顴瘍顴疽生兩顴　風熱紅腫痛而堅
小腸經毒現於此　疽紫漫硬木麻疼　瘍甚初用活命飲（收）

外消湯是一般◯顴疔初起粟米形◯陽明火毒往上干
堅硬頂凹根深悶　寒熱交作麻癢酸　初起宜參蟾酥錠
衣服黃連解毒煎◯切◯面發毒生頰車前　初生形如赤豆然
腫硬焮疼津黃水　證屬陽明風熱旋　初服荊防涼膈散
外用消涼敷之痊◯面遊風生平濕熱　癢如蟲行浮腫纏
時起白屑或黃水　宜服消風散痛安◯痄腮胃熱是其端
初起焮痛熱復寒　高腫焮紅風熱兼　平腫色淡熱濕原
一名含腮生兩腮　陽明胃經往來間　柴胡葛根表而散
口渴便秘四順煎◯頰◯頰瘍胃經熱之極　初如紅粟漸腫堅

骨槽風　發頤　時毒　鳳眉疽

外科切要　三

膿出腫消易斂愈　膿稀難斂漏流涎　耳下頰車牙關緊
犀角升麻湯可痊(七)濃水清稀成漏者　可服桂附地黃丸(三)
○骨槽風火三焦胃　耳前腮頰隱隱痛　腐潰筋骨仍硬痛
牙關拘急夾邪寒　外敷真人妙貼散(八)内服清陽散火痊(九)
又名牙叉穿腮發　寒凝附子薑蚕添○發頤腫痛結核般
經屬陽明身熱寒　傷寒疹毒汗失表　壅于咽喉調理難
内服消防外拔毒(以)(十)潰者托裏勿遲延○時毒初發類傷寒
漫腫無頭在項間　因感四時不正氣　治分壯弱辨解痊
○鳳眉疽生兩眉稜　形長如瓜漫腫頰　勞[illegible]怒[illegible]肝膽熱

眉心疔　龍泉疔　燕窩瘡　碧玉散

煩悶嘔逆不食難　初服仙方兼托裏〔以〕外治消腫皆一般

○眉心疔生印堂間　浮腫爲瘍疽頂堅　督經風熱氣凝滯

黑色是疔痛麻兼　諸疽按經風熱治　疔疱倣同疔瘡看

○龍泉疽起在人中　形如赤豆麻癢堅　上焦風熱攻督經

同疔治法是一般　○虎髭毒生在頦下　胃腎風熱任脈傳

癰癤腫痛速潰易　疔瘡麻癢痛硬堅　疔瘡寒熱煩作嘔

疔瘡門中仔細參　癰疽二症一初起　仙方活命飲爲先〔以〕

○燕窩瘡生在頦下　如攢粟豆癢熱兼　形類黃水瘡破爛

此證原來濕熱傳　宜服芩連平胃散〔方〕外搽碧玉散能痊〔方〕

雀斑　黑痣　水晶膏　腦疽　偏腦疽

即用紅棗去核燒　黄柏共末香油搽○雀斑淡黄碎點攢
火鬱孫絡血風延　犀角升麻丸常服○腎虚六味地黄丸○
外用牙皂櫻桃枝　浮萍白梅各七錢　鷹糞三錢共爲末
每早洗面改容顏○黑痣生面彷點斑　小如黍粒豆形圓
孫絡之血陽束結　挑破水晶膏點痊　即是鹹水泡石灰
上加酒米浸一天　去灰用米研如泥　點痣一時洗去焉
○腦疽項正屬督脈　左右偏腦太陽傳　陽正陰偏須辨別
治與癰疽一例看　俗名對口居中易　偏則平塌堅硬難
總之寒熱宜荆防　口渴便結用黄連　若瘡勢已成速托裏

天柱疽　魚尾毒　百脈疽　結喉癰　夾喉癰　項前後疽

外治膏丹皆如前○天柱疽生天柱骨　上焦鬱熱督經傳
灸之有皰方爲順　色黑形陷逆而難　但凡用藥看陰陽
詳人虛實是眞詮○魚尾毒生後髮角　左右淺者易爲痊
勝就溫熱七日潰　膿出疼消痛自安○百脈疽生頸色形
引耳繞頸色紫鮮　痛熱不食氣逆嗽　刺出膿吉血出難
○結喉癰發項中間　肝肺積熱塞喉咽　膿成若不急速刺
猶恐內潰咽喉穿　黃連解毒散拔毒　亦名猛疽令人憐
○夾喉癰生喉兩旁　肝胃毒熱使之然　瘡與結喉癰同治
尤嫌痰壅食嗆難○小腸大腸三陽經　項前項後兩側邊

痰濕瘰癧　防風羌活湯　誤食瘰癧　妙靈散　消核散　[illegible]　[illegible]

痰濕氣筋名雖異　總由恚忿鬱難傳○風毒瘰癧初寒熱
防風羌活湯能疾　方防羌連翹升芍昆草　夏枯牛蒡苓殭蠶
海藻薄荷水煎服　外用首烏包即安○誤食毒物生瘰癧
妙靈散服自安然　方海藻海帶海螵硝　牛膝首烏當歸全
寄生昆布青箱子　沉香木香草同煎　頸項痰凝消核散
海藻三兩草十錢　牡礪元參各四兩　糯米八兩另一邊
紅娘廿八同糯米　妙黃用米紅娘觸　用酒調服一錢半
邊八蘆薈瓣減焉　另有一方真效驗　瘡子氣瘰皆能痊
黃芪海藻與昆布　夏枯天葵與膽南　貝母沉香生甘草

上石疽　失榮症　鈕扣風

銀花鮮花水同煎　有用全蝎入蛋蒸　初起風痰寒之安
血熱陰虛皆有此　舒肝開鬱養利痰○石疽生於頸項旁
堅硬如石色仍然　肝鬱凝結氣血鬱　潰後發同瘰癧看
外搗葱調蜂蜜貼　藥味宜全六舒肝○失榮耳旁及項肩
起如痰核不動堅　皮色如常日漸大　憂思恚鬱火凝結
日久氣衰形削瘦　愈潰愈硬現紫斑　腐爛浸淫流血水
瘡口翻花治總難　外貼阿魏化堅膏○內服和榮散堅丸○
○鈕扣風生胸頸間　風濕結聚搔之痒　延及成片浸汁水
因地而名當癬看○三發火毒督經熱○中發對心熱在肝

上發背　下發背

上搭手

中搭手

下搭手

蓮子發

○上發屬肺天柱下○下發屬腎腎俞後看　初起如粟麻癢痛

周身拘急作熱寒　不論虛實隔蒜灸（八）內服內疏黃連煎（十一）

上搭手生肺俞穴　左右經異名一般　總由氣鬱痰熱聚

右屬肺兮左屬肝　初宜神授衛生散（以）久以逍遙清之安（北）

中搭手生近膏肓　經屬膀胱脊骨邊　七情不和憤怒火

虛實寒熱仔細看　下搭手生經膀胱　穴在肓門腰窩邊

房勞過度生毒火　紫陷腐爛透腸間　宜服仙方活命飲（以）

次服內托黃芪煎（卅）蓮子發名取象形　膽與膀胱毒熱傳

形斜平塌侵督脈　高腫形長却無礙　氣實初服蟾酥丸（以）

一粒金丹　蜂窩發　陰陽氣疽　串疽　酒毒發

一粒金丹下之安　木乳沒香各錢半　巴豆去油用三錢
再加明雄二錢末　膠棗搗合共爲丸　大如芡實滚水呑
呑下一次瀉一便　氣虛初服活命飲　次宜内托補之痊
○蜂窩發似蜂房樣　每在肩後背骨邊　此證最忌頭向上
急清心火免留連　○陰陽二氣疽脊旁　腫消軟硬不一端
七情因乘逆榮衛　如期膿潰亦易痊　○串疽生於背脇間
連發相串色依然　漫腫漸紅多疼痛　積慣鬱火是其原
論證不載調治法　俱按癰疽腫瘍看　○酒毒發生滿背間
皮色不變如彈拳　堅硬麻木痛徹内　藥酒厚味使之然

連珠發

○連珠毒發貫珠樣　在背微疼色淡鮮　發時尿閉小腹滿
陰囊作腫百部痛　亦用神授衛生散收內加木通與車前

丹毒發

○丹毒發如湯火傷　細瘰赤暈欲飲泉　丹石剛劑致此證
紅生紫黯命難痊

禽疵

○禽疵毒的時氣熱　形如拳打紫紅鮮
生在背上似疹塊　拘急麻木汗之先

痰注

○痰注發如布袋狀
按之木硬覺微痛　其發不紅亦不熱　濕痰七情鬱滯間
要服瘡科流氣飲收外治潰瘍亦同然

黃瓜癰

○黃瓜癰生背旁邊
形同黃瓜腫火煎　腫高寸餘長尺許　四肢麻木引心肝

腎俞發

○腎俞發生腎俞穴　單者酒色濕熱傳　房勞怒火則雙生

中石疽　纏腰火丹　柏葉散　眼胞菌毒　○翠雲錠子

黃生黑陷發黃泉○中石疽寒凝瘀血○生於腰胯最纏綿
堅硬如石皮不變　時覺木痛消潰難　外用商陸搗爛貼
艾灸內服沒藥丸○纏腰火丹蛇串名　乾濕紅黃似珠連
肝心脾肺風熱濕　纏腰已徧不能痊　內服龍膽瀉肝湯(上)
外敷柏葉散自安(方)柏葉黃柏蚯蚓泥　大黃雄黃搗粉添
再加赤豆共爲末　柿油調敷是仙丹○菌毒生於眼瞼邊
如菌黃亮水疱圓　頭大蒂下漸垂出　脾濕鬱熱結凝堅
速用鈹鍼齊切下　翠雲錠塗血止痊(方)銅綠黃連各一兩
杭粉四兩搗粉錢　共末糯米糊爲錠　陰乾水磨塗患安

外科切要　廿

眼丹　鍼眼　眼胞痰核　椒瘡　粟瘡　皮翻　金黃散　漏睛瘡

○眼丹眼胞生上下　紅勢風腫軟痛痟　焮熱紫硬偏於熱
荊防敗毒服之痊●鍼眼眼睫豆粒癢　輕若先消不膿痊
甚則赤痛鍼膿愈　破後風侵浮腫眩　外用如意金黃散乩
鹽湯冲洗有何難○眼胞痰核濕氣鬱　核結如豆如棗旋
皮裹肉外推之動　皮色如常硬不疼○椒瘡粟瘡生胞裏
脾胃血熱使之然　粟瘡黃軟濕易散　椒瘡赤硬消熱難
清脾涼血除風熱　燈草刮瘡血出安○皮翻證係眼胞翻
狀如舌舐唇一般　翻因胞腫眥緊故　血壅氣滯胃經原
瀉脾積熱清胃火方石梔防葶稀薟煎○漏睛瘡生大眥間

目中努肉　人參湯　鼻疽　千金漏蘆湯　鼻疔　鼻淵　鼻淵　[illegible]羅散

穴爲睛明熱在肝　紅腫痛澀癢潤易　青黑朦朧治却難(方)
歸芍銀花芎菊草　柴翹梔薄荊防煎○目中努肉心火煩、
實火大眥色紅鮮　小眥淡紅爲虛火　努肉時覺脹痛難
(方)實火連黃苦梔草　枳決防升菊車前○鼻疽生於鼻柱間
肺經鬱火發督原　堅硬色紫常木痛　千金仙方托裏痊(方)
漏蘆枳升消黃草　麻黃芩歛翹同煎○鼻疔生於鼻孔內
鼻腫痛引腦門間　甚則唇腮俱浮腫　清肺外塗離宮痊(方)
○鼻淵濁涕流鼻內　久流血水穢腥羶　膽熱移腦風寒火
控腦砂因虫蝕鑱　速用二錢絲瓜藤　燒過細研黃酒煎

鼻䘌　青蛤散　澤瀉散　鼻瘡　鼻痔　肺風粉刺　[illegible]　顛倒散　酒皶鼻

幼科七字

○鼻䘌瘡多小兒生　鼻下兩旁斑爛延　總由風熱客於肺
膿汁浸淫癢綿綿（方）外搽蛤粉青黛散　石膏黃柏共細研
（方）內服澤瀉生甘草　鬱金山梔一同煎○鼻瘡肺熱生鼻間
微腫疼痛又燥乾　內服黃芩外定痛　燥乾黃連膏潤痊
○鼻痔初形石榴子　久垂紫硬氣凝閉　肺經風濕熱鬱滯
內服莘夷外點安　肺風粉刺肺經熱　面鼻疙瘩赤腫痛
破出粉汁或結屑　枇杷清肺飲能安（方）外用大黃硫黃搽
方名顛倒調敷痊○酒皶鼻生鼻準邊　胃火　肺外受寒
血凝初紅久紫黑　宜調活血漸緩痊　涼血　肺除胃火

黑疔　耳痈　耳衄　麥冬飲　耳痔　旋耳瘡　穿粉散

外治肺風是一般〇黑疔暗藏耳竅內　形如椒目腎火煎
痛如錐刺引腦髓　破流血水毒火宣　蟾酥丸服仿外點 18
或服解毒湯黃連〇耳痈時出黑臭膿　青盧黃停白爲纏
胃濕相兼肝經火　紅膿肝經血熱痈　外用醬茄搗汁點
內服四物蒲粉丹〇耳衄上焦血之熱　柴胡白芍可清肝
胃熱麥冬與生地　外吹沉麝礬米研〇耳痔耳蕈並耳挺
耳內熱由腎胃肝　微腫悶疼皮亦破　按經風熱治即安
〇旋耳瘡生耳後縫　瘡延上下連耳邊　狀如刀裂因濕熱
穿粉散搽即能痊　即研搗粉穿山甲　鉛粉黃丹油調摻

口破

知柏四物湯

鵞口瘡

口糜

少陰甘桔湯

反唇疔

鎖口疔

唇疽

○大人口破分虛實　虛火淡紅實火鮮　實則滿口爛斑腫
虛則不腫點微延　虛火四物知柏桂　實火口渴涼膈煎眉
○鵞口滿口白斑點　小兒心脾熱使然　初生多是胎中熱
甚則喉腫口流涎　內服涼膈清脾火眉冰硼散吹即安然眉
余用洋參硼砂冰　秋石研吹即時痊○口糜陰虛陽太甚
膀胱濕水溢脾間　濕與熱瘀薰胃口　口瘡疼痛色紅鮮
或肥甘桔柴芩地　元升陳羌用水煎○反唇疔發唇稜裏
○鎖口疔在嘴角邊　粟米堅腫麻癢痛　脾胃心經火毒併
俱按疔瘡同治法　內清心胃火之災○唇疽生於上下唇

繭唇　唇風　牙衄　牙宣呆蘇散　牙宣　牙學呆牢散

寒熱交爭毒氣纏　若破時疼衣痛甚　脾胃積熱使之然

〇繭唇脾胃積熱重　初如豆形漸繭然　痛硬潰若翻花者

久變三消恐難安　內服清涼甘露飲（方）外用蟾酥餅貼搽（13）

〇唇風多在下唇生　陽明胃經風熱傳　初起發癢色紅腫

久裂流水火痛潮　內服防風通聖散（十）外搽膏子用黃連

〇牙衄牙縫內出血　胃腎二經熱相傳　實熱口臭清胃火

虛者血淡參元煎　搽用小薊百草霜　蒲黃香附共末摻

〇牙宣初起腫牙齦　日漸腐頹露根邊　惡熱惡涼當細別

胃經客熱風寒傳　牢牙散內龍膽草　羌活骨皮升麻煎

外科切要

鑽牙疳　牙癰　走馬牙疳　○清肝消毒湯　溺白散　齒䘌　[illegible]散　紫舌脹

○鑽牙疳生牙根治　突出硬骨銳而尖　痛如針刺殊難忍
證由肝胃積熱傳　外用冰硼搽患處　內服蘆薈消疳煎
○牙癰胃熱牙床腫　寒熱堅硬痛而艱　破流膿水未收口
過寒涼滯多骨延　走馬牙疳症不輕　癖積豆毒火使然
牙根腐臭隨變黑　頰肉難脫不食難㊄　內服淸疳犀紫蒡
知連翹荊防石元　外研溺垢白梅礬　韮根松茶煎水滲
○齒䘌齒內生小蟲　胃經瘀濕氣火傳　口臭只緣胃心盛
齒根腐爛膿血瘡　內服甘升芥防竹湘　辛歸蔓豆糠骨川
○紫舌原來心經火　腫硬血蘊火盛然　舌腫滿口宜鍼割

痰包
加味二陳湯
舌衄
必勝散
重舌
痰核
重腭
舌痈

血紅易治紫色難　速服凉膈加大黄●生蒡梔子與車前

○痰包生在舌之下　如匏紙軟腫不堅　痛腫舌下妨食語

心經火結並痰涎　速服二陳加芩草　又加薄荷與黄連

○舌衄心火血分炎　舌上生孔似鐵尖　或如筋頭其色紫

甚黑腐爛血出焉　外搽螺青蒲黄末　內服清熱凉血煎

舌證發於心脾經　其證皆於積熱傳○重舌舌下血脈脹

○痰核舌上一核堅○重腭生於口上腭　形如梅子心渴煩

○舌疽舌上生紫疱　其形如豆增熱寒　衣鍼鍼破氷硼點

內服清心兼除痰○舌痈心脾毒火傳　如豆如菌痛紅鮮

○清溪北庭丹　○雄黄解毒丸　喉閉　○皂黏解毒飲　弄舌　○金鎖匙　喉癰

爛若泛蓮難飲食　久變瘰癧潰纏綿(方)速用秋石磠砂小
瓦上青苔用一錢　又加瓦松溏雞矢　共入鑵内口封巖
火煅一時候冷出　冰麝加名北庭丹　惡毒點之皆能散
内服雄黄巴豆丸　疔瘡惡症初用此　久後清咽首芩連
○喉閉肝肺火盛傳　咽喉搏腫始風寒　甚則疼痛連項腫
又有酒毒問根源(方)甘桔升蒡元花粉　青梔防翹葛芩連
○弄舌喉風心脾經　實火凝滯兼外寒　舌出攪動因脹悶
咽喉作痛腫難堪　速吹硼硝雄冰鑵　金鎖匙名妙若仙
喉癰初覺陰虛成　嗌乾刺痛色紅鮮　腎火炎上金受尅

喉癬　銜爛鼠黏湯　上腭癰　鹽礬散　牛黃清心丸　乳蛾

破爛失音真腐難、吹用珍珠冰硼散[吐]內服六味知柏湯[引]
○喉癬咽乾如苔蘚　初發時猶燥裂煩　過飲藥酒五辛火
銜爛蟻蛀狀鼠黏　生地元參花粉貝　連翹射草白殭蠶
○上腭癰若葡萄形　少陰三焦積熱傳　舌難伸縮鼻紅湧
口難開合增熱寒　吹用冰硼與鹽礬[吐]內服消毒飲黃連[illegible]
鎖喉毒生因積熱　外感風寒耳前邊　外似瘰癧漸攻喉
心與小腸聽會傳　速服牛黃清心丸　茯輕木麝參雄連
笠珍荆防桔膽星　當歸犀角驅熱煩○乳蛾肺經積熱傳
雙輕單重喉旁間　狀若蠶蛾紅腫痛　關前易治關後難

膻中疽　脾發疽　井疽　蜂窩疽　蠹疽

可服清咽利膈湯　内吹磬麝冰硼散○膻中疽起粟粒形
七情火毒任脈傳　急隨症治緩難治　穴在心下兩乳間
速服仙方活命飲●潰後癰瘍治亦然　脾發疽生心下旁
過食煎炒火毒延　初如粟粒時寒熱　漸增腫痛潰膿痊
外用太乙紫金錠●内服荆防敗毒散●井疽心火發中庭
初如豆粒漸腫堅　心躁飢熱脣焦渴　紅活易治黑陷難
速服内疏黃連飲●餘治癰疽總一般○蜂窩疽形似蜂窩
胸間濱孔後乳前　漫腫紫痛心火毒　紅者易治黑陷難
俱按癰疽同治法　外用神燈照即安●蠹疽生於缺盆中

痰瘵癰　吹乳　乳疽 乳癰 乳房　乳中結核

初起漸李紫疼堅　寒熱尿澀宜蒜灸〔證〕由膽胃積熱傳
又名鎖骨服奪命〔以〕調理宜湯一脈傳　○痰瘵癰在乳旁生
結核紅腫疼硬焮　包絡痰凝脾氣鬱　治宜溫舒化凝堅
○吹乳乳毒腫乳疼　內吹胎熱痛紅焮　外吹子鼻涼氣襲
傾消結腫疼熱寒　色紅內熱不紅鬱　熱用清肝柴胡先
氣鬱可服逍遙散　或加芪芷翹黃連　○乳疽乳癰乳房間
肝氣鬱結胃火傳　癰形紅腫焮熱痛　疽形微疼覺木堅
癰發膿成十四日　疽發月餘膿始傳　未潰托裏排膿治〔又〕
已潰大補養榮煎〔上〕乳中結核梅李形　按之不移色不鮮

乳岩　幽疽　中脘疽

時時隱痛若岩若漸　證由肝脾鬱結傳　初服清肝疏鬱氣
氣虛歸脾不待言(叶)乳岩初結核隱痛　肝肺兩損氣鬱堅
核無紅熱身寒熱　速灸養血免患纏　耽延續發如堆粟
岩形堅引腋胸前　頂透紫光光腐爛　時流污水疼纏綿
潰後翻花怒出血　即成敗證命難延　初服神效瓜蔞散(卯)
清心調養歸脾痊(叶)幽疽臍上七寸間　初小漸大腫疼堅
憂思慮味火毒發　毒隨寒戰咬牙關　蒜灸內服黃連湯(上)
將潰托裏頂易穿　若是元虛从不潰　急行溫補用十全(去)
中脘疽由胃火生　臍上四寸隱痛堅　漫腫不紅又不熱

嚇癰 衝疽 臍癰 少腹疽 緩疽

不食嘔噦毒內傳 初服仙方活命飲(〤)治接癰疽灸當先
○嚇癰七情鬱火發 臍上三寸粟紅鮮 暴腫焮痛二七潰
頂陷色黑潰遲難 法治癰疽是一樣 後不言治皆亦然
○衝疽臍上二寸間 心火毒熾腎經旋 高腫焮痛速潰吉
若見七惡總難痊 臍癰毒發在臍中 腫大如瓜結一團
無紅無熱宜蒜灸(卜乚)稠膿為吉污水難 少腹疽生臍下邊
證出七情火鬱纏 高腫紅疼牽背易 漫硬陷腐水膿難
○緩疽脾經氣凝積 少腹旁生疼又堅 數月不潰生寒熱
食少削瘦治而難 十全溫補方為上(8)潰後治法總一般

腋癰　淵疽　丹毒　脇癰　肺癰

（二）腋癰暴腫生腋門　腫硬焮赤痛熱寒　肝脾血熱兼忿怒
初宜清解潰補痊　腋疽初起若核形　肝恚脾憂血氣攣
漫腫堅硬宜蒜灸（十七）內服疏肝養榮痊（注）（七）淵疽肝膽憂恚致
生於肋下腫疼堅　潰破有聲內膜透　未潰當服護心安（上）
丹毒熱極由脾肝　肋下腰胯赤霞然　急宜砭出紫黑血
嘔噦昏脹毒內傳（○）脇癰焮紅高腫痛　塌漫不紅作疽看
皆屬肝膽怒火結　遲潰敗漿纏難痊　初服疏肝後托裏（注）（川）
厄證溫補療其偏（○）肺癰肺熱復傷風　肺臟生癰痛胸邊
狀若傷寒燥咳甚　稠濁膿臭或痰涎　未潰射干麻黃汗

大小腸癰大黃湯　胃癰　脾癰　肝癰　心癰　腎癰

牽不得臥葶藶瀉　潰後膿稠能食吉　膿清兼血不食難
○大小腸癰因濕熱　氣滯血瘀注腸間　初服大黃行瘀滯
膿成薏苡桃牡丹○胃癰中脘穴疼腫　不咳不嗽吐膿涎
飲食之毒七情火　治同癰疽法亦然○脾癰濕熱瘀血凝
章門穴腫隱疼煩　腹脹嗌乾小水短　利下濕瘀後補元
○肝癰憤鬱氣之逆　期門穴腫隱痛然　臥驚脹滿溺不利
清肝滋腎涼爲先○心癰巨闕隱疼腫　酷飲嗜熱火毒延
面赤口渴身作痛　治法陽熱清之痊○腎癰腎經不足生
京門微腫隱痛間　少腹肋下䐜脹滿　房勞形寒外邪纏

三焦癰　肩疽癰　乾疽　髎疽　肩風毒　樂疽　[illegible]　[illegible]肚發

初作寒熱五積散(以)痛止桂附地黄丸〇三焦癰由濕熱凝
石門穴腫隱疼煩　寒結治同腸癰法　內癰俱係騐內傳
(〇)肩疽癰發正肩中　疽硬黑陷癰腫焮〇乾疽肩前過有後
風濕積熱血凝延　初服荊防或內疎(一)潰後托裏皆如前
(〇)髎疽肩後腋外間　小腸有真風火傳　肩風毒生臑端上
大腸肩髃風濕延　樂疽肩前腋上旋　骨縫開合凹陷間
堅如鵞卵痛入骨　包絡血熱氣鬱然　初服神授衛生散(收)
次服托裏排膿痊(又)臑癰有肘週匝腫　色赤焮疼粟癗然
藕包青狀鵞卵形　臑內三陰亦陽看〇魚肚發如魚肚形

石榴疽　肘癰　腕癰　兌疽　穿骨疽

青靈穴生心火煎　泰腫紅活焮熱痛　癰疽治法照一篇
○石榴疽起肘尖上　聚炮根開堅腫痛　疼破翻如榴寒熱
三焦相火滋熱傳　初以艾灸蟾酥汗(11)(14)或服菊花護心丸(12)
肘癰發於肘圍邊　高腫焮熱痛紅鮮　心肺稽留風邪火
小癤大癰治其源　腕癰三陽風火凝　手腕背面結癰痛
高腫速潰順易治　腐爛露骨逆證難　無外癰疽一同治
初敷紫金錠便安(六)兌疽生腕動脈間　堅硬漫腫兌骨邊
痛徹手膊為險症　本屬肺經穴太淵　○穿骨疽生間使穴
掌後三寸包絡傳　堅硬漫腫因熱蘊　毒盛潰深疼骨穿

〇骨螻疬生臂外臁　經屬陽明憂怒纏　瘡疼根束多善順

紫暈腐串七惡難　〇螻蛄串生臂內間　思傷脾氣包絡傳

筋骨如中流矢痛　內潰串孔似漏然　初服逍遙次養榮

外用太乙紫金丹（左）手發背　初芒刺形　三陽風火與濕延

堅硬潰傷筋骨險　高腫速潰也不難　掌心毒生赤腫痛

經屬包絡積熱傳　偏於掌生名穿掌　初宜發汗次清涼

〇虎口疽生合谷穴　經屬大腸濕熱傳　根深為疔大為疽

堅硬木痛汗鍼痊〇病蝦毒　生手背生　形勢如蝦赤腫痛

內宜消毒外湯洗　手三陽　經熱毒傳〇手丫發生手指岐

調疽　蛇頭疔　天蛇毒　○總貫散　天蛇頭　蛇背　泥鰍疽　代指

脾經濕火凝結用　初粟漸　豆㿈熱痛　疔瘡治法一理看
○調疽大指肺熱生　如粟如　李紫疼煩　六日刺出膿血吉
黑腐延蔓治覺難○蛇頭疔　飽紫硬疼　天蛇瘡疼腫紅鮮
二症俱兼脾經火　看生何　指辨經傳　初服蟾酥丸汗之(因)
外敷雄黃輕冰蟾　蛇頭疔　在指甲旁　甲後蛇背半腫堅
○蛀節疔生中節骨○蛇腹指內魚肚然○泥鰍疽生偏指腫
牽引肘臂疼熱㿈　看生何　指分經絡　總由臟腑火毒煎
有與蛇頭疔同治　內服仙　方活命瘥○代指每生指甲內
先腫㿈熱痛心連　輕潰微　腫重脫甲　經脈血熱使之然

蟣螂蛀　蝸瘡　藜蘆膏　狐尿刺　鵝掌風　三礬散　三油膏

外科切要

甘草朴硝煎水洗　黄連琥珀二膏先　蟣螂蛀由痰氣凝
形如蟬肚指節堅　初起不疼久方痛　潰久膿清瘵病纏
内服養榮六君子(四)外用膏錠體証原○蝸瘡每發指掌間
形如茱萸兩手延　風濕瘡痛津汁水　蟲生時發時覺痊
(方)藜蘆苦參猪油爛　加入松香雄枯礬○狐尿刺生手足間
悶腫焮痛紅紫斑　螳螂精尿流積毒　誤觸肌膚痛不眠
内服黄連解毒飲(三)外用公英汁塗痊○鵝掌風生掌心間
皮膚燥裂紫白斑　楊梅餘毒血燥熱　兼受風毒凝滯源
洗用二礬兒栢葉　搽用三油膠蠟鎔○懸癰毒生陰會穴

九龍丹　腎囊毒　跨馬癰　便毒　下疳瘡

初起蓮子漸見拳　三陰虧損濕熱鬱　潰久成漏痨勞延
(凶)初服仙方活命飲(方)香没獨巳九龍丹　潰後托裏八珍好(吉)
或服六味與十全　腎囊毒發會陰前　憂思勞傷濕鬱源
焮痛紅順塌陷逆　膏深漏溺收斂難　仍與懸癰同治法
外治懸癰一例看○跨馬癰生腎囊旁　重隊肝腎火濕傳
紅腫焮痛宜速潰　初服托裏勿涼寒○便毒生於腿縫間
忍精瘀血怒傷肝　堅硬木痛寒熱作　初汗次下灸之痊
紅花散瘀消堅硬　便毒初起腫痛添(方)歸刺軍麴蘇木甲
石決癧蠶乳貝牽○疳瘡統名有三原　慾火未遂溲淋難

蛀疳　鳳衣散　陰虱　腎囊癰　腎囊風　婦人陰瘡　陰挺　陰蝕

房術塗藥瘡義紫　光亮赤腫梅毒徵○下疳蛀疳蓮袖口
總宜八正與清肝　鳳衣輕丹冰片礦　搽之無異旱螺丹
○陰虱瘡虫生際內　肝腎濁熱不潔延　瘙癢抓紅含紫點
速服蘆柏地黃丸（註）腎囊紅腫發爲癰　口乾燥疼作熱寒
肝腎濕熱流注此　失治潰深露睾難　初服荊防敗毒散（1）
托裏滋陰依時爲○腎囊風發屬肝經　證由風濕外襲傳
麻痒搔破流脂水　甚起丸疙疼不安　内服龍膽瀉肝飲（註）
洗用蛇床苦參煎○婦人陰瘡係總名　各有形證各經傳
○陰挺如蛇脾虛弱○陰[illegible]未熟[illegible]○陰蝕胃虛積熱致

[illegible]脫　[illegible]癰　[illegible]杏散　鸛口疽　坐馬癰　臀癰　上馬癰

陰脫憂思太過生○懸癰氣血雙虛損　隨症施治背脫疼
陰挺初服逍遙散○滋陰四物蘆薈連(方)外搽杏雄輕木鎖
後用歸脾補中痊(廿)鸛口疽生尻尾尖　經屬督脈濕痰源
腫如魚肫潰鸛嘴　少壯易愈老難痊　初宜滋陰除濕熱
內消和氣養榮安○坐馬癰屬督脈傳　尻尾略上濕熱旋
高腫速潰稠膿順　漫腫潰遲紫水難　治同鸛口初蒜灸
內外一同癰疽看○臀癰證屬膀胱經　堅硬悶腫濕熱塡
肉厚之處遲潰歛　最宜紅活高腫旋　內服仙方外蒜灸
潰後治法療癰般○上馬癰與下馬癰　上左下右摺紋間

涌泉疽　臟毒　二煎散　菩提露　痔瘡　止痛如神湯　坐板瘡

膀胱濕熱憂憤起　高腫易治黑陷難　無外荆防與活命
托裏透膿次第施○涌泉疽生尻骨前　形如伏鼠腫痛堅
督脈濕熱潰破險　少壯易愈老弱難　臟毒毒注肛門間
內外虛實各有緣、醉酒厚味兼辛苦　外屬陽分內陰傳
初服歸川桃大黃　二粉判草赤枳連　外搽菩提熊膽冷
潰後托裏與十全　痔瘡形名亦多般　不外風濕燥熱源
肛門內外俱可發　潰久成漏最難痊　初服止痛如神飲
秦艽桃仁當歸連　防風皂子澤瀉榔　蒼朮大黃各二錢
外搽菩提田螺水　虛補熱用臟連丸　坐板瘡任臀腿間

附骨疽　咬骨疽　股陰疽　橫痃疽　伏兎疽

形如粟米痛癢焮　暑濕熱毒凝肌肉　雄黃布捲浸油燃
吹滅焰頭向瘡烘　洗用芫花椒柏煎○附骨大腿外側生
○咬骨生在內側邊　體虛寒濕乘虛入　寒熱往來不紅焮
痛甚徹骨難屈轉　寒濕化熱腫胖鞕　蒜灸起皰無皰逆
潰後最忌敗漿涓　或服萬靈五積散　潰後內托溫補元
○股陰疽發大股中　陰囊之側腫疼堅　七情不和憂憤致
長潰無膿總綿纏○橫痃疽左陰疽右　股內合縫腫疼堅
痛牽睾丸長蛤樣　三陰七情鬱滯纏○伏兎穴處忌生疽
穴在膝上三寸間　腫硬鍼灸不宜用　胃火毒甚痛心煩

股陽疽　肚門癰　腿遊風　青腿牙

治法有同附骨疽　潰瘍門中細細參〇股陽疽生股外側
内搏慢腫不甚堅　環跳疽腫腿難伸　俱由風濕凝結寒
内服内托黃芪湯(乂)或初萬靈後十全(8)(81)肚門癰在股肚生
股内近膝箕門焉　二證紅腫焮熱痛　膀胱脾經濕熱傳
内服神授或内疏(収)餘治癰疽總亦然〇腿遊風在遶腿間
赤腫如雲熱疼焮　榮衛風熱相搏滯　宜砭出血雙解先(卄)
青腿牙疳何故生　上下不交地連天　陽火炎熾陰寒閉
凝結爲毒此病傳　青腿如雲加黑色　疲頑腫硬行履難
上應牙疳腫出血　穿破腿臀亦難痊　或服烏乳或馬腦

膝癰　膝眼風　○獨活寄生湯　鶴膝風　換骨丹　下石疽

除濕行帶並清源　膝癰　焮腫色紅疼　疵疽如癰色不鮮
焮軟為順堅硬逆　脾腎　肝經邪所傳　一切前後內外治
俱按癰疽腫潰看○膝眼　風在鬼眼上　疼痛如錐骿胼然
下虛風濕寒侵襲　屈伸　不遂溫散痊　或服獨活寄生湯
除濕疎筋亦補肝（方）參苓　四物防風桂　杜膝秦艽甘細添
○鶴膝風腫生於膝　上下　枯細三陰傳　虛風寒濕乘虛入
筋急風勝隱痛寒○換骨　丹歸羌獨活　松節防蒼虎骨煎
茄根龜柏枸杞膝　秦艽　萆薢多服痊○下石疽在膝上生
堅硬如石筋疼牽　皮色　如常難潰斂　證由血滯外凝寒

外科切要　卅

緩疽　上水魚　人面瘡　三里發　腓腨發　黃鰍癰　青蛇毒

○緩疽血滯外寒凝　腫硬如饅膝上旋　紫黯潰遲多歛熱
腫久漸腐爛皮間　活血散瘀初疎利　餘治無外腫瘍看
○上水魚生委中旁　腎紋兩稍疼又堅　長若魚形瘀熱結
外砭可敷二黃痊（臥）人面瘡生膝肘間　自古傳來夙世冤
流氣苦參敷貝母（妳）改惡從善可回天○三里發腫牛眼形
膝眼之下令痛積　勞力傷筋兼胃熱　青腫紫血令人憐
○腓腨發在小腿肚　憎寒煩燥積成涎　焮腫痛潰膿血吉
漫腫平塌清水難○黃鰍癰生腿肚旁　狀若鰍形痛腫堅
肝脾濕熱微紅色　膿稠為順敗漿難○青蛇毒生腿肚下

接骨發　附陰疽　內踝疽　外踝疽　穿踝疽

形長三寸紫塊延　腎與膀胱濕熱傳　急鍼紫頭血出安
○接骨發如核桃形　腿肚之下疼脹堅　色紅漫腫宜速潰
遲則膿毒損筋詮○附陰疽發內踝上　初如紅粟痛增堅
赤腫漸如雞卵大　三陰交會濕熱傳○內外踝疽濕寒傳
血澁氣滯注於間　三陽外側三陰內　初宜宣通蒜灸痊
已上諸症依經治　踈經除熱祛濕寒　初服仙方或解毒
牛膝防杞木瓜添　不外癰疽一般治　膏丹見証便了然
後服托裏與排膿　滋陰大補用十全○穿踝疽由脚濕寒
裏發串外踝骨間　有頭屬陽陰悶腫　潰由清水廢疾纏

濕毒流注　腎氣遊風　紫蘇流氣飲　臁瘡　三香膏　夾紙膏　蟮漏

○濕毒流注腿脛生　顏如牛眼漫腫旋　紫輕黑重膿水潰
寒濕暑熱腠裏傳　○腎氣遊風腿肚生　紅腫如雲火烘痛
證由腎火蘊於內　膀胱氣滯外風穿　速服紫蘇流氣飲
制防蒼芷枳榔甘　烏藥香附苓瓜朴　獨活陳皮薑棗煎
○臁瘡當分內外臁　外臁易治內難痊　外屬三陽濕熱結
內屬三陰虛熱纏　法宜搜風除濕熱　外貼三香夾紙錢
三香輕香乳油調　夾紙没雄倍輕丹　血竭兒茶銀硃礬
共末脂搗夾紙攤　每日鹽茶勤洗換　內服驅毒六軍丸
○蟮漏生在腿肚間　孔如鑽眼津水綿　頻頻濕瘡濕熱發

〔四彎〕風　風疽　足發背　湧泉疽　脫疽

艾湯薰洗覺痒痊〇四彎風生腿腳彎　每月一發最纏綿
形如風癬風邪襲　搔破成瘡痒難堪　大麥煎湯勤薰洗
或搽一片鐵卸痊〇風疽生脛曲凹間　痒搔皮損津膿涎
風血流於血脈內　煩熱風冒肌腫痛〇足發背屬膽胃經
七情六淫下注間　詳別善惡分逆順　治同癰疽法如前
〇湧泉疽發足底心　腎虛濕滯使之然　速破潰淺癰可治
黑陷爲疽命難全　初服仙方神燈照（廿）（四）　後用滋陰與十全（八）
〇脫疽多生足指間　黃皰如粟黑爛延　腎竭血枯五敗證
割切仍黑命難全　初起解毒蓉葉貼（四）　蟾酥錠撤托裏痊（三）（十六）

敦疽　甲疽　足跟疽　厲癰　四淫　臭田螺　牛程蹇

○敦疽多生足指間　痛腫膿血色紅鮮　血燥精竭無敗色
膏粱房勞脾腎傳　初服解毒與六味(十一)(十二)　次服養榮桂附丹(上)
○甲疽多因剔甲傷　瘡因甲長侵肉穿　努肉高突痛難忍
清淤化腐效如仙○足跟疽生腳彎根　狀如兎咬紫紅燄
陽虧積熱潰難斂　治宜隔蒜灸艾先(十四)厲癰勢小足旁生
○四淫在足上下間　三陰虧損爲症重　三陽濕熱癰易痊
○臭田螺瘡最纏綿　腳丫搔癢起白斑　搓破皮爛腥水臭
治宜清熱滲濕痊○牛程蹇因奔走急　腳熱着水襲風寒
氣滯血凝起硬塊　鵓糞煎湯洗爲先　外用玉紅月白散(下)(18)

腳氣瘡　田螺皰

水龍松腫牛角尖〇土栗生在足跟旁　色黃胖亮琉璃圓
行路崎嶇傷筋骨　急服仙方五香散(下)(三)冷疔濕寒足跟生
疼痛徹骨紫皰延　黑爛深孔流血水　氣減神燈照法安(上)
腳氣瘡在足膝間　濕熱相縛風氣傳　壯熱腫痛津黃水
除濕去風清熱搽　田螺皰在足掌上　裏濕外寒蒸鬱延
豆粒黃皰悶脹硬　破津臭水腫爛旋　外用苦參葛艾洗
太乙膏貼自然痊(下)疔瘡五臟皆可發　現於形體便知源
若論陰陽分上下　欲知五臟何經傳〇疔名火焰發心經
往往生於唇指間　心作煩時神恍惚　痛兼麻癢腫紅鮮

紫燕疔　黃鼓疔　白刃疔　黑靨疔　紅絲疔

○疔名紫燕毒發肝　此患多於筋骨間　破流血水筋肉爛
指青舌強神昏旋　○黃鼓疔生由於脾　多生口角與兩顴
皰黃光潤色紅艷　麻癢嘔吐口流涎　○疔發肺經名白刃
白皰頂硬根突延　多生鼻孔與魚際　破流脂水癢難堪
黑靨疔乃腎經傳　黑斑紫皰如疔堅　毒之甚者痛徹骨
驚悸沉昏目上翻　以上五疔應五臟　○又有紅絲疔更難
初如小瘡漸發紅　最忌紅絲攻胸前　凡治疔證貴乎早
三陽三陰辨在先　在下宜灸上宜鍼　速醫則治緩難痊
○暗疔腋下先堅腫　○內疔腹痛如傷寒　○羊毛疔發有紅點

身發寒熱痛不安　俱服蟾酥丸汗之　輕者五味消毒煎
銀花野菊蒲公英　地丁天葵子同添　用酒煎之乘熱服
被蓋出汗即能安　吾有一方真神妙　明雄大黃各三錢
巴豆三錢去心皮　共搗麵醋糊為丸　丸如菉豆服七粒
重者可服廿一丸　打瀉泄之皆吉兆　冷水止瀉是真傳
後服菊花甘草湯　證忌房事並油煎　化毒拔毒皆可用
解毒清補看病緣　流注原有證數般　濕痰瘀風汗後寒
發無定處速腫漫　潰近骨節治難痊　此證本由脾胃弱
留結肌肉骨筋間　藥宜通經兼導滯　調中潰後癰同參

癭瘤

海藻玉壺湯

結核

瘰癧

○五癭屬陽六瘤陰　癭別血氣肉石筋　瘤氣血肉脂筋骨
惟脂潰開不傷身　癭帶細小紅不紫　瘤根漫大亮白新
證由內外風水氣　療治須當戒怒嗔　火盛血燥清肝熱
開鬱行痰兼補陰　軟堅順氣壯麝香　海藻玉壺湯最靈（方）
海藻海帶草昆布　芎歸貝母半夏陳　青皮連翹獨活等
或加首烏蒙花增　余加天葵夏枯草　膽星全蝎效如神
○結核即同果核形　皮裏膜外結凝成　或由風火氣鬱致
或因怒火濕痰生　初服荊防敗毒散　化痰清熱氣流行
○瘤發皆由外感生　伸縮動移無成形　漫腫無頭寒熱作

四肢沉重頻溺增　初服保安萬靈丹(61)　餘治應須瘰癧論

多骨疽

〇多骨疽由腎虛源　若久膿潰復受寒　落草患此胎元結
名為骨脹治一般　初起宜隔附子灸(111)　寒甚桂附地黃丸(81)

瘭疽

〇瘭疽本由烟瘴起　小如粟豆大梅圓　初發紅點次變黑
腐爛筋骨痛難延　初起宜貼蟾酥餅(18)　久者補中加黃連

烏白癩

〇烏白癩由中惡氣　火鬱血耗黑皮旋　麻癢微骨刺不痛
除風養血自安然

大麻風

〇大麻風由毒癘延　或因風土或因傳
染此全憑善調養　五死現症壽難全　初服神應消風散

〇神應消風散

全蝎白芷參同煎　追風大黃鬱金皂　最宜補血方能痊

楊梅瘡

一剂散

掃梅豆

〇楊梅瘡生有二般　精化氣化是其源　精化淫慾氣傳染

氣宜發汗精下痊　因氣化毒一剂散(方)麻黃靈仙各三錢

防芷羌蟾銀花甲　皂刺大黃二錢煎　煎濃酒對乘溫服

被蓋汗出避風天　體虛升麻土茯苓　皂刺同煎汗亦然

〇精化下用掃梅豆　掃粉水銀各二錢　生米研粉用三兩

紅糖熬過搗成丸　大如梧子初服七　瀉去毒氣方能痊

甘草煎水洗大便　恐毒停滯成瘡延　一切惡毒並魚口

此豆驅毒是奇傳　有嫌此豆涼經血　初起可服丸龍丹(方)

砂糖雄黃珍珠散　久後黃柴二芩稀(方)又方紅粉根一分

楊梅結毒

赤白遊風

四物消風散

紫白癜風

胡麻丸

石膏三錢糊為丸　每服七丸米飲下　外搽雀不站能痊
煎水松柏千里光　洗服汗出是奇傳○楊梅結毒因藥誤
體虛攻急使之然　始從筋骨結腫痛　甚者腐臭蝕喉穿
搜風掃毒兼清裏　虛者芪歸大黃煎○赤白遊風如粟形
浮腫焮熱癢痛兼　表虛風襲怫鬱入　血赤氣白風熱傳
四物消風荆防活　柴薄蟬退與白鮮○紫白癜風無癢痛
白因氣滯紫血延　熱體風侵濕相縛　毛孔閉塞始發斑
內服胡麻苦參防　首烏白附草靈仙　外用硫黃白附子
共末薑汁調一盤　茄蒂蘸藥頻搽上　日搽三次再不延

白駁風

○白駁風生面頸間　風邪相搏白點斑　甚延遍身無痛癢
治宜消風活血先　內服浮萍蒼耳子　外塗白膽油目三

癧瘍風

○癧瘍風從皮膚間　頸項胸腋無癢闗　紫白點點不開大
皮膚風邪熱使然　內服清熱消風散（註）外塗雄黃鐵銹搽

丹毒

○丹毒多生雲片形　又名火肉風濕寒　胸腹四肢分順逆
清火消風砭在先

粟瘡作癢

○粟瘡作癢證屬火　風邪乘皮起粟然
風為火化能作癢　防風通聖服之安（註）

枯筋箭

枯筋箭由肝失榮
筋氣外發赤豆般　破突筋頭如花蕊　或繫或灸皆可安

疥瘡

○疥瘡乾濕蟲砂膿　各經蘊毒風熱傳　治論上下分肥瘦

清風利濕救苦兼　體虛亦宜通聖散(廿)血虛銀花歸黃芪(廿一)
有用四物荊防氏　首烏蒺藜草同煎　洗用皂礬花胡椒
或用苦參豬膽煎　搽用雄黃大風椒　輕粉枯礬水銀研
有加硫黃油核桃　豬油共搗效爲仙○癬瘡情形有六般
風熱濕蟲是根原　乾濕風牛松刀癬　春生桃花面上旋
搽用羊蹄根枯礬　共研米醋搽即安　余用去殼雞蛋子
酥小同研妙若仙　久年濕癬藥不效　定用紅砒火煅研
有加巴豆雄大黃　輕粉槿皮百藥煎　共爲細末麻油搽
內服疎風清熱丸○黃水瘡如粟米形　起時作癢痛即穿

…黄水　暑令瘍癤　瘴疽　正氣散　産後癰疽　[illegible]

外因風邪内濕熱　黄水浸淫更綿纏　内服通聖外搽藥

三黄甘石輕枯礬○暑令瘍癤嫩腫痛　頭暈口苦肌紅鮮

較之癰疽發熱異　不分日夜似火煎　初服荊防敗毒散①

外治癰疽一樣看○瘴疽因受山瘴毒　伏藏久痛附骨間

初黑次青如拳打　急從惡血發膿宣　速服正氣蒼朴陳

藿香法夏草同煎　外治如前癰腫法　膿稠爲順黑汁難

○産後癰疽最屬險　七情之傷六淫傳　瘀血積聚或癰疽

勢潰托裏莫遲延　初服生化逐瘀叫[illegible]　歸芎桃薑草同煎

後服逍遥兼托裏　餘治仍照癰疽篇⑧　血風瘡症生遍身

[illegible]瘡

粟形搔癢破血穿　肝肺脾經風濕熱　火鬱燥痒破血穿
敷用雄黃與石礬　服宜補血清風痊○瘔癗汗出中邪風
狀類豆瓣扁癗旋　日擦秦艽升防扉　枳芎麻芩元草煎
夜重四物荊防首　外用百部酒洗安○浸淫瘡發火濕風

浸淫瘡

似疥黃水浸蔓延　成片皆由心脾濕　治宜清熱除風痊

火赤瘡

○火赤瘡由時氣生　燎漿水皰徧身延　治分上下風濕熱
瀉心清皮自安然○貓眼瘡名取象形　無膿無血痛難延

貓眼瘡

光芒閃鑠如貓眼　脾經濕熱外凝寒　內服清肌除濕藥(84)

魚脊瘡

(84)外敷真君妙貼痊○魚脊瘡由虛人生　感受濕熱凝皮間

骨痿瘡　黃水瘡　血疳　白疕　漆瘡

陽虛氣寒多緩慢　白皰帶痛魚脊然　未破艾灸破膿水㊀
治同貓眼理同然○骨痿瘡形粟豆紅　漸如梅李大毒傳
膿血不出痛不止　治同疔瘡一般看○風疳證如風癬形
破流黃水癢痰兼　由於風濕客谷道　如聖膏搽自能痊㊄
當歸一兩巴豆九　香油半斤同藥煎　去渣黃蠟入二兩
三錢擂粉末入焉○血疳形如紫疥瘡　痛癢時作血燥煩
證因風熱閉腠理　消風涼血即安然○白疕瘡形如疹疥
色白而癢身不安　總由風邪客皮膚　血燥便結潤腸安
外搽杏仁豬脂搗　初服防風通聖煎　漆瘡感受漆毒生

三白散　血箭　血痣　痠痛　瘡口誤入水毒　金蟾散　諸瘡生蛆

腠理不密腫紅燃　初發覺癢復如疹　皮破流水痛難堪
內服解毒搽三白　(上)鉛輕石膏韮汁摻　○血箭毛孔射出血
心肺火極出皮間　外用流香細末搽　內服涼血四物全
○血痣初起似痣形　漸大如豆其色鮮　挑破外皮流鮮血
肝經怒火鬱血傳　外貼太乙珍珠散　內服涼血地黃煎
○痠痛本於寒氣侵　鬱在肌膚痛心間　手搽疼痛如無皮
胡椒火酒蘸熨安　○瘡潰誤入汚水毒　或傷諸刺痛骨間
速覓乾蟾皂角子　胡椒十五煅盡烟　方用金蟾敷瘡內
毒水流盡刺出安　○諸瘡生蛆夏月間　腐臭還服蟬花煎(方)

〇蟬花煎　跌撲　金瘡　〇桃花散　箭頭入肉　解骨丸　鐵鍼入肉　誤吞針　誤吞錢

蛇蛻蟬蛻煎細辛　服之蛆化蠅畏焉〇跌撲之症屬尋常
內服大成湯可安⑱巳破亡血八珍好　外敷沉香五倍痊（方）
或用冰糖燈草末　止血生肌異人傳〇金瘡須宜驗傷痕
重傷筋骨輕皮間　內服八珍獨參湯（十）外敷桃花散即痊
即古石灰與大黃　炒紅去黃斧水摻〇箭頭入肉錯不出
〇外敷速用解骨丸　蜣螂雄黃象牙末　羊油調敷自出焉
〇鐵鍼入肉隨氣遊　走向心中恐不安　烏鴉翎灰酒調服
萆蔴外貼出鐵鍼〇誤吞鐵鍼入咽喉　急飲蝦蟆血一二三
或用蕎麵蝦酒沖　或食韭菜飴糖吞〇誤吞銅錢須不慌

骨硬咽喉　杖瘡　夾傷　代杖傷　六眞膏

入齒腹內病必延　宜齋多服自打出　或用砂仁與橄欖

〇骨硬咽喉最爲難　吐嚥刺痛難下咽　魚骨須用鴨涎灌

獸骨狗涎可出焉　〇杖瘡須宜看其色　已破未破看肉間

破敷如意金黃散　（乩）加入樟腦共末焉　石灰澄水調敷散

餘潰玉紅膏貼痊　（服）未破仍服大成湯　七里香葉搗搽摻

〇夾傷禁用藥貼敷　硃砂燒酒塗之安　內服大成或飲酒

腫勢必消痛立蠲　（方）重形潰破代杖湯　二鱉當尾枳粉丹

木通蒲黃蘇木草　乳沒木耳灸穿山　氣血虛弱當大補

外貼六眞膏如仙　（方）樟腦兒茶乳沒蝎　三七猪油攤貼痊

○諸刺入肉係外傷　螻蛄搗塗即時安　如刺已出仍作痛
再塗螻蛄便能痊　○皮肉損破外傷風　初覺神昏咬牙關
甚者角弓反張狀　吐涎抽搐總不安　任表宜汗任裏下
半表半裏以和痊　倘若頭汗身無汗　榆丁散用米湯煎（方）
防風地榆紫地丁　馬莧研末破傷痊　○潰瘍發痙類破傷
膿血過多體之原　無汗爲剛有汗柔　補正驅邪或十全
湯燙火燒皮爛痛　搽用清涼膏爲先　石灰澄水香油半
調合鵝翎搽之安　○火毒攻心心煩燥　黄芪當歸與車前
防風雲苓大黄草　煎水服之方能痊　○凍瘡觸犯嚴寒傷

人咬傷　虎狼傷　馬咬傷　瘋犬傷　扶危散

氣血凝肉腫痛堅　仍用冷水洗揉散　火烘成瘡便纏綿
○須防凍瘡用大蒜　六月三六搽不延　○人咬傷處中牙毒
腫痛臭爛最可憐　始終惟宜童便洗　蟾酥調餅敷之痊
○熊虎狼傷致成瘡　葛根煎湯洗服安　有用鐵銹煎湯洗
或用粟米嚼敷痊　○馬咬傷時損肌肉　栗子嚼爛敷之安
若逢毒氣入裏者　馬齒莧湯服之痊　○瘋犬咬傷毒最深
刺吮蒜灸尿洗滑　攻心紅髮當拔去　或用泥團滾患間
內服牛蒡去風毒　外用豆豉油調搽　毒甚定服扶危散
諒人虛實加減焉　七日斑蝥七個炒　滑石一兩雄黃錢

馬汗入瘡　驢涎入瘡　蛇咬　蜈蚣咬　蠍螫　蠶咬　射工傷人

麝香二分共爲末　米飲調下掃毒先　若是已發此方驗
斑蝥生用都無嫌　○潰瘡誤犯馬汗傷　四旁瘡腫紫痛燃
急硬紫處出紫血　烏梅嚼爛敷之痊　患者寒熱毒攻腹
强弱量服馬莧煎　○更有驢涎入瘡者　冬瓜青皮末敷痊
○蛇咬傷時即飲醋　仍用繩紮患處間　再服五靈與雄黃
外敷生薑搗爛痊　○蜈蚣咬傷用雄黃　倒挂雞涎醮傷間
內飲雞血皆可效　或用蜘蛛拔毒安　○蠍螫急取大蝸牛
搗爛塗之即安然　○蠶咬須將苧根搗　取汁搽塗患自痊
○射工傷人必殞身　甚則肉爛成瘡瘢　豆豉搗敷白芷塗

蚰蜒傷　[illegible]蛇瘡　蠼螋傷　虫入耳　赤遊丹毒　犀角飲　胎瘤

潰後每將搽之安　○蚰蜒咬傷受毒氣　鹽湯頻洗自然痊
○大蛇瘡發肌膚中　似癩非癩身不安　證因草內蜘蛛毒
復被露水浸始傳　內服秦艽煎湯飲　外敷二味拔毒痊（散）
○蠼螋隱壁尿射人　誤着皮膚水泡殘　痛如火烙如豆大
鹽湯洗過拔毒安　○虫偶入耳勿驚慌　燒肉香氣近耳間
獨坐夜燈引虫出　香油入耳虫亦殘　○胎毒初患赤遊丹
腹肢先內外後參　內服外貼兼砭血　紅輕紫重黑難痊
內服消毒犀角飲　防風甘草與黃連　○嬰兒初產患胎瘤
胎熱瘀血是根源　色紫漸大熟透刺　放出膿汁可自痊

五福化毒丹　紅絲瘤　胎瘶瘡　消風導赤湯　保元湯

初服五福化毒丹　黑參甘桔倂黃連　龍膽洋參苓牙硝
硃砂片少蜜爲丸○嬰兒初生紅絲瘤　皮含血絲由先天
精中紅絲腎伏火　相傳患此恐難痊　治同胎瘤一般看
滋陰除毒理同然○瘶瘡始發頭眉間　胎中血熱受風纏
乾癢白屑濕淫水　熱痛紅暈類火丹　內服消風導赤湯
生地赤苓蒡白鮮　銀花蘇荷木通等　甘草生用炒黃連
搽用消石黃柏撒　癢甚松香硫黃摻○痘癰毒留經絡中
發無定處痛不鮮　留於肌肉爲易治　結於骨節治之難
內服保元參芪歸　箭芪甘草略同煎　外敷赤豆與芝麻

葡萄疫　胎驚丹毒　滯熱丹毒　嬰兒痄腮　垂癰　胎風

紅者首烏搗末摻○葡萄疫同葡萄狀　血受癘疫凝鬱間
偏身發點青紫色　毒攻牙齒類似疳　內服清胃外搽散
五倍秋石冰末摻○胎驚丹毒面紅鮮　形如水豆根紅凝
時出時隱延頭項　繼發丹毒一同看　初服四聖木賊湯
(方)秦皮燈心與黃連○滯熱丹毒赤遊形　傷乳多食滯熱傳
較之赤遊走緩慢　先宜消食次清源○嬰兒痄腮乳熱成
因食厚味滯火延　更兼六淫氣感受　腫潰治法癰疽看
○嬰兒垂癰上腭生　喉前結腫色紅鮮　積熱凝結宜刺破
(前)服前胎瘤五福丹○胎風初起皮色紅　狀如湯潑火燒鮮

臍瘡　臍突　陰腫　脫肛　肛門作痒　遺毒

證由孕母多積熱　清胃湯服自然痊○臍瘡兒臍被水傷
草紙燒灰摻之安　良久不愈風邪襲　恐發風癇預防焉
○臍突胎中積熱生　總由孕母失調延　兒臍突出腫赤大
清熱利水且平肝○陰腫之症小兒生　久坐陰濕寒氣傳
或因怒叫氣結閉　寒熱虛實用心看　紅宜涼血堅破氣
軟垂不收腎虛然○小兒脫肛肺虛源　補中益氣湯最先
腫硬作痛除積熱　臟毒翻肛臟連危〔肛〕肛門作癢係虫傷
下唇必生小瘡延　外搽雄黃銅綠末　內服清熱蘆薈丸〔遺〕
遺毒稟受結胎先　無皮身赤未易痊　肌膚紅點次斑爛

[illegible]

染受尚可藥毒難　採用土苓人中黃　内服菉荳甘草牛連
○痘裏夾瘿生頸項　形如桃李或棗蓮　證兼身熱多煩渴
痰氣凝結使之然　托裏消痰生地草　通桔蟬芍荊苓連
○痘疔名多治不一　俗呼賊痘形多般　察其經絡發何經
紫黯黑硬不潰難　外敷拔毒内服藥㊃消風五福二方參(前)
痘裏發丹因熱極　宜服涼血化毒丹　生地白芍蒡黛苓
紫羌梔草通粉連○痘爛浸淫無完膚　水淬茶葉帶濕綿
上隔草紙令兒臥　一夜膿盡膚自乾○痘風瘡生先作癢
漸次成片水漫延　痘後遇風甚成癩　麥餞散搽自然安

小麥一合炒存性　硫黃四錢砒一錢　共末烟油調和搽
小兒頭癩皆能痊　以上金鑑諸外症　逐一纂集以成篇
癰疽部位分經絡　內乖外現知其緣　任督身中之子午
陰陽脈通便知玄　原本湯飲未全錄　已論之方或內添
任他癰疽千般狀　照其經絡陰陽看　熱則涼之寒則溫
初散後托總一般　當用膏丹與丸散　看其瘡瘍後與先
藥性須熟方有應　一藝成名繼先賢　業斯存心爲方便
自然餘慶福綿綿

外科切要便讀終

外科切要卷下

外科金口訣

亞拙山人撰

外科之書最宜詳　先知病症好醫瘡　疽陰癰陽有善惡
吉凶輕重各異方　疽生於骨痛腫漫　癰發紅腫勢高張
癰則易治疽難治　五善七惡視端詳　先分部位在何經
次察寒熱辨陰陽　五善易治何所　心善舌潤精神强
肝善不煩指甲紅　脾善飲食便如常　肺善不咳音聲亮
腎善口潤腰膝强　惟有七惡最難治　醫人審視要隄防
一惡神昏心煩燥　蒼色紫黑肝腎傷　二惡驚悸目睛邪

心恍撕衣或瘋狂　三惡瘡形堅與陷　脾瘦膿清臭難當
四惡皮枯瘀又喘　鼻扇肺絕數日亡　五惡咽乾如燎煙
囊縮形黑皆絕陽　六惡身腫又嘔逆　敗血滑泄命必殤
七惡四肢厥逆冷　瘡形倒陷俱爲殃　五善七惡君須記
病端百出另有方　寒散熱清虛當補　審視虛實辨陰陽
醫者貴乎生活法　不可偏執用陳方　且如表症身惡寒
荊防敗毒散最良（〡）　裏症發熱口又渴　內踈黄連湯相當（〢）
瘡勢已成用何藥　托裏消毒散奇方（〣）　內膿將潰排膿散（〤）
或服十全大補湯（〥）　潰後虛熱亦發渴　須服人參養營湯（〦）

春還結腫因寒濕　木通流氣飲相當(十二)飲食不思胃氣弱

香砂開胃散最良(十三)瘡堅不起陽氣虛　須用參朮回陽湯(十四)

陰陽俱虛何爲上　四君四物八珍湯(十)潰後多痛誰爲要

乳香定痛四物湯(十一)脾虛下陷氣不足　即服補中益氣湯(十五)

玉莖生瘡小便澁　須用木通解毒湯(十六)初起癰疽活命飲(十七)

蟾酥丸用亦爲良(十八)解毒須用護心散(十九)護心蠟礬丸無雙(二十)

內陷色紫更嘔吐　定用托裏温中湯(十三)虛陽發燥多飲水

聖愈湯乃是仙方(十八)驚悸不寧身體倦　歸脾湯服自康強(十九)

虛煩身熱惚自語　必服竹葉石羔湯(廿)一切風熱生瘡癬

防風通聖散最良(〢二)心煩衄血理虛陽　必用犀角地黃湯(〢三)
發背初起先灸之　不散神授衛生湯(〢〤)潰爛肉托不代言
外貼玉紅膏可藏(〢〥)身凉自汗腹痛嘔　異攻散服即安康(〢〦)
肺熱有痰口又渴　麥冬清肺飲相當(〢〧)肺癰吐膿氣喘急
金鯉湯服是良方(〢〨)攻結頑瘡多腐臭　玄龜丹藥更見長(〢〩)
遍身紅斑或紫斑　肖逃化斑解毒湯(〣〇)表裏脹實雙解散(〣一)
和脾吐瀉六和湯(〣二)婦女諸病逍遙散(〣三)赤子內傷保元湯(〣〤)
小兒牙疳身熱瘦　蘆薈飲服是神方(〣〥)咽喉口齒背腫痛
冰硼散功實非常(〣〦)三焦膈熱多煩悶　凉膈散瀉火上霜(〣〧)

下元不固腎之虛　滋腎丸服勿荒唐　濕腫有服二妙散
疔瘡初服丸月湯　大頭腫痛有痰熱　普濟消毒飲何妨
結毒頑瘡並解毒　紫金丹服非尋常　楊梅毒重筋骨痛
初服升麻解毒湯　瘡瘍熱甚每發作　破棺丹藥勿彷徨
潮熱客邪時來往　小柴胡湯加荊防　寒濕脚膝瘡疼痛
大防風湯不可忘　若是咽喉忽腫痛　清咽利膈散最良
口乾兼服八味丸　脾瀉二神丸相當　臟腑濕痢因熱積
香連丸服不須忙　齒齦唇繭如何治　甘露飲服最清涼
便毒魚口症雖險　九龍丹吞一擒光　止痢定驚有仙藥

一枝梅是呂祖方(卅)諸瘡痛疼若不止　眞君妙貼散爲良(卅一)
痔漏瘻癧並疔毒　三品錠用即安康(卅二)癰疽流注諸風症
萬靈丹用果然强(卅三)髮疽皆因肝膽病　又宜柴胡淸肝湯(卅四)
臍疽與毒增寒熱　黄連救苦湯最良(卅五)小兒口內熱生瘡
人中白散吹之良(卅六)大人咽喉　月痛　金鎖匙方吹即康(卅七)
喉痛又兼痰涎壅　吐痰烏龍散相當(卅八)下疳新久珍珠散(卅九)
小便癃痛蓮子湯(卌)破皮傷風玉眞散(卌一)跌撲傷損大成湯(卌二)
肮膊強直多痛疼　提肩散服即安康(卌三)腿痛風濕相浸染
定服當歸拈痛湯(卌四)小便生瘡又有[illegible]　再服龍膽瀉肝湯(卌五)

便毒懸癰瘡可慮・　山甲內消散更宜(廿六)　臂癰腿癰寒熱甚
主用黃芪內托湯(廿七)　婦女陰瘡或痛癢　痛則火重癢重傷
乳癰未成鹿角散(廿八)　重則回乳四物湯(廿九)　囊癰肝經濕熱重
導水消腎先本强(卅)　風瘡微骨癢甚極　雄黃散敷雪上湯(卅一)
疔瘡刺血宜消汗　失營腫硬勢如岡　消腫化堅湯可服(卅二)
或服六軍丸亦良(卅三)　潰瀧血水流不止　即服人參養營湯(十一)
以上諸症貴細審　經絡部位要推詳　瘡在何處知臟腑
形勢部位有陰陽　雖然某症宜某藥　按經調治易安康
項背腰脅太陽屬　定加川芎藁本羌　外臁足踹亦太陽

可加防杞黃芩良　額前眉框面陽明　升麻乾葛最相當
胸乳牙齦亦陽明　白芷石羔加之強　左右頭角少陽位
川芎黃芩加入湯　耳前兩脇仍少陽　柴胡青皮最相當
中脘四肢屬太陰　引經桂枝白芍良　兩手足肘亦太陰
升麻防風無不臧　少陰臍腹手足心　桂枝木通合諸方
足跟內臁亦少陰　黃連獨活眞熱當　厥陰頭頂並小腹
柴胡白芍可勸勤　男婦陰器亦厥陰　黃連膽草可除尪
雖分經絡加減藥　務察寒熱用之良　癰瘍形相數百種
得法應病自吉昌　此是外科金口訣　醫人熟記效岐黃

外科藥方歌

防風敗毒散（一）　治時毒初起頭眩惡寒腮項腫痛脈浮者宜之

荊芥敗毒散人參　羌獨前柴芎桔梗
茯苓枳殼同甘草　寒甚加葱共得名

內踈黃連湯（二）　治癰疽腫硬發熱嘔噦便結心煩口渴脈沉

內踈黃連湯木香　梔歸芩芍薄荷榔
大黃桔草連翹用　邪毒消除身自强

托裏消毒散（三）　治癰疽已成不得內消者宜此藥以托之未成者可消已成者即潰能去腐生新此時不可內消恐傷脾胃

托裏消毒散人參　芎芍芪歸朮茯苓
角針白芷銀花等　桔梗甘草效如神　脾弱者去白芷倍加人參
排膿內托散（〤）　治癰疽腦項諸發等瘡已潰流膿時宜之
排膿內托散芎歸　參朮苓陳香附芪
甘桔白芍併肉桂　隨方加減在人爲
十全大補湯（〥）　治潰瘍發熱或惡寒或作膿多而清或自汗盜汗氣血不足者宜之結腫未成膿者加陳皮　香附　半夏　連翹
十全大補參芪芍　肉桂川芎熟地黃
歸朮茯苓甘草炙　棗薑加上號全方

人參養營湯㊤　治潰瘍發熱惡寒四肢倦怠肌肉消瘦面黃氣短脾虛營衛不足不能收斂大瘡愈後咸可服之

人參養營參朮歸　陳皮白芍桂心芪
甘草地黃并五味　茯苓遠志棗薑宜

木香流氣飲㊤　治流注瘰癧及鬱結爲腫血氣凝滯遍身走注作痛或心胸痞悶噎咽不利腹脇膨脹嘔吐不食上氣喘急咳痰或四肢面目浮腫者並宜服之

木香流氣飲芎歸　蘇桔靑陳烏澤芪
枳殼檳苓防半夏　腹皮白芍膝甘隨　薑棗引　水煎服

香砂開胃散㊂　治潰瘍脾胃虛弱惡心嘔吐或飲食思慮宜之

香砂開胃朮人參　半夏陳皮西砂仁

茯苓藿香炙甘草　薑棗煎服效如神

參朮回陽湯㊅　治陰疽發背初起不疼不腫不熱不紅硬如牛皮十日外脈細身涼體倦瘡陷無膿或皮不腐皆宜服之

參朮回陽附朮芪　參歸芎苓杞活煎

陳朴木紅甘紫草　陰疽危症方本奇

八珍湯㊉　治潰瘍諸症調和榮衛滋陰氣血虛熱等症咸可服之

八珍湯攝理陰陽　芎芍當歸熟地黃

人參元苓炙甘草　倘然虛弱不榮昌　薑棗引水煎服

乳香定痛四物湯(下)　治癰疽潰後血虛疼痛不可忍者服之

乳香定痛散當歸　乳沒川芎白芍隨

粟殼桂皮併熟地　瘡瘍疼痛效堪題

補中益氣湯(下)　治瘡瘍元氣不足四肢倦怠發熱脾虛脈洪無力頭痛惡寒聲煩熱俱宜服此

補中益氣湯甘草　黃芪人參白朮歸

柴胡升陳五味少　還嫌薑棗效堪推

木通解毒湯(巳)　治男婦房術熱藥所傷玉莖陰戶瘡痛小便滯

濇白濁滑精至夜陽健不眠者服之

木通解毒湯黄連　膽草木通瞿麥兼

蘆薈知柏山梔子　滑石甘草水同煎

仙方活命飲㐅 治一切癰疽不論陰陽瘡毒未成者即消已成者即潰化膿生肌散瘀消腫誠外科之首方也

活命飲中歸尾芍　穿甲銀花乳没藥

花粉防芷甘貝母　皂刺同煎酒一勺

蟾酥丸㐅 治疔瘡發背腦疽乳癰附骨臀等疽一切惡症身發寒熱頭痛昏悶牙關緊閉危在旦夕皆有神功

蟾酥丸效獨稱雄　乳沒砂礬輕粉舂　輕粉少加共細末糊丸如菉豆大硃

銅綠蟾酥寒水石　蝸牛麝香共蜈蚣　砂爲衣酒引服三五丸出汗爲效

護心散㊦　治瘡初起疼痛胃熱作嘔解毒護心等症

護心菉豆粉最好　硃砂乳香生甘草

共末用水調吞服　止痛除嘔護心寶

琥珀護心蠟礬丸㊤　凡瘡初起服之易散不散易起護心良藥

琥珀蠟礬護心佳　白礬黃蠟與硃砂

雄黃蜂蜜丸成就　護膜護心效堪誇

托裏温中湯㊤　治陽虛畏寒作嘔瘡瘍疼痛不紅不起內陷走

痛等症

托裏溫中薑附羌　茴木丁沉共四香
益智半夏同甘草　寒痛內陷嘔逆良

聖愈湯（皮）　治陰虛發熱氣血不足瘡多膿水久不收斂津液不生心煩等症

聖愈湯用生熟地　芎歸五味生黃芪
人參茯苓甘草使　膿甚心煩此最奇

歸脾湯（卅）　治脾胃虛弱身倦神昏心虛怔忡並腸風痔漏日久瘡出黃水敗血可加蚊蛤獺猬多服如神

歸脾湯用參朮芪　歸草茯神遠志炙
棗皮木香龍眼肉　引加薑棗益心脾

竹葉石羔湯(廿)　治一切虛煩津液枯竭心煩發熱及傷寒自汗
表裏俱虛者而作煩嘔者俱宜

竹葉石羔用人參　麥冬半夏竹葉增
甘草生薑加粳米　暑煩熱渴可回生

防風通聖散(廿)　治一切風熱毒瘡楊梅便毒初起並治傷寒邪
症表裏為毒要藥

防風通聖大黃硝　荊芥麻黃梔芍翹

甘桔芎歸蘇薄荷　苓朮滑石與石羔

犀角地黃湯（非）　治虛陽心煩衄血目赤血滯並齒口渴舌黃者宜之

犀角地黃有苦參　烏梅槐米與桃仁

引加艾葉煩煎服　虛陽衄血效如神

神授衛生湯（取）　治癰疽發背一切惡瘡初起行瘀活血腫痛表

裏風熱等症皆效

神授衛生皂刺防　羌芷甲翹乳沉香

歸尾銀花石決草　花粉紅花熟大黃

玉紅膏（收）　專治癰疽發背諸般潰爛用在已潰流膿時先用甘

草湯甚名用豬蹄藥湯淋洗患處軟絹拭淨用篾片挑膏於掌中搽化遍搽新傷肉上外以太乙膏貼之大約早晚洗換二次內服補脾胃煖藥其腐肉易脫新肉即生瘡口斂此乃外科收斂神藥也

生肌玉紅膏更奇　芷草歸身輕粉施芷五錢歸二兩血竭輕粉各四錢甘草一兩白蠟二兩紫草二錢油一斤

血竭白芷同紫草　麻油熬好貼生肌

先用當歸甘草紫草白芷四味入油內浸三日大杓內慢火熬煎微枯色細絹濾清將油復入杓內煎滾下血竭末化盡次下白占微火亦化先用茶鍾四個預頓水中將膏

分作四處傾入鍾內候片時方下研極細輕粉每鍾內投
和一錢攪勻候至一伏時取起聽用不得妄自加減

十二味異功散（四）治瘖瘂已久涼藥過多身涼自汗元陽不足
及虛寒假熱以致腹疼胃寒作嘔等症若祇脾虛服五味
異功散亦可即四君子湯加廣陳皮一味

異功參朮歸附桂　木香丁香豆蔻研
伏苓官桂陳半夏　厚朴薑棗水同煎

麥冬清肺飲（四）

麥冬清肺首人參　麥冬五味可生津

自汗脈絶兼口渴　久咳欲喘並宜心

金鯉湯（廿）　治喘癰並脹滿中隱痛

金鯉鯉魚七寸長　破腹去淨肚中腸

貝母一錢末入腹　線扎童便煮服良

玄龜丹（卅）　治諸般惡瘡腐爛疼痛不止者此亦搽之

玄龜丹中用乳香　没藥兒茶與麝香

掃粉血竭洋片腦　頑瘡腐臭即安康

乳香製過
片腦少加

化斑解毒湯（卌）　治裏實表虛邪出膚遍身發斑口渴作狂等症

化斑參黛犀地黃　梔連知玄柴石良

若是火極大便秘　減去人參加大黃

雙解散（卅）　即防風通聖散加滑石甘草治時毒惡寒發熱煩燥口渴表裏惡症俱實者宜之

雙解散中將軍芍　薄荷芎歸草朴硝

桔梗梔翹芩白朮　荊芥麻黃滑石膏

六和湯（卅）　治脾胃虛弱感傷時氣霍亂吐瀉等症

六和藿朴杏砂仁　半夏木瓜赤茯苓

參朮扁豆薑棗引　寒加蘇葉暑香薷

逍遙散（卌）　治婦人血虛發熱崩漏紫黑等症

逍遙散用當歸芍　柴苓朮草加薄荷
散鬱除蒸功最奇　調經丹梔八味合

保元湯（歌）　凡老少氣血大虧忽生瘡瘍用追毒之風藥中先以此可合之諒人虛實隨其輕重加之

保元湯中歸草參　人參固氣以安神
當歸和血生營衛　甘草托毒功最靈

蘆薈消疳飲（歌）　治小兒走馬牙疳身熱氣麁牙齦腐爛氣味作臭以及穿腮破唇者宜之

蘆薈黃連柴薄荷　胡連牛蒡羚羊角

元參桔梗山梔草　石膏升麻竹葉合

冰硼散（咽）治咽喉口齒新久腫痛及久嗽痰咽一作痛

冰硼散效實堪誇　元明粉同好硃砂

硼砂冰片相兼佐　咽喉口齒痛無他　明粉硼砂各五錢　冰片硃砂各五分

涼膈散（咽）治諸般積熱三焦六經火焰火甚口渴喜冷頭痛心煩等症

涼膈連翹與梔仁　大黃朴硝桔黃芩

薄荷甘草同竹葉　白蜜水煎熱自平

滋腎丸（咽）治下元虛損腰疼足軟口乾不喜飲者宜之

滋腎五味十二粒　熟地山藥茯棗皮

粉丹茯苓澤瀉等　止渴生津兼治痺

一蛟散（收）治憤怒傷肝胸膈不寬小水不利面目四肢浮腫

二蛟散內用皮硝　陳米三年要炒焦
濕腫糖湯調服下　如蛟行水自然消

九月湯（尤）治疔瘡初起並諸瘡未熟此藥攻之不消便穿

九月湯中野菊佳　山甲地丁要紫花
銀花皂刺蒼耳子　疔瘡初起定用他

普濟消毒飲（尤）治大頭瘟症其濕熱太重初起憎寒壯熱頭腫如斗口舌乾燥甚則熱痢目腫遲治必死

普濟消毒黃連芩　甘桔牛蒡人玄參

柴升翹芷青黛合　姜蚕馬勃或生軍

太乙紫金丹（注）　解諸毒療諸瘡利關竅通治百病此藥真能起死回生製之濟人奇效不可盡述凡居家出入軍中不可無也

太乙紫金丹麝香　茨菇蚊蛤共雄黄

硃砂大戟千金子　百症諸瘡應手良

山茨菇洗淨去毛二兩　蚊蛤即五棓子一兩焙　麝香三錢　硃砂三錢　千金子去油一兩　一名續隨子　紅芽大戟一兩五錢　雄黃三錢

以上之藥各揀精品於淨室中研極細擇端午七夕或天

[illegible]日用糯米濃汁合藥用杵搗千餘下極至光潤爲度每錠一錢每服一錠病重者連服二錠以取通利後用温粥補之凡瘡腫毒口眼歪斜牙關緊急用酒磨服一切瘋癱鬼擊用石菖蒲煎湯磨服一切瘡毒用醋磨搽功難盡述

升麻解毒湯（七）治楊梅毒重流於筋骨並治一切火毒諸瘡初起發散降火最宜

升麻解毒羌防風　土苓皂刺芷桔芎
牛膝歸芩梔柏草　麻油木瓜皆得中

破棺丹（〤〤）治瘡瘍熱甚語言發狂大便秘結等症

破棺丹治熱毒狂　甘草芒硝與大黃
共爲細末蜜爲丸　瘡瘍便秘最爲良

小柴胡湯（外）治潮熱往來傷寒如瘧少陽膽邪半表半裏頭痛等症

小柴胡湯用人參　柴胡甘草與黃芩
半夏加入薑棗引　寒熱口苦救如神

大防風湯（外）治膝風濕冷痛肝腎不足氣血衰弱者宜之

大防風湯首防風　熟地歸芍朮川芎
參芪附子牛膝草　杜仲薑棗水煎濃

清咽利膈散（外）治咽喉腫痛並上焦火實口舌燥渴便結等症

清咽利膈湯元參　甘桔荆防梔黃芩
連翹薄荷牛蒡子　黃連明粉與熟軍

八味丸（焰）治陰虛火燥口乾舌苦頭痛時甚時止等症

八味熟地山茱萸　淮山澤瀉粉丹皮
茯苓知母黃柏等　陰虛火旺果然奇

二神丸（效）治癰疽脾胃有寒滑瀉不止非此莫治

二神丸用肉豆蔻　麵包燒熟去油垢
倍加故紙薑棗引　脾胃虛寒若神術

香連丸（奸）治紅白痢疾或癰疽裏熱成痢服之必愈

香連丸内廣木香　黄連枳芍熟大黄
槐花地榆紫朴草　糊丸上衣甘草霜

甘露飲(81)　治繭唇膏粱所釀暴怒所結遂成斯疾高突堅硬或損破流血成虛熱生痰或渴症久作並治

清涼甘露飲柴芩　麥冬犀角共茵陳
石斛枳殼甘生地　知母枇杷葉須尋

九龍丹(81)　治魚口便毒騎馬橫痃初起未成濃者服之

九龍丹藥真堪羨　血竭兒茶乳沒煉
木香巴霜等分末　魚便橫痃立消免

一枝梅（外）　治大人小兒新久諸病生死難定之間用藥如芡實大一餅貼印堂之中點官香一枝香盡去藥已後一時許藥處有紅斑暈色腫氣飛散謂紅霞捧日病雖危篤其人不死如貼藥處一時後無紅無腫皮肉照舊不變謂白雪漫野病雖輕淺終歸冥路小兒急慢驚風一切老幼痢疾俱貼之紅腫即愈此方用之可預知生死也

堪誇呂祖一枝梅　巴豆草麻靈脂隨

雄麝銀硃砂胭脂　識死知生不改移

硃砂三錢　銀硃一錢五分　五靈脂三錢　麝香三分

明雄　巴豆仁各五錢各去油　右各研細於端午日淨室中午時共研油胭脂爲膏磁盒收藏勿經婦女人手臨用豆大一丸捏餅貼印堂中其功立見用過餅送入河中

眞君妙貼散（外）　治癰疽諸毒及異形異類頑硬大惡諸瘡走散不作膿者宜用此藥不痛者即痛痛甚者即止

眞君妙貼散奇功　蕎麵硫黃白麵同

諸般異症皆堪效　常取收功掌握中

明淨硫黃十斤爲末　蕎麵　白麵各五斤

共一處用清水微拌調和作麵餅入木桶或缸內一對時

取出罩紙包裹風中陰乾收用臨時再研極細用新汲水調敷如皮破血流潰爛疼苦等症麻油調搽天泡火丹血風等症靛水調敷

三品一條鎗錠（68）　錠有三品藥分輕重速效如鎗治瘰癧疔瘡發背腦疽五痔翻花癭瘤氣核並屁漏成管者皆用

三品一條鎗最靈　雄礬白信少人聞
加上乳香爲線藥　疔疽癧漏盡承平

明礬二兩　白砒一兩五錢　雄黃二錢四分　乳香一錢二分

砒礬二味共爲細末入小罐内加炭火煅紅青烟已盡旋

起白烟片時約上下紅徹住火取鐲頓地上一宿取出約有砒礬淨末一兩加前雄黃二錢四分乳香一錢二分共研極細米糊調稠作成線條陰乾凡遇前症有孔者插入孔內無孔者先用針放孔數早晚插藥二次插至日後孔大每插十餘條數日以看四邊自然裂開大縫其疔瘡瘰癧痔漏諸管自然落下隨用湯洗搽上玉紅膏提肉生肌虛者兼服健脾藥補之

保安萬靈丹 (81) 治癰疽疔毒對口發頤風濕風溫濕痰流注附骨鶴膝風症左癱右瘓口眼喎斜半身不遂氣血凝滯徧

身左痛步履艱辛偏墜疝氣徧身疼痛破傷風牙關緊閉
截解風寒無不應效

萬靈丹用朮防風　羌活麻黃歸斛芎
川草二烏甘蝎芥　雄黃何首北辛攻

四順煎（經）

四順清涼攻裏強　口乾便秘痄腮瘡
防風梔子連翹草　歸芍燈心羌大黃

黃連消毒飲（經）　治腦疽發鬓發頭發天行時毒初起增寒壯熱
頭面耳項俱腫服未成必消已成即潰

黄連消毒葛升銀　柴芩芎歸翹梗苓
羌活防風共甘草　臑肩煎服可安寧

人中白散（紋）　治小兒口疳走馬疳及牙齦腐爛黑臭者即效

人中白散擅功奇　黄柏兒茶青黛宜
氷片薄荷研細末　口疳摻上病自離

人中白 溺壺者佳 火煅二兩　兒茶 一兩　黄柏　薄荷
青黛 各六錢　氷片 五分　共細末日吹數次即愈

金鎖匙（廿）　治喉閉纏喉風痰涎壅塞口噤不開湯水不下

金鎖匙中用焰硝　殭蠶片腦雄黄饒

加上硼砂研細末　咽喉腫閉即時消

焰硝一兩五錢　硼砂五錢　片腦一錢　白殭蠶一錢　雄黃二錢

共研細末以竹筒吹患處痰涎即出

烏龍散　此治咽喉腫痛痰涎壅盛喉風喉癰乳蛾等症惟纏喉風牙關緊閉者不可用恐痰上出而口不開壅塞無路而出故也凡病咽喉痛者亦忌

烏龍散獨牙皂角　十八喉風總堪嚼
開關利膈效如神　虛火實火要斟酌

又歌曰

十八喉風各有名　原來總是一根因

子孫代代宜珍惜　誓不輕傳與世人

用猪牙皂七條去皮弦爲粗末水二盃煎五分入人乳三匙服之非吐即瀉

黃連解毒湯四　治諸經熱毒癰瘍紅腫痛極口乾舌燥發狂等症

黃連解毒用黃連　黃柏梔仁各二錢

黃芩三錢水煎服　清熱瀉火又化痰

清心蓮子飲四　治心經蘊熱小便赤澁玉莖腫痛或莖竅作疼及上盛下虛心火炎上口苦咽乾煩燥作渴治虛陽口乾

小便短澀夜則安靜晝則發熱者

清心蓮子飲黃芪　赤苓人參地骨皮

黃芩甘草併澤瀉　麥冬加上劫提迴

玉真散 以 治破傷風牙關緊急角弓反張甚則咬牙縮舌

玉真散內用南星　白芷防風羌活靈

還兼天麻白附子　破傷風症凑安寧

大成湯 昭 治跌撲傷損或從高墜下以致瘀血流入臟腑昏沉不醒大小便秘及木杖後瘀血內攻肚腹膨脹結胸不食惡心乾嘔大便燥結者並服之

大成湯內朴硝黄　蘇木當歸甘草良

提肩散（上）　治受風寒肩臂疼痛等症

提肩取用藁本羌　芩連白芍川芎當
風寒桂枝蒼朮草　風濕麻木另有方

當歸拈痛湯（上）　治風濕水腫脚膝疼痛等症

當歸拈痛羌防風　豬澤茵芩蒼葛通
二朮芩參知母草　瘡瘍濕熱皆有功

龍膽瀉肝湯（上）　治肝經濕熱目赤腫痛或小便赤澁生瘡疼痛

龍膽瀉肝梔芩柴　生地車前澤瀉偕

木通甘草當歸等　肝經濕熱免徘徊

山甲內消散[皮]　治魚口便毒騎馬癰橫痃等症初起未成膿者

山甲內消散大黃　歸尾土姜蠶甘草當

土鼈牽牛同協力　魚口便毒自無殃

黃芪內托湯[汁]　治臂癰已成服散風熱藥不愈者欲其潰膿宜之

黃芪內托散堪誇　山甲芎歸皂刺加

金銀花與柴甘草　臂癰諸腫樂無涯

鹿角散[丸]　治乳癰新起結腫疼痛增寒發熱但未成俱效

鹿角散效獨稱雄　消乳專於建大功
每服三錢酒調下　能教腫痛永無踪
用鹿角尖三寸炭火内煅稍紅存性研末每服三錢食後
熱酒一茶鍾調服甚者再服必消

回乳四物湯（切）　治産婦無兒喫乳致乳汁腫脹堅硬疼痛
回乳四物湯最靈　芎歸白芍熟地陳
加上麥芽能散乳　更消腫脹待和平

導水消腎丸（切）　治囊癰内傷生冷外受風寒以致寒濕浸入囊
中小者如升大者若斗皮膚頑厚濕物短小水不利不痛

多有俗稱沙淋是也宜服此藥引導水氣日久漸消終身不爲癈疾也此方當驗

導水消腎丸功捷　茅朮牽牛與木通
更加肉桂老米飯　打糊丸成建大功

茅山蒼朮一觔炒黃　木通半斤　肉桂一兩刮去粗皮　牽牛一兩微炒　木香一兩

共爲細末陳米粉糊丸如梧子大每服百丸空心白滾水送下忌生冷麵食此藥雖夏月炎天亦以衣被覆之爲妙

雄黃散

治風瘡癢痛並一切毒瘡初起皮朽減宜

雄黃散內用蟾酥　冰片更加搨粉入

四味共研爲細末　水調患處日三塗

消癧化堅湯　治癧疽風熱火毒堅腫不散及瘰癧結核癥瘕等症

消癧化堅知柏連　花粉黃芩龍膽甘

升麻柴胡翹葛桔　歸芍稜莪昆布全

六軍丸　治瘰癧已成未潰者不論年月新久並宜服之

六軍丸内用蜈蚣　全蠍殭蠶蟬脱同

夜明砂與穿山甲　諸瘰瘻癧有奇功

麥冬粳米飲　治癧疽陰瘡法當艾灸或灸太過者或陽瘡不應而誤灸者以致火毒入裏令患者頭項浮腫神昏痰湧

吁吁作喘急服此藥以清解火毒

麥冬粳米等分宜　炙稔頭項厯能醫　各一兩

神昏痰湧喘聲作　水煎徐徐功莫移

乳香黃芪散【法】治癰疽發背諸毒疔瘡痛不可忍者乃氣虛不勝毒也服之未成即消已成者即潰不用刀砭惡肉自脫並治損傷筋骨疼痛之症

乳香黃芪歸芍陳　熟地川芎沒藥增

甘草人參同煎服　癰疽發背效如神

竹葉黃芪湯【[illegible]】治癰疽發背諸般疔毒表裏不實熱甚口中大

渴者服之甚效

竹葉黃芪半夏芩　當歸白芍石膏增

川芎生地與甘草　加入麥冬用之靈

內消散[illegible]　治癰疽發背對口疔瘡乳癰一切無名腫毒服之使

青化赤色從小便而出

花粉知貝半夏陳　銀花山甲乳香增　花粉　知母　白芨　貝母　半夏

白芨皂刺水煎服　治淋芙蓉爲敷靈　陳皮　銀花　皂刺　山甲　乳香

內固清心散[illegible]　治癰疽發背對口疔瘡熱甚焮痛煩燥飲冷其

人內弱服之預防毒攻心也

菉豆元明粉乳香　辰砂白蔻與雄黃
人參茯苓氷片等　癰疽發背服之良
乳香製氷片一分

透膿散（訣）治癰疽諸毒內膿不穿者服之即潰

透膿散治膿已融　不能潰破服之通
皂刺當歸山甲等　黃芪生用撫川芎

神功內托散（訣）治癰疽腦項等瘡日久不腫不高亦不潰破服
緣身涼服此溫補以助氣血也

參苓芍朮廣木香　附子川芎歸芪良
當歸山甲陳皮草　薑棗為引服之康

黍米寸金丹（攻）此方乃異人所傳常有暴中急症忽然卒倒者撬開牙關灌三丸其人即活又能治發背附骨癰疽遍身壅腫等症凡初起增寒壯熱四肢倦怠沉重者不分表裏老幼輕重並宜服之

鍼粉 狗寶 白丁香 狗鯉二膽 麝 雄黃 白丁香即麻雀屎 水銀粉 輕粉

蠟乳 蜈 硇 烏金石 輕粉 蟾酥 沒乳香 硇砂麝等藥最宜少用

右藥細末黃蠟男乳溶化爲丸如菉豆大每服一丸重三丸得汗即解

麥靈丹（攻）治癰疽惡毒無名諸瘍及疔瘡入裏令人煩悶神昏

或婦人初發乳痈小兒斑疹或腰腿暴痛等症

麥靈丹治疔疽本　蟾酥鼠糞蜘蛛等

菊花煎糊飛羅麵　合丸麥大七丸準

六味地黃湯（廿一）治陰虛不寧發熱口乾血虛生風等症

熟地八錢　淮山三錢　雲苓　棗皮錢各二　粉丹

澤瀉錢各一　本方加雄片二錢　蒙桂一錢　名曰

湯八味（廿二）治命門無火大壯元陽本方加牛膝三錢車前仁一錢　名曰

金匱腎氣湯（廿三）治陰虛下元虛冷足腫等證

柴胡清肝湯（廿四）治三焦肝膽熱極發痘好怒目澁口燥等症

柴胡湯治怒症強　凉血疎通解毒良
四物生用柴翹草　黄芩梔粉大力防

神應養眞丹（廿三）　治血虚生風髮落生瘡等症
神應養眞治油風　養血消風髮玲瓏
羌歸木瓜天麻芎　兎絲熟地與川芎

海艾湯（廿四）　治風寒頭痛發症寒熱心胸不開氣痛等症
海艾湯能治頭風　先薰後洗妙無窮
蔓京藁本荆防薄　藿香海艾菊甘松

祛風換肌丸（廿五）　治頭身白屑風瘙濕氣等症

與肌丸治白屑風　胡麻蒼术苦參功
威靈炙草菖蒲等　首烏花粉撫川芎

潤肌膏（外）治一切血枯燥外貼自愈

潤肌膏貼白屑風　香油紫草當歸宗
奶酥油入同煎入　去渣加蠟有奇功

香油四兩　奶酥油二兩　當歸一兩　紫草二錢
同熬去渣加黃蠟五錢

琥珀膏（外）治癰疽已潰結癧不腐水流時歛經年不愈者

琥珀膏中血餘椒　麻油熬化將渣撈

下蠟稍冷下末藥　鉛輕銀硃珀末拋

定粉一兩　血餘八錢　輕粉四錢　銀硃七錢

花椒粒十四　黄蠟四兩　琥珀五分　麻油十二兩

犀角升麻湯 治　治癧瘍初起頭痛寒熱及面上風毒

犀角升麻醫癩瘍　色紅初起服之良

黄芩白附生甘草　白芷川芎羌活防

瘍科流氣飲 治　治濕痰流注骨疼發直不硬不紅不腫等症

流氣飲治痰瘀通　人參樸桔芷防風

蘇芪殼桂木香草　烏藥朴檳榔歸芍芎

沒藥丸（九）治寒氣瘀血凝結發症堅結如石者宜之

沒藥丸治中石疽　乳香沒藥歸芎宜
川芎自然銅黃蠟　用酒服之行血瘀

和榮散堅丸（十）治失榮調和榮血散堅開鬱

和榮散堅丸消鬱　開結益虛理肝脾
八珍貝桔陳香附　昆布升紅桔草宜

清熱消風散（十一）治癰疽已潰未成無表無裏高腫有頭者宜之

清熱消風無表裏　癰疽諸毒和解方
皂刺防風陳瓤粉　柴芩芎芍草芪當
銀花苓朮紅花入　婦女還加香附良

疎風清肝湯（吉） 治肝經風熱生瘡及眼漏等症

疎風清肝滿睛瘡 又除肝熱散風痰
歸芍銀花芎菊草 柴翹梔子薄荊防

枇杷清肺飲（求） 治肺經風熱肺癰火嗽等症

枇杷清肺枇杷葉 參草黄連桑白皮
黄柏同蔗食遠服 肺風粉刺盡皆宜

清胃湯（用） 治胃熱齒痛出血口唇生瘡等症

清胃陽明實火結 口臭相兼齒衄血
芩連生地升麻膏 丹皮同煎功效捷

隔蒜灸法

大蒜切片約三錢厚安瘡頭上用大艾壯灸之三壯即换一蒜片若漫腫無頭者以濕紙覆其上視其先乾處置蒜片灸之兩三處先乾兩三處齊灸之有一點白粒如粟四圍紅腫如錢者即於白粒上灸之若瘡勢大白數多者以蒜搗爛鋪於瘡上艾鋪蒜上灸之蒜敗再易以知痛甚為效凡癰疽流注鶴膝風每日灸二三十壯癰疽陰瘡等症艾數必多宜先服護心散以防火氣入內灸小兒先將蒜置大人臂上燃艾候蒜溫即移小兒瘡上其法照前

黄蠟灸法（圖）

凡癰疽發背惡瘡頑瘡先以濕麪隨腫根作圈高寸餘寔貼皮上如井口形勿令滲漏圈外圍布數重防火氣烘膚圈內鋪蠟屑三四分厚次以銅漏杓盛桑木炭火懸蠟上烘之令蠟化至滾再添蠟屑以井滿為度皮不痛者毒淺知痛為度皮痛者毒深灸至不知痛為度去火杓即噴冷水少許於蠟上候冷起蠟蠟底之色青黑此毒出之徵也如漫腫無頭者以濕紙試之於先乾處灸之初起者一二次即消已成者二三次即潰痼瘡久潰不斂四圍頑硬者即於瘡上灸之蠟從孔入愈深愈妙其頑腐

則膿盡化收斂甚速

附子餅灸法（十四）

生川附子爲末黃酒合作餅如三錢厚安瘡上以艾壯灸之每日灸數壯俱令微熱勿令疼痛如餅乾再易餅再灸之務以瘡口紅活爲度治潰瘍氣血俱虛不能收斂或風寒襲之以致血氣不能運通者實有奇驗

豆豉餅灸法（[illegible]）

癰疽發背已潰未潰用江西淡豆豉爲末量瘡大小黃酒合作餅厚三分置患處灸之餅乾再易餅如已有瘡孔勿覆孔上四

布豆豉餅列艾其上灸之使微熱勿令肉破如熱痛急易之但灸三度令瘡口出汗即差

陽燧錠 秘

蟾酥　硃砂　川烏　草烏各五分

殭蠶一條　共爲細末

以上和勻用硫黄一兩五錢置杓內微火炖化次入前等藥攪勻再入當門子寸香二分冰片一分即傾入濕磁盤內速盪成片候冷用磁罐收貯用時取甜瓜子大一塊上尖下平先用紅棗肉擦灸處粘藥於上用燈草蘸油燃火焠藥錠上灸五壯或

七八壯畢即飲米醋半酒鍾候起小皰用線穿針鈹出黃水些須貼萬靈膏其毒即消如風痛用筋予於骨縫中按之痠痛處以黑點記灸之　再諸瘡初起於腫處各灸三五壯即瘥

神燈照法歌

癰疽輕淺七日時　神燈照法最相宜　未成自消已成潰
即發即腐實稱奇　油浸灼火周圍照　初用三根漸加之
照後敷藥貼患處　有膿湯洗不宜遲

神燈照法方（四）

硃砂　雄黃　血竭　沒藥各二錢　寸香四分

共爲細末每用紅綿紙裹藥搓撚長七寸麻油浸透聽用

牛膠蒸法歌

癰疽發背痔漏瘡　牛膠蒸法最相當　熬化攤紙貼患上
醋煮軟布熱蒸良　溫易瘡瘻膿出盡　洗去膠紙貫衆湯

藥筒拔法歌

癰疽陰疽半月間　不發不潰硬而堅　重如負石毒膿鬱
致生煩燥拔爲先　截鍼放孔口字樣　膿血爲順紫黑難

煮竹筒方

羌活　獨活　紫蘇　蘄艾

菖蒲　白芷　甘草各五錢　連鬚葱二兩

水十碗煎數滾聽用次用鮮嫩竹一段長七寸徑口一寸半一頭留節刮去青皮厚約分許靠節鑽二小孔以杉木條塞之放前藥水煮數十滾將藥鍋置患人榻前取筒傾去藥水乘熱急合瘡頂鍼孔上自然吸住待片時藥筒以溫拔去杉木塞子其筒易落外用膏藥蓋貼勿令受風膿血不盡次日再煮仍拔舊孔再拔治陰瘡擠膿不用爽之良法也勿忽之如陽瘡切不可用此法恐傷氣血慎之

四虎散　治癰疽腫硬厚如牛領之皮不作膿腐者宜用此方

草烏　狠毒　半夏　南星各等分

右爲細末用豬膽同搗徧敷瘡上留頭出氣

二青散㊁治一切陽毒紅腫疼痛癢瘙暑熱等症未成者即消

青黛　黄柏　白歛　白薇各一兩

白芨　白芷　白蘚皮　水龍骨即多年艌船舊油灰

朴硝各一兩　大黄四兩　天花粉　青露即芙蓉葉各三兩

右爲末醋蜜調敷成者留頭未成者徧敷

護宮錠㊀治熱毒腫痛焮赤諸瘡並搽痔瘡

京墨一兩　胡黄連　兒茶各二錢　熊膽

牛黃各三錢　寸香五分　冰片七分

右爲末用豬膽汁爲君加生薑汁大黃水浸取汁釅醋各少許相和藥成錠用涼水磨濃以筆蘸塗之

離宮錠（刪）治疔瘡毒腫一切皮肉不變漫腫無頭搽之立效

血竭　蟾酥　膽礬各三錢　硃砂二錢

京墨一兩　寸香一錢五分　共爲末涼水調成錠涼水磨濃塗之

白錠（刪）治初起諸毒癰疽疔腫流注痰包惡毒及耳痔耳挺等症

白降丹四錢刪白靈藥　銀黝　寒水石　人中白各二錢

右爲末白芨麵打糊爲錠用醋研敷切不可入口

三味拔毒散（改） 治風濕諸瘡紅腫痛癢疥痱等疾甚效

明雄 白礬各等分 右爲末茶清調化用鵝翎掃敷

回陽玉龍膏（改） 治癰疽陰瘡不發熱焮痛亦不高腫作膿及寒熱流注冷痛痺風脚氣手足頑麻筋骨疼痛及一切皮色不變漫腫無頭鶴膝等症俱無肌熱者一槩敷之

軍薑三兩炒 肉桂五錢 赤芍三兩炒 南星一兩

白芷一兩 草烏三兩炒 共爲末 熱酒調敷

冲和膏（改） 治癰疽發背陰陽不和冷熱相凝者宜用此膏敷之能行氣疎風活血定痛散瘀消腫祛冷軟堅誠良藥也

紫荊皮炒五兩　獨活炒三兩　白芷三兩　赤芍炒二兩

石菖蒲一錢五分　右爲末葱湯熱酒調敷

鐵箍膏　治發背將潰已潰時根脚走散瘡不收束者

膽礬三錢　銅綠　白芨各五錢　寸香三分

輕粉　礬京各二錢　五棓子微炒一兩　明礬四錢

共爲細末用陳米醋一碗杓內漫火熬至一小杯候起金色

黃泡爲度待溫用藥末一錢攪入醋內燉溫用新筆塗於瘡

根周圍以綿紙覆蓋藥上瘡根自生皺紋漸收漸緊其毒不

致散大矣

烏龍膏（巳） 治一切諸毒紅腫赤暈不消者

木鱉子二兩去殼 草烏五錢 小粉四兩 半夏二兩

共入鐵銚內慢火炒焦黑色爲度研細以新汲水調敷一日一換自外向裏塗之須留瘡頂令出毒氣

神效千捶膏（戌） 治瘡瘍疔毒瘰癧並大人臁瘡小兒蟮拱頭等證

木鱉去殼五個 松香四兩揀淨 銅綠一錢研細 杏仁一錢去皮

乳香 沒藥各二錢 蓖麻子七錢去殼 巴豆仁五粒

右搗爛成膏取起浸涼水中用時手捻薄片貼之

陀僧膏（亥） 治一切癰疽發背對口諸瘡痰核流注等毒貼之

川烏　草烏　生地　白芨

白蘝　象皮　官桂　白芷

當歸　赤芍　羌活　苦參

二蠶　山甲　烏藥　甘草

獨活　元參　定粉　大黄各五錢

外用淨香油五觔將藥浸入油內春五夏三秋七冬十候日數已足入淨鍋內慢火熬至藥枯浮起片時用布袋將藥渣濾淨將藥稱準每觔油加定粉半觔桃柳枝不時攪之以黑漆亮如鏡爲度滴水成珠薄紙攤貼

巴膏方 目 治一切癰疽發背惡瘡化腐生肌甚效

血餘一兩一錢 象皮 山甲 血竭各六錢另研細末

梔子八十個 兒茶二錢另研細末 硇砂三錢另研末 黃丹飛

香油四斤 桑槐桃柳杏枝各五十寸

右將桑槐桃柳杏枝入油熬枯撈出次入象皮山甲血餘熬化再入山梔熬枯用絹將藥濾淨將油復入鍋內煎滾離火少時每油一斤入黃丹六兩攪勻熬至滴水成珠將鍋取起再入血竭兒茶硇砂等末攪勻用涼水一盆將膏藥傾入水內手扯藥千餘遍換水數次拔去火氣收貯用時不宜見火

滾湯燉化攤紙貼之

亞聖膏（新）治一切破爛諸瘡並楊梅結毒

象皮一兩　驢甲一塊即驢蹄　雞子清三個　木鱉七個

蟬蛻四錢　蛇蛻二錢　穿山甲六錢　血餘三錢

槐榆艾柳桑枝各二十一寸　黃丹　黃蠟　香油三斤

右將藥入油浸七日煎如常法濾去渣淨油一觔入黃丹七兩煎成膏入黃蠟五錢再入血竭五錢兒茶三錢乳香沒藥各三錢煆牡蠣靈脂各五錢研爲細末入膏內攪匀滴水成珠爲度

絳珠膏 治潰瘍諸毒定痛生肌去腐

天麻子肉半[illegible] 雞子黃十個 麻油十兩 血餘五錢

黃丹水飛二兩 白蠟三兩 血竭末 輕粉末

乳香末 沒藥末 兒茶末各三錢 硃砂末一錢

冰片研細一錢 麝香研細五分 珍珠末二錢

右將麻油熬血餘焦枯加麻子肉雞子黃熬枯去渣入蠟候化離火少時入黃丹攪勻再加細藥和勻滴水成珠爲度

加味太乙膏 治一切瘡毒並男子遺精女子白帶貼於臍下

白芷 當歸 赤芍 元參

肉桂　大黄　木鱉　生地各二兩

輕粉四兩研末　黄丹四十兩水飛　血餘一兩　柳槐枝各一百寸

乳香五錢　沒藥　阿魏各三錢

右將白芷當歸赤芍元參肉桂大黄木鱉生地併柳槐枝用真蘇油五斤足稱將藥浸入油內春五夏三秋七冬十天大鍋內慢火熬至藥浮起住火用布袋將藥渣濾淨將油稱準仍用細絹濾入鍋內將血餘投下熬枯浮起以柳枝槐枝看取骨滲化之象方算熬熟淨油一斤入黄丹六兩五錢夏秋亢熱倍加五錢火加大些不住手攪候鍋內先發青烟後發

白烟發發旋起氣香復其膏已成即便住火將膏傾水內試其軟硬如硬加熬油如軟加炒丹每各少許漸漸加火務要冬夏老嫩得所爲佳候烟盡撥下鍋來方下阿魏切成薄片散於膏上化盡次下乳沒輕粉末攪勻傾入水中以柳棍摟成一塊再涼水滌浸片時來溫每膏半斤扯拔百轉成塊又換水浸片時收貯用時取一塊銅杓復攤紙貼之

白膏藥（主） 治諸瘡腫毒潰破流膿等症

巴豆肉十二粒　蓖麻肉十二粒　香油三斤　蝦蟆五個各[illegible]　血餘一團

活鯽魚十尾

先將巴豆蓖麻肉浸三日再將蝦蟆浸一宿臨熬時入活鯽魚共熬焦去渣慢火熬油滴水成珠傾於淨鍋內再入官粉二斤半乳香末五錢攪勻冷定爲度用時滾湯燉化攤貼

化腐紫霞膏（白）治一切諸毒發背已成瘀肉不腐及不作膿者甚效

金頂砒五分　潮腦一錢　螺螄肉二兩曬乾爲末　輕粉二錢

血竭二錢　巴豆仁五錢研細

右各爲末共研一處磁罐收貯用時麻油調搽頑硬肉上以綿紙或膏藥蓋上俱可

外敷麻藥類方

外敷麻藥　敷於瘡上任割不痛

川烏頭　草烏尖　生南星　生半夏各五錢

胡椒一兩　蟾酥四錢

一方　加草蔴五錢　一方　加細辛一兩　爲末燒酒調敷

貝葉膏　此膏治癰疽發背一切潰爛諸瘡

麻油一斤　血餘雞子大一團　白蠟一兩

右將血餘以文火熬化去渣下火入白蠟溶化候溫用綿紙

剪塊三張張張於油蠟內蘸之貼於磁器封用時揭單紙貼

患處日換八九次方能定痛去腐生其功甚速切勿忽之

元珠膏　治瘰癧將潰塗之膿出毛孔吸出已開鍼者用撚蘸送孔內呼膿腐不淨塗之立化

木鱉肉十四個　蟬蛻八十一個　柳枝四十九寸　鱷甲片三錢　草烏一錢　香油二兩

右藥浸七日文火熬枯去渣入巴豆仁三個煎至黑傾於鉢內研如泥加麝香一分攪勻入罐收用

生肌類方

凡大毒潰爛毒未盡若驟用生肌則外實內潰重者逼毒內攻輕者反增潰爛雖即收口其於旁處復生大疽是知毒未

盡不可驟用生肌藥也只以貝葉膏貼之頻換俟生肉珠時方用生肌藥如元氣弱者須當大補以培元氣

生肌定痛散(附) 治潰爛紅熱腫痛腐脫者用此定痛生肌

生石膏一兩為末用甘草湯飛七次 辰砂三錢 冰片二分 硼砂五錢

右共為細末擦患處即效

輕乳生肌散(附) 治潰爛紅熱腫痛腐脫者此定痛生肌

煅石膏一兩 血竭 乳香 輕粉各五錢

冰片一錢 有水加龍骨白芷各二錢不收口加雞內金一錢炙

右為細末擦之

[illegible]瘡散　治一切諸瘡發癢

枯礬　乾薑各等分

右為末先用鹽茶湯洗之後摻此散　冷瘡不收口者乾薑一味為末摻患處覺然如烘生肌定效

腐盡生肌散　治一切諸瘡破爛不斂者

兒茶　乳香　沒藥　血竭

旱三七各三錢　冰片一錢　麝香一分

右為末摻之有水加龍骨煅一錢　欲速收口加珍珠一兩

月白珍珠散　治諸瘡新肉已滿不能生皮及湯火下疳腐痛等症

青紅花五分　輕粉一兩　珍珠一錢

右爲攙之下疳腐爛猪脊髓調勻搽之

五色靈藥（收）　治諸癰已潰餘腐不盡新肉不生

食鹽五錢　黑鉛六錢　枯白礬　枯皂礬

水銀　火硝各二兩

先將鹽鉛鎔化入水銀結成砂子再入二礬火硝同炒乾研細入鉛汞再研以不見星爲度入罐內泥固濟封口升三炷香不可太過不及一宿取出視之其白如雪約有二兩爲火候得中之靈藥　如要色紫者加硫黃五錢

要黄色加明雄黄五錢 要紅色者加黑鉛九錢 水銀二兩

白礬二兩 火硝三兩 辰砂四錢 雄黄三錢 升煉火候如前法

凡升打靈藥硝要炒燥礬要煆枯

一方用燒酒煮乾炒燥方研入罐

一法凡打出靈藥倍加石膏和匀復入新罐内打一枝香用之不痛

瑩珠膏（秘） 治潰去腐定痛生肌楊柳瘡杖臁瘡下疳等症

白蠟三兩 豬油十兩 輕粉一兩五錢末 樟冰一兩五錢末 一

先將白蠟豬油溶化離火溫候入輕粉樟冰攪匀旋稍凝再

入冰片末一錢攪勻成膏罐收聽用　凡用先將甘草苦參
各三錢煎水洗淨患處貼膏
久瘡用京川紙攤極薄貼之熱則易之其膏瘀即散痛漏立止
一　楊梅瘡加紅粉一錢　頑瘡乳岩加銀硃一兩
臁瘡加水龍骨二錢或龍骨四錢
平安餅　治疔毒火毒疼痛等症
一　烏梅肉一錢　輕粉五分
右研末不見粉亮爲度如硬用津少許可用水研成膏照
患大小作薄餅以貼毒根外用膏藥蓋日易一次俟毒不痛落下方止

赤霜散（治）治走馬牙疳延爛穿腮不堪危險之症

紅棗一枚去核入紅砒如黃豆大一粒紮好放瓦上用炭火炙至棗炭上起白色烟盡爲度碗蓋以熄俟冷加入冰片一分研吹速效如神久爛之孔生肌甚速搽藥頭低口涎流出盡口再搽不可吞下咽

合掌散（治）治癬疥諸瘡癢甚

硫黃一兩　紅砒六分　鐵銹

右研細末取葱汁調和塗入大碗內勿使厚薄以碗覆於瓦上取艾置碗下燻藥藥得燻乾敲藥碗聲同空碗無異爲度

取藥再研細每遇滿身疥瘡及繡毬風用藥一錢可敷數次全愈臨用以右手中指頭粘滿香油再在包内粘藥塗於左手心合掌數磨只有藥氣不見藥形將兩掌擦瘡每日早晚搽二次三日掃光再搽三四日不發

金銀散（十五） 治諸瘡極癢

硫黃一兩入銅器溶化加銀硃五錢攪勻傾油紙上候冷研細醋調敷如破爛癢甚調蜜敷

金霜散（十六） 治不癢惡瘡

杏仁三錢去皮尖 雄黃五分 輕粉一錢 研末調豬膽敷之

清涼消毒散 上 治癰瘡紅腫焮痛皆效

白芨　乳香　雄黃　花粉　麝香

烏藥　山慈姑　黃柏各等分　共爲細末蛋清蜜水調敷

清陽散火湯 攻 驅風清熱頭痛牙疼與熱最宜

川芎五分　蔓荊　酒芍　防風　羌活

獨活　甘草半生半炙　人參　葛根　升麻各一錢

殭蠶　香附　柴胡各錢半　薑棗爲引水煎服

消風散 旨 治鈕扣風搔癢無度抓破津水亦有津血者皆治

荊芥　防風　當歸　生地　苦參

蒼朮炒　蟬蛻　胡麻仁　牛蒡子炒　知母生各一錢
石膏煅一錢　甘草　木通各五分　水煎服
如意金黃散 治癰疽發背諸般疔腫跌打損傷濕痰流毒大
頭時腫漆瘡火丹風熱天泡肌膚赤腫乾濕脚氣婦女乳癰
小兒丹毒凡一切頑惡熱瘡無不應效
南星　陳皮　蒼朮各二斤　黃柏五斤　大黃
白芷　薑黃各五斤　花粉十斤　甘草　厚朴各十斤
右十味共爲咀片晒乾磨三次用細絹羅篩過貯磁罐勿泄
氣凡遇紅赤腫痛發熱未成膿者及夏月時俱用茶清同調

銅青　松香　乳香　沒藥

杏仁　生木鱉　蓖麻仁　巴豆不去油各等分

共搗成膏每兩膏加入白砒一分再搗勻磁罐收用綠豆大一

粒放患頂用膏掩即揭下洗淨換膏貼胎前產後忌用

代刀散（附）　治諸瘡不潰

角刺　綿芪各一兩炒　甘草　乳香各五錢

右為末每服三錢酒下

麝蘇膏（附）

當門子即上麝　五靈脂　沒藥　雄黃

乳香各一兩　蟾酥五錢　蘇合香油二兩　洞天嫩膏八兩見後

共攪勻入磁瓶固藏遇大癰突出患頂塗此塗圍如乾以雞

翎粘酒拂上神效內服醒消丸立愈

象皮散（臨）　治跌打損傷諸般破爛

豬身前蹄扇骨煅炭研粉十兩　象皮煅炭研入一兩共爲

極細末攪之其孔收小　用六和散敷之

六和散（臨）

海漂蛸　龍骨水飛　象皮煅　血竭

乳香　[illegible]　輕粉各等分

若燒爛未成乾攙或搽雞蛋油調敷

洞天鮮草膏 治一切熱毒瘡癤

先用壯年頭髮一觔菜油三觔入鍋熬髮枯浮起去渣聽用

牛蒡根　甘菊　蒼耳根葉　金銀花藤

馬鞭草　仙人對坐草 俱要新鮮 各一觔 入菜油十觔熬枯起渣

又入白芷　甘草　五靈脂　當歸各半觔熬至焦枯起渣

俟油冷將熬頭髮之油併傾一處稱準每油一觔加炒透黃

丹七兩攪勻復熬至滴水成珠不粘手爲度離火俟退火氣

以油紙攤膏聽用或以手捻薄餅貼之

陽和解凝膏（附） 治潰爛陰疽凍瘡等症如瘧疾貼背心

香油十觔取新鮮大力子根葉三觔　白鳳仙梗四兩入油熬至焦枯去渣次日入附子　桂枝　大黃　當歸各二兩　川芎四兩　肉桂　官桂　草烏　川烏　地龍　殭蚕　赤芍　白芍　白芷　白芨　白斂各二兩　續斷　防風　荊芥　五靈脂　木香　香圓　陳皮各一兩　再煎藥枯瀝渣隔宿將油稱準每一觔加炒黃丹七兩攪勻熬至滴水成珠不粘手爲度將鍋移冷灶上入乳香末　沒藥末各二兩　麝香五錢研細收貯過半月後攤貼甚驗

生肌散[方]　治瘡毒膿已盡用此生肌

海漂蛸三錢　沒藥去油一　乳香去油各二錢一錢半

血竭　雄黃　龍骨煅　象皮煅各一錢

珍珠　輕粉各五分

右為細末先以米泔水將瘡洗淨隨口大小用藥敷之

少林奪命丹[方]　治跌撲重傷不能言語大小便俱閉鼻中有

一絲氣者服此效

當歸　草烏　沒藥　自然銅醋淬七次

乳香　血竭　半兩錢醋淬七次各等分

石爲細末每服二三分黄酒送下傷重者兩三次即愈百日

内忌氣怒發物如出血過多神氣虚者不可服

金刀傷簡便方（四）

陳石灰六兩　大黄片一兩　二味同炒至桃花色去大黄用石

灰敷之　一方三七末敷之　一方海漂蛸末敷之

一方韭根搗去汁晒乾爲末敷之

飛龍奪命丹（四）　治一切疔毒惡瘡

雄黄三錢　銅緑　沒藥　乳香

蟾酥二錢酒化　血竭　膽礬　寒水石各一錢

輕粉　麝香　冰片各五分　[illegible]二十個

蜈蚣一條全黃裏黃肚黑背者為雄不用雌

右為細末，酒搗為丸，硃砂一錢為衣，每服二丸，用葱白口嚼爛，吐手內包丸，熱老酒送下，衣被蓋暖，睡一二時辰，再盡量飲熱酒幾鍾，欲藥力透汗出即愈，如未愈，再服一丸。

紅升丹（略）　治一切瘡瘍潰後，拔毒初腐，生肌長肉，瘡口堅硬，肉黯紫黑，用丹少許，雞翎掃上，立刻紅活。瘡瘍若無紅白二丹，決難立刻取效。

焰硝　枯礬　水銀各一兩

先將硝礬爲末與水銀拌勻入鐵銚内用新白粗碗覆之鹽泥封固以石壓定碗底先文火後武火燒三炷香泥封之處須常看如乾裂有縫即以濕泥補之勿令出氣候冷取丹在碗上者研細收貯陳久者良

金鑑此方有　硃砂　雄黄　皂礬各二錢

金鑑升此丹加斑蝥七個蜈蚣一條入火同升俱效

白降丹　四　治癰疽發背一切疔毒瘡大五六連瘡小一二三釐水調敷瘡頂上初起立刻起皰消散　若已潰腐者即能消腐誠奪命之靈丹也

代赭石　皂礬　明礬　水銀一兩　食鹽

以上等分秤錢大小爲準

金鎖匙方有　硃砂　明雄　硼砂　一

眞陽城泥罐平直如筆筒式一個過圓及底俱約厚分半不

可稍有厚薄不勻處不可尖計高過一寸半口圓五寸可煉五

兩若加分兩煉則酌加高大

瓦擂盆一個約大罐口過圓三寸　木盆一個約大擂盆邊

圓四五寸　大風爐一個

將前共研細末入罐內鋪平置炭火風爐上煉至溶化先起

灰色泡次起白泡再起金色泡適當半罐鹽上候爲五彩俱備此爲結胎已成卽刻撥下放冷地上待冷至罐溫時先將木盆盛水將罐盆搆淨安座木盆中心水約浸至罐盆大半截將罐連胎鉢覆於罐盆中心不可傷損預做就桑皮紙箭剪式搽以濃墨和鹽將紙撚浸透圍於罐口三面勒緊再用裝刀細塞以不洩氣爲度然後用黃沙滿覆令罐盆盛滿却與罐底相平罐底外用鹽三泥七水調稠勻敷於罐底約厚二分預燒紅炭於罐底排勻一層紅炭只須過圍七八分者不須大炭此炭最易熄滅務要將炭燒紅等備待熄卽換否

而鉛遂惡火力不發矣又不可加厚所以交火是也文火煉
時須炷香一尺五寸香畢即刻大加紅炭於擂盆口連鑵底
起矣二寸餘以薪炭可加為準炭有消盡即添足炭不紅處即
揚紅總要一紅到底不容須臾稍緩所謂武火是也武火煉
時須炷香一尺五寸香畢即將炭火一齊推入水盆再將擂
盆輕掇起置冷地上候至次日對時劃其護沙揭開鑵時其
盆底上及鑵口至底粉霜浮起就此將丹之輕虛鬆者掃下
再刮下靠盆連鑵成片者收貯磁鑵密封臨用再行研細至
粘連鑵底一層如紫棕色者此丹灰也取下大風濕藥中功

求神奇

一修煉須擇端午七夕至九天醫黃道吉日三日前齋戒沐浴供 藥王神位淨室焚香至期默禱虔誠修煉忌一切婦女雞犬

神效疔瘡方〔四〕 屢經試驗極平易而有奇功

榆皮嫩白者一塊 葱白七段 胡椒七粒 獨頭蒜一個

蜂蜜 芝蔴油小許 食鹽一大撮 小棗一枚去核

生薑三片 麵麴一撮 雞蛋清一個

右搗細敷患處如有紅絲者先用針截斷以細帶扎住再用

後洗藥方

金銀花　連翹　當歸　麻黄

防風　羌活　透骨草　皂刺

土茯苓　甘草　等分

右煎水每日洗三四次以洗透爲度避風

一片鐵[illegible]　治乾瘡膿泡坐板瘡

百草霜　輕粉　火硝　人言

海漂蛸各三錢

右爲細末用硫黄二兩以醋溶化烟散爲度將前末藥共熬

成傾油紙上爲片臨用磨清油搽之

拔管鍼頭散 治多年膿管瘀肉瘰癧結核俱可蝕化內服托裏之藥

赤石脂五錢 擣粉 麝香各五分 乳香三錢

白丁香一錢即公麻雀糞白者是 金砒 黃丹各一錢

蜈蚣一條

右爲細末攙於肉上肉自化若瘡口小或痔瘡用蟾酥和作細條陰乾插入瘡中以膏藥貼之凡瘡口久不合者內有膿管以此藥化頭散

八正散 治小便不通癃淋閉火症　玉莖生瘡等症

扁蓄　生軍各一錢　滑石二錢　瞿麥

生甘草　車前子　梔子　木通各一錢

水二鍾煎八分服

臟連丸

黃連八兩研末　公猪大腸頭一段長一尺二寸水洗淨

右二味將黃連末裝入大腸兩頭以線扎緊放砂鍋內下煮

清酒二斤半慢火熬之以酒乾爲度將藥腸取起共搗如泥

如藥濃再晒一時許復搗爲丸如梧桐子大每服七十丸空

心溫酒送下

蘆薈消疳飲（秘） 治五疳熱極發狂 便實火毒等症

生蘆薈 胡黃連 煅石膏 羚羊角

生梔子 桔梗 生大黃 元參各五分

薄荷葉四分 甘草三分

淡竹葉一錢 為引水煎服

神效瓜蔞散（秘） 治血生癰疼痛不已

大瓜蔞去皮焙為末一個 當歸 甘草生各五錢 沒藥 乳香各一錢

右為末每用五錢酒三鍾熬至一鍾去渣食後服之

五積散（四）除寒濕溫中消積化痰並散癰疽凝滯

蒼朮炒二錢　陳皮　桔梗　川芎　當歸

白芍各二錢　麻黃　枳殼　桂心　乾薑

厚朴各八分　白芷　半夏　甘草　茯苓各五分

生薑一片爲引頭痛惡寒加連鬚葱白三個水煎服

清肌除濕湯（四）除濕消頭痛牙疼小便不利皆效

蒼朮米泔水浸炒　厚朴姜汁炒　陳皮　甘草　柴胡

木通　澤瀉　白芷　升麻　白朮

生梔　黃連　生薑三片燈心二十根水煎溫服

養榮六君子 治脾胃虛弱飲食少思或久患瘧痢或飲食難化或嘔吐吞酸或咳嗽喘促若虛火等症其功尤速

人參　白朮　茯苓　甘草　陳皮

半夏　虛滑弱甚及小兒脾泄瀉痢加黃芪　山藥

砂仁　厚朴　肉豆蔻麵裹煨　各三錢

羌活沖和湯 治四時感冒頭痛寒熱雜初起散之

防風　白芷各一錢　細辛　甘草各五錢　生地

蒼朮　黃芩各一錢　羌活一錢五分　川芎一錢

葱白三寸　生薑一片　紅棗二枚　爲引水煎服

烏金膏（凶）　專治爛臁

烏鉛每兩用硫三錢溶化次日鉛面刮下者名金頂砒再以鉛熔澆薄如紙片竪扎孔大小剪膏藥一方針刺二三十眼取光面貼孔日剪紫花地丁湯洗孔並洗膏二次三日內毒水流盡色變紅活以水飛伏龍散撒上仍用前膏貼外戒多立行走房事食毒物凡婦人須待月信之後方貼

觀音救苦丹（怪）

硫黃三錢　硃砂二錢　麝香二錢

右將前二味入銅器溶化離火入麝香調和傾油紙上取爲

米粒大收貯遇小癤取一粒放患頂上火點即燃立刻燒過

膏掩次日愈

一筆消(183)　治一切無名腫毒瘡癤等症

大黃三兩　藤黃一兩　明礬　蟾酥各五錢

麝香　乳香　沒藥各二錢

用蝸牛搗爛作錠用時醋磨新筆調藥塗之一二次即愈金

用此方加金線重一兩更效亦名七葉一枝花本草名蚤休

俗名鐵燈台有歌曰　七葉一枝花　深山是我家　癰疽若遇此　猶如手拈拏

陰疽膏(184)

調敷如欲作膿者用葱白同蜜調敷如漫腫無頭皮色不變濕痰流毒附骨癰疽鶴膝風等症俱用葱酒煎調敷如風熱所生皮膚亢熱色亮遊走不定俱用蜜水調敷如天泡火丹赤遊丹黄水漆瘡惡血攻注等症俱用大藍根葉擣汁同蜜調敷湯潑火燒皮膚破爛麻油調敷已上諸引調法乃别寒熱温凉治之可也

紺珠膏（新）　治一切癰疽腫毒流注頑臁風寒濕痺瘰癧乳痰核血風等瘡及頭痛牙疼腰腿痛等症悉驗

製麻油　四兩　製松香　一斤

右將麻油煎滚入松香文火溶化柳枝攪候化盡離火下乳香没藥血竭各五錢 麝香輕粉各一錢 雄黄四錢 俱爲細末入膏内攪匀傾於水内拔扯數十次易水浸之聽用

阿魏化堅膏

用蟾酥丸藥末一料 金頭蜈蚣五條炙黄去頭足 共研匀將太乙膏二十四兩重湯燉化離火入前末藥攪冷爲度每用時以重湯燉化用紅緞攤貼半月一換 輕者漸消重者亦可少解常貼可保不致爛者

二黄散 即顛倒散 敷諸毒瘡

硫黄 大黃各等分共研細末以凉水調敷

五香散（陰） 氣滯鬱痛及胃等症

乳香 藿香 丁香 沉香

青木香各三錢五分 水煎服

生化散（陽） 治婦人產後血滯腹痛及血寒血積皆效

當歸五錢 川芎二錢 乾薑一錢炒 桃仁七個去皮尖

逐日人神所在不宜鍼灸歌（陰）

人神尤注須當記 足大指兮屬初一 外踝二日股內三

四日在腰五口寄 六手七日內踝存 八腕九尻腰背十

十有一日鼻柱間　十二日分在髮際　十三注於牙齒中
十四常在胃腕聚　徧身十五十六胸　十有七日氣衝集
十八股內足十九　二十日在內踝麗　二十一日手小指
念二外踝神所寓　肝及足分二十三　在手陽明念四日
二十五日足陽明　念六在胸念七膝　二十八日伏於陰
念九留在膝脛室　三十日分在足趺　人神所在刺灸忌

十二時人神歌

子踝丑腰寅在目　卯面辰頭巳手屬　午胸未腹申在心
酉背戌頸亥股續

六卷

奇方纂要

萬縣王氏醫學切要

六之六

丁未年重鐫

奇方纂要

板藏重慶府較場
興草藥街

奇方纂要自序

醫之活人肇自三皇逮及秦漢晉魏以至於今數千年來名醫甚夥各集方書汗牛充棟其中醫方有若河沙內中之奇者推及億萬然採其要者不下數百總之病有陰陽虛實之分藥有寒熱温平之別認證一真一藥可愈識症不的百藥罔效　選集是篇初輯十二經絡病狀又編藥性要畧以及問病俚歌冠

之篇首意欲取方治病必先辨其證之陰陽虛實然後照方服之無不應效　先君存日命刊活人心法醫書公之宇內各處樂善印送頗多皆言有驗　余思傳方之益良不誣矣每於暇日或將前聖先賢之書選其奇驗之劑或得良朋益友之授摘其應要之方纂成一卷分門別類便於翻閱欲體　先君之意付梓公世使窮鄉僻壤延醫不及或購書頗

難者得見是篇亦知修合濟人或者用力無
起感有益也余歷年蝟務鞅掌力綿不果迄
丁未秋　余　遊巴子郡幸遘　怡如傅君　璜
學父君樂善不倦三公朝夕往來談及醫書
余出　就正于　公不棄鄙俚實乃濟世心堅勇
於倡捐真先得我心之所同然者遂將脈訣
藥性諸科一切合刊雖是六卷可分可合惟
願四方樂善君子隨便刷印公諸同人然刊

書送書之功有與前賢活人之意並著其獲
福餘慶之兆理有固然矣是叙

旹

道光二十七年歲次丁未重陽月九日萬邑
王文選錫金氏書於古渝城之

奇方纂要目錄

奇方纂要

香耆丸　霹靂丹平散

痰症門

控涎丹　壽星丸

神仙墜痰丸　滾痰丸

痰瘋顛狂　紫金丹

滅熄丸

枳朮丸　傷食門

一塊氣丸　備急丹

化虫丹　諸積門 食積 虫積 氣積 血積 痰積

紅丸子

孫眞人九轉靈丹

八青壽丸　太乙備急丸
訶子湯　發聲散
暴嗽失音不語　通治門
一粒金丹　人馬平安散
火龍丹　藥酒門
史國公浸酒方　長松酒
神仙長壽酒　錦囊西洋藥酒
異授筋骨痛藥酒　婦人門
有無無有丸　續斷丸

金瘡鐵扇散　七厘神效散

觀音救苦靈膏　景岳會通膏

紫雲膏　許眞君救焚丸

奇方纂要

萬邑亞拙王錫鑫編輯

五臟六腑病出歌

心病少陰主血脈　出汗爲汗竅通舌　七情主笑無表證
五心煩熱現於額　好食苦者心不足　怔忡善忘心虛怯
心實舌燥小便赤　口臭瘡生狂痰熱
肝主風木色屬青　脈統兩脇及少陰　酸味入肝竅在目
汁液爲淚身主筋　肝實多怒左脇痛　目赤疝氣卒厥陰
肝虛善恐好食酸　手足不仁目不明　瘰癧血燥爪甲枯

五心虛熱足轉筋

脾屬太陰色主黃　甘味入脾思慮鄉　竅通於口汁爲涎

身主肌肉喜燥香　脾實眼胞四肢腫　面黃積滯脹胸膛

脾虛口淡食不思　吐瀉氣弱並脫肛

肺屬庚金所惡寒　身主皮毛聲之源　通竅於鼻液爲涕

虛白實紅右頰看　肺虛氣短咳嗽痰　虛勞紅痰當補元

肺實胸脹與喉疼

腎水天一屬少陰　通竅於耳液爲津　七情上慾身爲骨

惡燥喜鹹所藏精　腎熱耳疼並齒痛　腎虛耳鳴與輔昏

兩目無光骨痿軟　腰痛溢汗嗽痰清　穴屬牙牀並唇口

胃經中土足陽明　水穀氣血聚此經

目痛鼻乾表熱眞　胃虛唇白多噫　胃痛心悸歸脾靈

胃實痰飲與食積　發狂水腫胸脹膨

膀胱州都津液藏　腎氣足時臺國强　入氣不化便爲瀉

出氣不化癃腫疼　膀胱實痛關格閉　氣淋血淋脬痺殃

膀胱虛弱專補腎　寒熱小便辨清黃

膽爲少陰清虛府　半表半裏膽事主　氣血足則膽氣壯

膽虛有瀉而無補　虛則驚悸爲太息　安神定志培水土

膽實寒熱胸脇痛　耳聾嘔吐並口苦

大腸陽明傳道官　受於脾胃腎竅連　本與肺金為表裏

開闔失職因諸關　大腸虛由肺氣虛　脫肛久痢補脾先

實則便閉與臟毒　腸癰溺數臍痛堅

小腸受盛手太陽　上連胃口下大腸　心為表裏分清濁

濁入大腸清膀胱　小腸虛者本不足　失氣咳嗽溺清長

小腸病實無表症　澀濇壅滯痛非常

三焦少陰何處生　臟腑空處火無根　上焦心肺心胞霧

中焦脾胃如漚轉　下焦如瀆肝腎腸　總領臟腑通諸經

虛實按經何部位　虛補寒溫熱當清

識藥要略歌

上古炎帝嘗百草　始與醫藥民不老　繼而黃帝詢岐伯
靈樞醫道為至寶　藥有五形治萬病　金木水火土為要
五色青赤黃白黑　五氣香臭腥膻臊　五味酸苦甘辛鹹
五性五用當知曉　五性寒熱溫涼平　升降浮沉中宜效
藥有氣味分陰陽　味主裏兮氣主表　有味無氣端入裏
有氣無味端走表　氣味俱有表裏入　輕重浮沉當分曉
配如黃芩輕入肺　黃連稍重入心巧　黃栢味重入腎經

悉是寒涼輕重考　肺之熱重用黃柏　腎之熱輕黃芩好
能辨氣味知輕重　知病淺深無不妙　味主降兮氣主升
内中陰陽當較徼　氣厚便爲陽中陽　陽中陰兮氣微少
氣微發泄厚發熱　五氣異治不可掉　味厚便爲陰中陰
陰中陽是味薄小　味薄則通味厚泄　五味五臟各相好
苦味入心酸入肝　甘脾辛肺鹹腎討　又以五味本來性
苦則寒涼酸斂抱　甘則補脾辛主散　鹹則軟堅各經到
酸味澁收香主散　淡則利水麻毒草　藥有兼味兼經行
五味五臟皆能到　又分五色入五臟　丹參紅色入心好

青皮青色平肝經　白合白色潤肺巧　大黃黃色瀉脾實
黑參黑色滋腎寶　又如像形以療疾　連翹似心凉心竅
沙蒺如腎以補腎　荔枝胡桃外腎擧　白芨似肺功補肺
牛膝如膝行膝軟　藥用根苗分三焦　上焦用根下焦梢
中焦用身肢用枝　輕香上升藁本妙　重濁下行用防杞
桔梗上行肺部到　麻黃發汗根收汗　陰陽之極有顛倒
苦極化火終成熱　甘魁制化當考校　辛以補肝酸瀉之
寒能補心瀉甘草　甘本補脾苦瀉之　酸克補肺辛瀉妙
以苦補腎寒爲瀉　五臟所欲亦當要　寒熱溫涼爲四氣

石膏辛寒清胃好　桂附之熱半夏溫　薄荷氣涼類通曉
任他諸藥有千般　氣味寒熱有可考　以上藥性大畧論
藥之療疾理中尋　我輩用藥當識之　片言稍可代本草
上古嘗藥貴苦衷　有益後世功不小　翹望高明加郢斵
吾之管見眞小鈔

問證歌

問證的當可服方　先問外感與內傷　外感頭痛無休息
鼻塞聲重寒熱張　內傷頭痛痛或歇　五心燒熱或時涼
喜食冷物知內熱　飲喜熱者內寒當　傷食胸中食不思

虛者食多不安康　傷風怕寒兼體弱　傷寒畏寒溫中強
小便清者內無熱　裏有熱兮小便黃　大便結者有虛實
火結下之虛潤腸　嘔吐多屬胃有寒　水瀉不痛分利良
痢積總因熱積久　清熱除滯宜寬腸　心腹疼痛按不止
食積消氣皆無効　若問眼疾分虛實　痛則有火澁虛傷
熱淚實火冷不足　眼屎實結虛清漿　瘡瘍要問虛實理
高起紅腫瘡屬陽　平搭慢腫是陰瘡　陽清陰溫各異方
腫病問之如何辨　手按隨起氣腫傷　按之如泥為水腫
食腫腹痛消之康　配如咳嗽有數種　風寒鼻塞寒熱張

面赤喉痛口又渴　知是火咳清之良　眼下青氣有停痰
久咳無非正氣傷　痰如清水宜滋腎　痰稠總用二陳湯
婦人經水知先後　補血調氣無不臧　先期而至爲血熱
後期而至虛寒當　經來疼痛爲氣滯　行後而痛氣虛殃
經來紫色主風熱　淡白痰凝榮衛傷　煙塵黃水血不足
經來憂鬱病必厄　問其性情和與燥　燥則難療和爲良
氣虛胃寒腹自鳴　血虛發熱盜汗張　心虛善忘肝筋軟
脾虛泄瀉肺喘傷　腎虛腰膝行無力　諸虛切勿猛藥傷
辨得寒熱與虛實　古方治病效非常

達生門

達生歌

婦人能幹易生兒　平日勤快會操持　臨產腹痛勿驚怕
第一忍痛莫用力　總以仰睡爲安穩　兒轉臨盆都不遲
莫信穩婆兒已到　勞力損氣反成危　不可早服催生藥
預定時辰豈能移　痛得瓜熟蒂自落　時至便生有何疑
此是達生眞妙訣　臨產有主心不馳　男子平日訓婦讀
應驗果然喜在眉

安胎方

箭芪蜜炙 杜仲姜汁炒 茯苓 黄芩 白术

阿膠珠各二錢 甘草八分 續斷一錢

腹痛脹滿加紫蘇陳皮各一錢 下紅加艾葉地榆各一錢 阿膠多用

引用糯米百粒酒二杯煎服如腹痛加小茴一錢

保産無憂散 此方有胎即能安胎欲生即能催生

全當歸酒洗二錢 貝母 羌活 荆芥穗 紫厚朴姜汁炒

生箭芪一 兔絲子 枳殼炒 川芎 白芍各一錢

甘草五分 蘄艾醋炒一錢 生薑三片 水煎服

佛手散 治六七月後傷胎或子死腹中疼痛不已口噤昏悶或

心腹疼滿血上衝心者服之生胎即安死胎即下又治橫生倒産及産後腹疼發熱頭疼除敗血生新血能除諸病

當歸一兩 川芎五錢 水七分酒三分同煎七分如橫生倒産子死腹中者加黑豆一合炒焦熱乘熱淬水中入童便一半煎少刻再服

平胃散 治有孕感寒頭痛嘔吐作瀉等症

蒼朮米泔炒 厚朴薑汁炒 陳皮各三錢 甘草一錢 水煎服

安胎銀苧酒 治孕婦胎動欲墜腹疼不可忍及胎漏下血

苧根二兩 紋銀五兩 酒一碗 如無苧之處用苧草根

五兩水煎服

加味芎歸湯　治催生百試百驗

當歸一兩　川芎七錢　龜板手大一片醋炙研末　婦人頭髮如雞蛋大瓦上燒存性

水二碗煎服如人行五里即生或胎死腹中或交骨不開

服此方如神

當歸補血湯　大補陰血退血虛發熱如神

黃芪蜜炙一兩　當歸二錢　水二碗煎一碗一服立愈

生化湯　治產後兒枕痛及惡露不行腹疼等症

當歸六錢　川芎四錢　乾薑炒一錢　桃仁十七粒去皮尖研　甘草炙五分

水一盞童便一盞煎服如惡血已行腹疼已止減去桃仁
再多數服不妨

華佗愈風散　治婦人產後中風口噤手足抽掣及角弓反張或
產後血暈不省人事四肢強直或心頭倒築吐瀉欲死
荆芥穗除梗不用焙乾研末每服三錢童便調服口噤則挑口灌之齒
噤則不研末荆芥以童便煎放微溫灌入鼻中其效如神

催生方
當歸四錢川芎二錢蜂糖四錢　水煎服

胎衣不下

黑豆三合洗淨炒香熟入醋一大碗煎五六沸去豆取汁分二次服之即下

通脈湯　治乳少或無乳

黃芪生用一兩　當歸五錢　七孔猪蹄一對煮湯吹去浮油煎藥一碗服之覆面睡即有乳或未效再一服無不通矣

婦人乳痛

蒲公英　金銀花　瓜蔞殼各五錢　穿甲珠一錢

水酒煎服渣搗炒熱包患處

回生至寶丹　此丹催生不可早服臨產不必服藥即至臨盆腹

痛之極兒方轉胎胎氣壯者轉身易胎氣虛者轉身難延緩時刻腹痛不已俱非正產之候切不可預先驚動混服催生藥餌此丹專治一切產難橫生子死腹中胞衣不下產後血暈惡露不行兒枕作痛產後頭痛身熱似瘧四肢浮腫胸膈氣滿血暈眼花產後百病並治婦人經水不調室女經閉等證

當歸　川芎　熟地黄　烏藥　元胡索

桃仁去皮炒　香附　蒲黄　蒼朮　白茯苓

牛膝各一両　白朮　人参　甘草　陳皮

白芍　木香　五靈脂　青皮　陳皮
三稜醋炒　羌活　木瓜　地榆　良薑
大黃　黑薑各五錢　紅花　沒藥製　乳香製
荊芥各二錢

右爲細末，黑豆一升，米煮熟，去豆，取豆汁，米醋同糊爲丸，如彈子大，每服一丸，黃酒下。催生，葱白湯下。橫逆難生，胎衣不下，淡炒鹽湯化服。子死腹中，甘草湯下。風寒，蘇荷湯下。血熱衝心，黃連湯下。産後諸病，茶酒任下。

延壽門

瑞玉膏　常服開心益智髮白返黑齒落更生辟穀延年治癰疽勞瘵欬嗽唾血　奇症乃鐵甕城申先生方也

生地黃十六觔水浸搗汁忌鐵　人參末一斤半党參亦可　白茯苓三斤爲末　白蜂蜜十斤濾淨拌勻瓶內封　封安砂鍋中桑柴火煮三日夜再換蠟紙重封浸水中一夜取起再煮一伏時每以白湯或酒溫服一匙丹溪云好色之虛人咳嗽唾血者服之甚捷　國朝太醫院進御服食議加天門冬麥門冬枸杞子末各一斤賜名益壽永眞丹

臞仙方加琥珀沉香半兩

七寳美髯丹　烏鬚髮　壯筋骨固精氣續嗣延年

赤白何首烏各一斤米泔浸三日瓷片刮去皮用黑豆二升洗淨同首烏蒸熟去豆曬乾換豆再蒸共九次

赤白茯苓各一斤去皮用乳蒸　牛膝八兩酒浸同首烏只蒸二次　當歸八兩酒浸

枸杞八兩酒浸　兔絲子八兩酒浸　補骨脂四兩用黑芝麻同炒　共曬乾為細末用

白蜜五斤煉過合丸如梧子大每日早晚淡鹽湯下五六十

丸酒服亦可忌諸血無鱗魚蘿蔔蒜葱鐵器　方出積善堂

地仙丹　昔有異人赤腳張傳此於猗氏縣一老人服之壽百餘

行走如飛髮白返黑齒落更生陽事強健此藥性平常服

能除邪熱明目輕身

春採枸杞葉名天精草　夏採枸杞花名長生草
秋採枸杞子名却老實　冬採枸杞根名地骨皮
並陰乾用無灰酒浸一夜晒露四十九晝夜取日精月華氣
待乾爲末煉蜜爲丸如彈子大每早晚各用一丸細嚼百沸
湯下此藥採無刺味甜者佳若有刺者服之無益也

葉氏人參固本丸　夫心生血血生氣氣生精　精盛則鬚髮不白
容貌不衰今人滋補血氣多用性熱之藥殊非其治此方
益用生地黃能生精血用天門冬引入所生之地熟地黃
能補精血用麥門冬引入所補之地又以人參能通心氣

使五味併歸於心

生地黄（洗） 熟地黄（洗再蒸） 天門冬（去心）

麥門冬（去心各一兩） 人參（五錢）

右爲末煉蜜爲丸如梧桐子大空心溫酒或鹽湯下每用

三十丸

紫霞盃　此盃配合造化調理陰陽奪天地冲和之氣乃水火既

濟之方不冷不熱不緩不急有延年却老之功脫胎換骨

之妙大能清上實下升降陰陽通九竅殺九蟲除蔓泄悅

容顏解頭風開胸膈化痰涎明耳目潤肌膚添精髓蠲疝

一方又治婦人血海枯寒赤白帶下等症此方出葉石林水雲錄

硫黃十兩袋盛懸罐內以紫背浮萍同水煮之數十沸取出候乾研末　大珍珠　琥珀
乳香　雄黃　硃砂　羊起石　片腦　白芷
赤石脂　甘松　紫粉　三奈　木香　血竭
沒藥　胡腦　安息香各一錢　麝香七分　金箔二十片為
末入銅杓中慢火溶化以好樣酒盃一箇周圍以粉紙包
裹中間開一孔流入內旋轉令勻投冷水中取出每日盛
酒飲二三盃功難盡述昔中書劉景輝因淫勞瘵於太白

中遇一老仙親授是方服之果愈人能清心寡慾而服此仙緣可到也

龍鳳丸 補腎添精滋陰壯髓

鹿茸一兩酒炙 兎絲子酒浸 山藥各二兩

右爲細末煉蜜丸如梧桐子大每服三十九空心米飲下

大還丹 此丹劉漢龍年逾六十鬚髮盡白服之返老還童納艾妾雖少年亦不逮詢之知異人所授囑余珍藏勿輕傳匪人

淫羊藿十二兩剪去邊羊尾油炒 地黃十二兩酒泡九蒸九晒 破故紙酒浸 仙茅酒浸 金櫻去心毛酒浸各八兩 當歸酒浸 石斛酒浸各六兩 兎絲子酒洗五兩 麥冬去心炒

白菊花各四兩二錢　杜仲鹽水炒　肉蓯蓉酒洗去筋膜　山萸肉酒浸　枸杞子酒浸　瑣陽酒浸　白蒺藜炒　砂鍋淮山炒　沙苑蒺藜炒各四兩　續斷炒　青鹽各三兩一錢　巴戟肉酒洗　白茯苓　牡丹皮炒　小茴香酒浸　楮實子酒浸　覆盆子酒浸　澤瀉炒　淮牛膝酒浸　遠志肉甘草水炒　石菖蒲炒各二兩　天冬晒乾二兩　北五味炒二兩　葫蘆巴酒浸二兩　核桃肉一觔　豬腰子　羊腰子各十二個

右藥磨成細末，將腰子切開，以藥塞滿，麻線縛定，放蒸籠內蒸熟晒乾，連腰子搗成細末，用白蜜十二觔煉熟搗為丸，如桐子大。每早晚淡鹽湯下四五錢。腰子內藥末不過以

塞滿為度不必盡入其中此丸冬月製之尤妙用瓷罈封固一月晒一次少微亦可

補益門

秘傳酸棗仁湯　治心腎不交水火不濟精血耗散痰飲内藴怔忡恍惚夜臥不安

酸棗仁去皮炒　遠志去心製　嫩黃芪　白茯苓　蓮肉去心　當歸酒洗炒　人參　茯神各一兩　陳皮　粉草炙各五錢

右㕮咀每服四錢水一盞半生薑三片紅棗二枚以瓦器煎七分日一服臨卧一服

平補鎮心丹　治心血不足時或怔忡夜多異夢如墮崖谷常服安心腎益榮衛

熟地黃二兩　酸棗仁去皮炒四錢　白茯苓　麥門冬　茯神

山藥　天門冬各一兩五錢　龍齒煅　肉桂　車前子去土各一兩

人參　五味　遠志去心甘草水煮　硃砂各五錢細末爲衣

右爲末煉蜂蜜爲丸如梧子大每服三十丸空心米飲下

溫酒亦可

茯苓散　久服至老不忘

肉蓯蓉酒浸　續斷各二錢五分　遠志去心　石菖蒲　白茯苓各五錢半

共細末每服二錢溫酒調下

讀書丸

石菖蒲 兎絲子酒煮 遠志各一兩 地骨皮

大生地各二兩 五味 川芎各七錢

右爲末煉蜜爲丸如梧子大每服七八十丸臨臥白湯下

厚朴煎丸 孫兆甫云補腎不如補脾脾胃氣壯則能飲食飲食旣進則益營衛養精血滋骨髓是以素問云精不足者補之以味形不足者補之以氣此藥大補胃虛損溫中進氣化痰進食去冷飲嘔吐泄瀉等證

厚朴去皮三斤用生姜一斤連皮切片以水五升同煮乾去姜焙乾又用乾姜四兩甘草二兩再同厚朴以水五升煮乾去甘草焙姜朴爲末用棗肉生姜同煮熟去生姜搗棗和丸梧子大每服五十丸米飲下

補骨脂丸　治下元虚敗脚手沉重夜多盗汗縱慾所致此藥壯筋骨益元氣

補骨脂炒香四兩　兎絲子酒蒸四兩　胡桃肉去皮一兩

乳香製　没藥製　沉香各一錢

右藥煉蜜爲丸如梧子大每服二三十丸空心淡鹽湯下酒下亦可自夏至起冬至止日一服此乃唐宣宗時張壽太尉知廣州得方　西番人有詩云三年時節向邊隅人

、、、信方知藥力殊，奪得春光來在手。青娘休笑白髭鬚。

金鎖正元丹　治腎虛泄瀉，小便頻數，盗汗遺精，一切虛冷之症。

龍骨煅，另研　硃砂另研，各三兩　茯苓八兩　紫巴戟去心

肉蓯蓉洗焙　葫蘆巴焙，各一觔　補骨脂酒浸焙，十二両　五倍子八兩

右爲末，酒糊丸梧子大。每服三十丸，空心温酒湯任下。

桑螵蛸散　能安神魂，定心志，治健忘，小便頻數，補心氣。

桑螵蛸　遠志　菖蒲　龍骨　人參

茯苓　當歸　龜版醋炙，各一兩

右爲末，每服二錢，人參湯調下。

金鎖玉關丸　治遺精白濁心虛不寧

雞頭肉（晒乾）　蓮子肉　蓮花蕊

白茯苓　白茯神　乾山藥（各二兩）

右爲細末用金櫻膏搗合爲丸如梧子大每服五六十丸

不拘時服

柏子仁丸　治虛勞夢泄

柏子仁　枸杞子（炒各一兩）　地膚子（一兩五錢）　韭子（三兩酒炒）

共爲細末煮棗和丸早晚米飲下

雞頭粥　益精氣強志意利耳目

芡實二合　熟米一合　水一升　煮稠粥日日空心服

靈芝丸　治脾腎氣虛添補精髓通利耳目

蒼朮一觔米泔水浸春夏五日秋冬七日逐日換水竹刀刮去皮切片焙乾　芝麻二升半去殼炒

共爲細末煉蜜爲丸如梧子大每服二三十丸棗湯空心服

補益丸　治氣血虛損脾胃不健腰膝酸軟眼目昏花夜多小便等症

黨參　箭芪　雲苓　淮山　焦朮各一兩半

熟地二兩五錢　肉蓯蓉　枸杞　棗皮　杜仲

當歸各一兩　益智仁　故紙　巴戟　芡實

白菊各八錢　炙甘草五錢

共爲細末白蜜一觔四兩煉好和丸每早晚桑湯服

八仙長壽糕　健脾開胃補氣安神

箭芪　潞黨參　淮山　芡實米

苡仁　白茯神　蓮米去心　白扁豆俱炒各一兩

糯米糕粉炒半升　白糖一斤　搗和成糕隨食

頭面門　眼耳鼻舌口齒喉

追風散　治偏正頭風之第一方也

白芷炒二兩五錢　川芎　生甘草　草烏半生半熟各一兩

明天麻一兩五錢　共爲細末每服一錢或煉　爲丸如彈子大用細茶或薄荷湯下一丸　因血虛當歸湯下　氣虛參芪湯下　熱重石膏湯下　痰重法夏南星湯下　初痛葱白生姜湯下　昔王定國病頭風至都梁求名醫楊介治之速進三九即時病去因求其方

頭痛不止用　白礬一兩煎水蘸洗即安

火眼初起

羌活　防風　荊芥　蟬退去頭足　生地

白芍　蒺藜　黃芩　白菊　元參

[illegible]瀉　甘草各二錢　車前草　引水煎服便[illegible]者加大黃三錢

蟬花散　治肝經蘊熱風毒之氣內搏上攻眼目翳膜遮睛赤腫疼痛昏暗視物不明隱澀難開多生眵淚內外障眼

蟬脫洗淨去土　菊花去梗　穀精草去土　白蒺藜炒

防風　羌活　密蒙花去枝　草決明炒

黃芩　川芎　蔓荊子　山梔子去皮

荊芥穗　木賊草　甘草炙各等分

右為細末每服二錢用茶清調服或荊芥湯入茶少許調服亦可食後臨臥皆可服

無價靈寶丹　眼藥方百發百中

爐甘石六兩煆紅淬童便中以酥爲度細末童便製後用乳再製又用黃連五錢煎水飛去石脚不用

硼砂三錢　眞珍珠二錢入豆腐内蒸用布包搗碎細研　水片一錢　熊膽一錢

右細研用水或入乳和捻成小條晒乾收貯用時取一條夾眼角自化泌入餘再收之一條可治數人

百點膏　治一切眼疾

蕤仁去皮壓去油三錢研極細　甘草　防風　黄連各五錢以水熬膏去渣

將蕤仁霜入膏子中調勻一切風熱諸眼用骨節點之[illegible]

洗眼方　治爛眩風赤

蚊蛤五錢炒　五倍子　黃連五錢　防風五錢　荊芥穗五錢

苦參四錢　銅綠一錢

共研極細末外以薄荷煎湯疊丸如彈子大用時以熱水化開乘熱洗眼日三次奇效又防風黃柏甘草膽礬銅綠各五分滚水泡湯溫洗亦效

竹蛀散　治耳痛出膿者奇效

苦竹蛀末　枯白礬各二錢　乾胭脂五分　麝香少許

右研極細以綿入耳拭乾用鵝毛管輕吹一字入耳

麝香佛手散　治五般耳出血水者

麝香少許 入牙煅過存性出火毒

右爲細末每用少許吹耳內卽乾治小兒痘瘡出現面靨者酒調一字服之卽出

玉肌散 治面上雀斑酒刺白屑風痒

菉豆二合 滑石 白芷 白附子 甘松

三柰 藁本各二錢 爲細末每早晚洗面

鼻血不止 用冷濕頭上或以韭汁滴入鼻內 或服

大薊 側柏葉 荊芥 桑皮 生地各二錢

茅根 蒲黃各一錢 車前草一錢引

舌上生瘡　用黄連　花粉　白菊各三錢　煎濃嚥下即愈

口内生瘡　用洋參一錢　秋石　硼砂各五分　細末摻之立效

齒痛奇方　用北辛　白芷各五分　細末摻痛處立止嗽去

牙疼方

蘇荷　青黛　硼砂各一錢　冰片五分

共爲末摻患處或加黄柏兒茶亦可

牙痛嗽口方

生石膏二錢　天花粉　連翹　金銀花　蘇荷

防風　生甘草各一錢　水煎濃嗽口噙片時數次即愈

牙痛服藥方

生地三錢 石膏五錢 丹皮 青皮 西風 荊芥各一錢

上四門牙屬心經加麥冬黃連 上二牙屬胃經加白芷川芎

上左盡牙屬膽經加膽草羌活 上右盡牙屬大腸加大黃枳殼

下四正牙屬腎經加黄柏知母 下二牙屬脾經加焦朮白芍

下左盡牙屬肝經加柴胡黑梔 下右盡牙屬肺經加桔梗黄芩

牙痛有寒用畢撥噙之即效有火用川椒樟腦各二分細末

摻之 腎虛風痛用骨碎補五錢煎濃服即效

金鑰匙 治急喉閉並風熱牙痛

焰硝七錢五分　硼砂二錢五分　殭蠶一錢　冰片二分

共研細末磁瓶收貯每用少許吹患處神效

加味甘桔湯

生甘草　桔梗　牛蒡各二錢　荊芥　蘇荷

貝母　薑蚕　牛膝各一錢　水煎服

心胃門

手拈散　治心胃氣痛

元胡醋炒　香附酒炒　五靈脂醋炒　沒藥製等分

右為細末酒調三錢溫服血積重者紅花桃仁煎湯下

吐津丸 治九種心痛如神眞仙方也

雄黄 巴豆去油 木香 白礬各三錢 公丁香

肉桂 胡椒各五錢 五靈脂去砂石膏炒一兩

右爲細末燒酒打糊丸如芥子大每服十二丸虛人與小見減半不拘時燒酒下

温鮮散 有因冷氣刺痛者宜服

良薑一兩五錢 吳萸四兩 胡椒一兩

右爲末每服重者五分或三分温酒下

[illegible]神丹 有因積聚痰痛者宜服

沉香　木香　乳香　沒藥　丁香

牙皂　明雄各三錢　黑丑　檳榔三錢

巴豆去油一錢各　棗肉爲丸小豆大每服三五丸茶酒任下

碧霞丹　治九種心痛

千年灰　白礬各二兩　獨蒜爲丸如梧子大每服九丸溫酒下

腰膝門附疝氣

如神湯　治男婦腰痛及閃挫後痛婦人產後尤妙

元胡　當歸　桂心　杜仲各等分

右爲末每服二錢空心酒下閃挫者加桃仁牛膝續斷作湯奇

豬腰子　治一切腰痛

雄豬腰一對竹刀剖開去筋膜縲故紙　香附　杜仲各一錢

牛膝一錢　青鹽八分　爲末入腰子內外用濕草紙包好灰火煨熟去藥吃腰子酒下一醉即好

防杞飲　治腿膝流火疼痛

漢防杞五錢　當歸四錢　蒼朮　茵陳　澤瀉

牛膝　木瓜各二錢　熱重者加黃柏二錢　水酒煎服

神效湯　治鶴膝風附骨疽腿膝腫痛等症

黨參　防風　白朮　續　茯各三錢　熟地四錢

當歸　白芍　羌活　附子　牛膝各二錢

杜仲二錢　安桂八分　水煎服

九妙散　治疝氣腫痛

馬藺花　川楝炒　小茴炒　荔枝核炒　橘核各二錢炒

山稜　青鹽　青皮各一錢　吳茱萸八分　水煎服

手足門

手指丫腫　芒硝　甘草煎水洗之即愈

代指腫痛　桃仁搗爛和蜜塗　一方以蠟和松香炙裹其指即瘥

雞鳴散　治男婦感風濕流注腳氣痛不可忍者神效

檳榔　橘紅　木瓜　吳萸　蘇葉

桔梗　箭杆風　石楠籐炒各二　生薑三片　水煎服

舒筋散　治血脈凝滯經絡遇節腫痛第一方也

元胡索醋炒　全當歸　上肉桂錢各二　共末酒下

遠行足腫　用舊草鞋一隻浸尿內以火磚一塊燒紅將浸濕草鞋放於火磚上將腫足在草鞋上熱氣薰之自消

防杞飲　治濕熱下壅足脛腫痛

白朮　木通　防杞　檳榔　甘草

犀角　蒼朮　生地

足腿酸痛

熟地八錢　棗皮　虎骨炙　牛膝　當歸

雲苓各二錢　肉桂一錢　酒引

二便門

百順丸　治大便閉塞內熱甚重等症

大黃一觔　牙皂炮一兩　共末水疊成丸如桐子大初服十餘

丸以通爲度

獨遂丸　治腹痛便結半月不通者皆效

甘遂二錢麵裹煨熟去麵　右末　米糊爲丸如赤豆大硃砂爲衣每服

八九九開水下勿雜他藥恐有甘草性大相反服之則吐

神聖丸　治血虛腸枯大便閉塞

油當歸　肉蓯蓉　牛膝　火麻仁

郁李仁　松子仁各三錢　水煎服

清肺散　治瀉而小便閉或黃或澀

茯苓　豬苓　澤瀉各二錢　瞿麥　木通各一錢

萹蓄　通草各一錢　琥珀　燈心各五分　車前子一錢　水煎服

導氣湯　治小便不通乃血澀致氣不通而竅澀

知母三錢酒製　黃柏四錢酒製　滑石二錢炒　澤瀉三錢末　茯苓去皮二錢　水煎服

嘔吐門

生薑半夏湯　止嘔吐開胃消食

半夏（泡）　生薑（切片各三錢）　右量水多少煎至七分服

藿香胃散　治脾胃虛弱不進飲食嘔吐

藿香（一錢五分）　丁香　人參（各二錢）　橘紅（五錢）

右為細末每服二錢水二盞生薑三片同煎至一盞去滓涼服食前服亦可

紅豆丸　治諸嘔逆膈氣反胃吐食

丁香　胡椒　砂仁　紅豆蔻（各二十粒）

右爲細末薑汁糊丸皂角子大每服一丸以大棗一枚去核塡藥麵裹煨熟去麵細嚼白湯下空心日三服

竹茹湯 治胃熱嘔

乾葛 半夏姜汁炒各三錢 甘草二錢 竹茹一團

生薑三片大棗一枚水煎服

金花丸 治吐食而脈弦者由肝勝於脾而吐乃由脾胃之虛宜治風安胃

半夏湯洗一兩 檳榔二錢 雄黃一錢五分

右末薑汁爲丸如桐子大小兒另丸薑湯下吐止爲度

血證門

南天竺飲　治血妄行九竅皆出服藥不止者

南天竺草即生瞿麥如拇指大一把剉碎　生薑一塊如拇指大　山梔子三十枚去皮

燈芯如小拇指一把　大棗五枚去核　炙甘草五錢

水一大碗煎至半碗去渣不拘時服

四神湯　治婦人血氣心腹痛不可忍者

當歸　川芎　赤芍藥各一兩　乾薑五錢

右爲細末酒調服三錢

生地黃飲子　治諸吐血下血溺血衄血

生地黃　熟地黃　枸杞子　地骨皮
天門冬　黃芪　芍藥　黃芩
甘草各等分
右剉每服一兩水二盞煎七分食後溫服如臟微身涼惡風加肉桂五分吐血者多有此證

必勝散　治男女血妄行吐血嘔血咯血衄血
蘇條參　當歸　熟地黃　小薊并根
川芎　蒲黃　烏梅肉
右等分粗末水煎去滓溫服

瘧疾門

經驗瘧疾第一方

威靈仙　蒼朮　厚朴姜汁炒　陳皮　白茯苓
柴胡各二錢　青皮　黃芩　檳榔各一錢　炙甘草五分
生薑三片　大棗二枚　井水河水各一茶鍾煎九分饑時服頭
痛加白芷一錢無汗加羌活蘇葉各一錢此方多服五劑必
則二劑即愈可加分和丸濟人加常山草菓亦可此方係古
本瘧疾三方錄於壬辰夏合此藥濟人將成藥末是夜夢三
神人各執藥一盤投入末藥中即烏梅　茵陳　半夏　次

日升此三味添入果效故刊安樂銘後此藥 添入别本全無

七寳散 治男婦一切瘧疾或先寒後熱或先熱後寒或寒多熱少或熱多寒少或一日一發或一日兩發 三發或連日發或三四日一發不問鬼瘧食瘧不伏水土山嵐瘴氣似瘧者並皆治之

常山 厚朴姜製 青皮 陳皮 甘草

檳榔 草菓去皮各等分 錢加 澤瀉 法夏尤妙

㕮咀每服五錢於未發隔夜用水酒各一盞煎至一大碗去滓露一宿用來日當發之早湯溫面東先服頭藥 少頃再服二藥

柴胡散　治妊娠瘧疾

柴胡三錢　大黃　黃芩各二錢　枳殼　甘草各一錢

右㕮咀水煎溫服取利爲愈

鱉甲飲子　治久瘧不愈脇下痞滿腹中結塊名曰瘧母

鱉甲醋炙　白朮　黃芪　甘草　草菓仁

檳榔　川芎　橘紅　厚朴　白芍藥各等分

右㕮咀四錢水一盞薑七片紅棗烏梅各一枚同煎溫服

痰瘧積瘧

藜蘆　皂莢炙各一兩　巴豆二十五枚去殼研炒黃

煉蜜爲丸小豆大每空心服一丸未發時服一丸臨發時又服一丸勿用飲食

異授祛瘧丸 此方諸瘧最效藥自經手不可多服

白砒一兩 菉豆粉四兩 米糊爲丸如胡椒大雄黄爲衣每服九丸未發先服一時忌食熱物半日神效

海上絶瘧丸

胡椒 白芷 硫黄等分 米飲合丸黄丹爲衣未發時搗大蒜水吞服一錢重者二三錢有效

咳嗽門

加減參蘇飲　治咳嗽之總司也

紫蘇　陳皮　桔梗　前胡　半夏

茯苓　乾葛　甘草　枳殼各二　木香八分

沙參一錢　生薑引　水煎服

發熱加　柴胡　黄芩　白芷　脇痛加　白芥子

吐清痰去木香加　澤瀉　痰重加　南星　陳皮

火咳加　桑皮　黄芩　熱痰加　貝母　瓜蔞仁

咳久加　箭芪　當歸　焦朮　夜咳加　熟地　核桃

神仙雞鳴丸　治一十八般咳嗽

知母炒　貝母去心　杏仁去皮炒　阿膠麪炒　葶藶隔紙炒
欵冬花　甘草　半夏　五味　陳皮
桔梗　紫蘇　天門冬　人參　旋覆花
粟殼去頂隔各一兩

右爲末，煉蜜爲丸如彈子大，每服一丸，烏梅棗湯下。小兒一丸分作四丸。

詩曰

咳嗽本來十八般，只因邪氣入於肝。肺咳之時多吐逆，
胃嗽膈上有痰涎。腎咳須知多唾[illegible]，膽嗽一夜不曾安。

三陽咳時多潮熱　三陰咳時少夜熱　咳嗽吐血連心痛
膀胱咳嗽氣相傳　氣咳夜間多沉重　肺咳嗽痰多喘難
暴咳日間多汗出　腸風咳嗽冷痰酸　總計前件十八症
用心去取雞鳴丸　此是神仙真妙訣　更加烏梅棗肉煎

清金止嗽膏　治肺有火而燥者效寒嗽不宜

梨汁三兩　白蜜三兩　叭吅杏二兩去皮尖搗爛　川貝母五錢去心研末

將梨汁白蜜同入銅鍋中煎沸起鍋加叭杏貝母盛入碗中復蒸極熟至凝不時噙化

潤肺膏　治體虛火嗽脾胃不健老人宜服初嗽者忌之

黨參　焦朮　箭芪　雲苓　廣皮　當歸　熟地各五錢

法夏　金沸草　款冬花　枇杷葉去毛　白菓去殼　甘草各二錢

水煎濃去渣將此藥水用細布濾過入砂鍋熬後藥　芡實

二兩揀淨　建蓮米四兩去心　廣白合二兩　川貝母二兩　杏仁二兩去皮尖　核桃肉四兩去皮

將前藥水煎盡另用鉢碗盛之加氷糖末四兩　蜂蜜四兩　薑

汁一調羮再熬每辰食半茶杯或加煉就猪油四兩亦可最效

中風門

勝金丸　治卒風忽然昏倒若醉形體昏悶四肢不收風涎潮於

上膈氣閉不通

生薄荷五錢　猪牙皂角二兩槌碎水一升二味一處浸取汁研成膏

瓜蔕末一錢　藜蘆二兩　硃砂五錢研

右將硃砂二分與二味末研勻用膏子搜和丸如龍眼大以硃砂爲衣溫酒化下一丸甚者二丸以吐爲度得吐即醒不醒者不可治必用方論中風無吐法引金虎碧霞爲戒且如卒暴涎生聲如引鋸牙關緊急氣閉不行湯藥不能入命在須臾者執以無吐法可乎但不當用銀粉藥恐損脾壞人四肢耳

治急中風口閉涎上欲垂死者一服即差

江子二粒去皮膜　白礬一塊如拇指大爲末

右將二味在於新瓦上煅令江子焦赤爲度煉蜜爲丸如芡實大每服一丸用綿裹放患人口中近喉處良久吐痰立愈

至寶丹　治卒中急風不語中惡氣絕中諸物毒暗風中熱疫毒陰陽二毒中嵐瘴氣毒蠱毒水毒產後血暈口鼻血出惡血攻心煩燥氣喘吐逆難產悶亂死胎不下以上諸症俱用童便一合薑汁三五分滴入小便內溫過化下三五丸神效又療心肺積熱伏熱嘔吐邪氣攻心大腸風秘神魂恍惚頭昏目眩睡眠不安唇口乾燥傷寒狂語

人參　天竺黃　生犀角鎊　硃砂研飛　雄黃研飛
玳瑁屑研　琥珀研各一兩　麝香研　龍腦研各二錢五分　金箔一半入藥一半為衣
銀箔研各五十片　天南星炙各五錢　安息香一兩五錢為末用無灰酒飛過火熬成膏

右將犀屑玳瑁為細末入餘藥研勻將安息香膏重湯煮烊入諸藥中和搜成劑盛器中並旋丸如桐子大人參湯化下三五丸又療小兒諸癎急驚心熱卒中客忤不得眠睡煩燥風涎搐搦每服用人參湯送下一二丸

牛黃丸　治風癎病精神不全常有痰涎在胸膈嘔吐不出煩悶氣壅

牛黄研 麝香各五錢 虎晴一對 蜣螂去頭足翅 犀角屑 安息香

獨活 茯神 遠志去心 炙草各一兩 防風一兩五錢 人參

鐵粉研 硃砂水飛 龍齒各二兩

右爲細末煉蜜爲丸如梧子大每服荆芥湯送下三十丸

醉仙散 治癘風遍身麻木

胡麻子炒 牛蒡子炒 枸杞子 蔓荆子炒各一兩

白蒺藜 苦參 防風 瓜蔞根各五錢

右爲細末每一兩五錢入輕粉二錢拌勻每服一錢茶清調晨午服至五七日於牙縫中出臭涎令人如醉或下膿

血病後乃去仍暈人　病之輕重虛實用重病先以再造散下之候元氣將復方用此藥忌一切厚味止可淡餔時菜諸總以靜養爲佳風氣稍去兼服補血之藥爲妙古語云治風先治血血足風自滅

琥珀抱龍丸　抱龍之義抱者保也龍者肝也肝應東方青龍屬木木生火所謂生我者父母也肝爲母心爲子母安則子安心藏神肝藏魂神魂既定驚從何生故曰抱龍丸理小兒諸驚四時感冒風寒瘟疫邪熱致煩燥不寧痰嗽氣急及瘡疹欲出發搐並宜可投其藥性平不僭不燥常服祛

風化痰鎮心解熱和胃益精神

眞琥珀　天竺黄　檀香細剉　人參　白茯苓去皮各一兩半

粉草三兩去節　枳殼　枳實　硃砂五兩細末水飛淨　山藥一斤炒

南膽一兩用牛膽釀經夏　雄黄　金箔百片去護紙　加珍珠一兩名金珠散

右前十二味除硃砂金箔不入碾內餘十味檀香不過火外九味或晒或焙同研爲末和勻硃砂金箔每一兩重取新汲井水一兩重入乳鉢內略杵勻隨手丸如芡實子大陰乾晴霽略晒以色燥甚則折裂宜頓放當風處取其自乾治法並用葱湯無時化服或薄荷湯痰壅嗽甚淡薑湯

下痰落見形有驚溫淨湯下　心悸不安燈芯湯下　暑天悶迷麥冬熟水下　百日內嬰兒每九三次投　二歲已上者丑一九或二九

中寒門

薑附湯　治中寒口噤四肢强直失音不語忽然暈倒口吐涎沫狀如暗風手足厥冷或腹煩燥兼治陰症傷寒大便自利而發熱者

乾薑　熟附子各四錢　水煎服

一方附子湯以生用者名白通湯內加白朮倍之甘草減半

名生附白朮湯中風濕昏悶恍惚腹脹自汗失音不語便利不禁

一方用薑附湯加麻黄白朮人參甘草等分名附子麻黄湯治中寒腰脊强急口眼喎斜氣上喘急等症

傷暑門

香薷丸　治大人小兒傷暑伏熱燥渴昏悶頭目昏眩胸膈煩滿嘔噦惡心口苦舌乾肢體困倦不思飲食或發霍亂吐利轉筋

香薷去根一兩　紫蘇去粗梗　乾木瓜　藿香　茯神各五錢

甘草炙　檀香剉　丁香各五錢

右爲細末米糊爲丸硃砂爲衣每服一錢薑湯下

霹靂丹平散　治感受瘟氣霍亂吐瀉喉痺心慌閉目不語手足麻木發冷轉筋牙關緊閉脈氣閉塞黑痧紅痧等症

牙皂三錢五分　北細辛三錢五分　硃砂二錢五分　雄黄二錢五分　藿香二錢

蘇薄荷　防風　白芷　管仲　製半夏　廣皮各二錢

廣木香　桔梗各二錢　甘草　枯礬各一錢五分

共研細末裝磁瓶内以防洩氣遇症先用藥二三分吹入鼻孔再用藥一錢或數分薑湯沖服外用紅紙捻照兩胳

膊腕兩腿腕背心各處如有紅點紅線用針挑破見血爲度但此症甚急藥宜早備若病至求藥則遲乾隆年間貴州瘟疫傳染死者甚衆川平山天雷擊出此方救人無算今照方配施復多全活○按壯盛人感受瘟氣非此不可虛者愼用

痰症門

壽星丸　治心膽被驚神不守舍或痰迷心竅恍惚健忘妄言妄見等症

天南星一觔先掘土坑一尺以炭火三十觔燒赤入酒五升滲乾乃安南星在內盆覆定以灰壅之勿令走氣次

日取首爲末　琥珀一兩　硃砂二錢

共末生薑汁一盃米糊爲丸如梧子大每服三十丸至五十丸煎人參建菖蒲湯吞服

控涎丹　治痰涎留在胸膈上下變爲諸病或頸項胸背腰脇手足胯髀隱痛不可忍筋骨牽引釣痛走易及皮膚麻痺似乎癱瘓不可誤作風氣風毒及瘡疽施治又治頭痛不可舉或睡中流涎或欬唾喘息或痰迷心竅宜此藥數服痰涎自失諸疾尋愈

紫大戟　白甘遂　白芥子微炒各一兩

共爲細末薑汁打麵糊爲丸如梧子大每服七丸或一二
十丸以津液嚥下若取利則服五六十丸

滾痰丸　痰之爲病成偏頭風成雷頭風成太陽頭痛眩暈如坐
舟車精神恍惚或口眼瞤動或眉棱耳輪俱痒或頷腮四
肢遊風腫硬似疼非疼或渾身燥痒搔之則癮疹隨生皮
毛烘熱色如錦斑或齒頰似痒似痛而疼無定所滿牙痛
痒不一或噯氣吞酸鼻聞焦臭喉間豆腥氣心煩鼻塞咽
嗌不利咯之不出咽之不下或因噴嚏而出或因舉動而
唾其痰如墨又如破絮或如桃膠或如蜆肉或心下如停

水鐵閉滯妨悶噯噎連聲狀如膈氣或曰腠理不密風府受邪或曰上盛下虛或曰虛或曰寒或曰發邪惟洞虛子備此疾苦乃能治療病勢之來則胸腹間如有一氣交紐噎塞煩鬱有如烟火上衝頭面烘熱眼花耳鳴痰涎涕淚並從肺胃間涌起凜然毛竪噴嚏千百然後遍身煩躁則去衣凍體稍止片時或春秋乍涼之時多加衣衾亦得暫煖或頓飲水水而定或痛飲一醉而寧終不能逐去病根乃得神秘沉香丸方屢獲大效愈人數萬但不得輕傳匪人故以隱語括之詩曰　甑裏翻身甲帶金於今頭戴草

堂深相逢二八求斤正硝煆青礞倍若沉十七兩中零半兩水丸梧子意須斟酌除驅怪病安心志水瀉雙身却不任

大黃蒸少頃翻過再蒸少頃即取出不可過 黃芩各八兩 青礞石硝煆如金色 沉香

百藥煎此用百藥煎乃得之方外秘傳蓋此丸得此藥乃能收斂周身頑涎聚於一處然後利下甚有奇功曰倍若沉者言五倍子與沉香非礞倍於沉之謂也以上各五錢

右爲末水丸如梧桐子大白湯食後空心服

一切新舊失心喪志或癲或狂等症每服壹百丸氣盛能食狂甚者加貳拾丸臨時加減消息之

一切中風癱瘓喎斜痰涎壅塞大便或通或結者每服八十

丸或加至百丸永無痰結之患

一切陽證風毒脚氣遍身遊走疼痛每服八九十丸加至百丸惟水瀉孕婦忌服

神仙墜痰丸　治痰飲胸膈痞塞

皂角無蟲刮去弦皮酥炙黄色去子淨一兩六錢　白礬一兩二錢生用　黑丑一斤取頭末四兩

爲細末滴水丸如梧子大每服看病加減空心温酒送下

紫金丹　治多年肺氣喘急哮嗽夕不得臥

砒水飛五分　淡豆豉二錢

右二味共搗極細爲丸如麻子大每服六七丸用涼水吞之

齊氏醫案此丹　治癲並治寒痰瘋狂皆效用

淡豆豉一兩　枯礬三錢研末　白砒一錢研末

將豆豉飄絨研膏入藥末和勻如梧子大每服九丸臨臥時用涼茶吞服忌食熱物一時

痰瘋癲狂用

藜蘆一錢　煎酒少服即吐痰狂止靈效反藥有功

傷食門

感應丸　治中虛積冷氣弱有傷停積胃脘不能傳化或因氣傷冷或因饑飽食飲酒過多心下堅滿脇脹痛心腹大痛氣

[illegible]大便頻數後重遲澀久痢赤白膿血相雜米穀不化愈而復發又治中酒嘔吐痰逆惡心喜睡頭旋胸膈痞滿四肢倦怠不思飲食不拘新舊冷積並皆治之

南木香　肉豆蔻　丁香各一兩五錢　乾薑炮一兩

巴豆七十粒去皮心膜研出油　杏仁一百四十粒

備急丹

治心腹百病卒痛如錐刺及脹滿下氣治之[illegible]

行丸並治風痰等症

大黃末　乾薑末　巴豆去皮心研去油用霜

右各等分和一處研勻煉蜜丸臼內杵千下[illegible]

小豆大夜臥温水下一丸氣實者二丸至[illegible]服之
一婦忌之

枳朮丸 治痞積消食强胃並老幼虛弱傷食者效[illegible]送
枳實去穰麩炒一兩 白朮二兩土炒
右爲末荷葉[illegible]湯米糊爲丸如梧子大每服五十丸白湯
下久服消食强胃不復傷也

諸積門 食積虫積氣積血積痰積

一塊氣丸
蒙桂 玄胡索 蓬朮炮 薑黃 砂仁 枳實

枳殼　黑牽牛　檳榔　大黄醋煮　雷丸　使君子去殼
白豆蔻　丁香各五錢　芫花酒浸炒　香附子醋浸　京三稜　陳皮去白
胡椒各一兩　山查赤芩糖毬各　青皮各一兩五錢　川烏二錢五分酒浸炒　錫灰
大麥芽用巴豆同炒熟去巴豆　蘿蔔子一兩用巴豆炒熟去巴豆　巴豆去油一兩　沉香
木香各四錢　皂角半斤去皮醋浸炒
右爲末酒糊爲丸如梧子大每服三五丸積重者九丸諸
般病證各隨後項湯使下惟孕婦與體虚者不可服服者
忌食熱物婦人一切血氣當歸酒下〇血崩燕子泥湯下
〇小兒疳積橘皮湯下〇小兒驚風一歲一丸薄荷湯下

○白痢乾薑湯下○赤痢甘草湯下○一切吐逆生薑湯下
○心腹膨脹新汲水下○下元冷好酒下○風熱閉塞大
小便不通井花水豆粉調下○婦人經脈不通紅花當歸
酒下○赤白帶下蔓荊子湯下○血昏當歸酒下○産後
吳茰酒煎下○血塊氣積生薑橘皮煎湯入醋少許下常
服者淡薑湯下○小女紅脈不通紅花當歸酒下○男子
小腸氣痛茴香湯下○咳嗽烏梅湯下○臌疼牽牛湯下
○傷寒葱白湯下

紅丸子劑 和　壯脾胃消宿食去膨脹

京三稜浸軟切片　蓬莪朮煨　青皮去白

陳皮去白各五斤　乾薑炮　胡椒各三斤

右為末用醋麵糊為丸如梧子大礬紅為衣每服三十丸

食後薑湯送下小兒臨時加減與服

化蟲丸　治諸蟲積面黃腹痛口吐清水口唇上下內有白點或

如小粟粒者是及脾虛傷食者

蕪荑　白雷丸各五錢　檳榔二錢五分　雄黃一錢五分

木香三錢　白朮　陳皮各三錢　神麯四錢

以百部二兩熬膏糊丸桐子大每服一錢五分米飲下如取

下虫積加大黃五錢酒炒

孫眞人九轉靈丹　治男子婦人山嵐瘴氣除積十膈五噎咳嗽五勞七傷翻胃吐血癆瘵等疾三十六種風七十二般氣伏梁小約癥氣諸般瘧積痢左癱右瘓婦人赤白帶下血山崩血閉血蠱經脈不調產後諸疾小兒癲癇諸風肚大面黃男婦一切心氣痛悉治之用服已後或虫或積如紙筋肚如爛魚腸如雞子清或黃色或小便內出如米泔或挑不斷或涎如癰血膿虫寸白虫蜈蚣虫或如蝦蟆樣小蛇樣一切怪物即出有氣即散有塊即釋此藥不用甘遂硇砂等物宜服不

勤臟腑真氣無病之人春秋各一服令一年諸病不侵惟赤眼傷寒有孕婦人並體虛畏寒者忌服

黑牽牛十兩取淨末五兩　白牽牛十兩取淨末五兩　蕪荑仁五錢

檳榔十兩取淨末五兩　大黃四兩五錢取淨末二兩　雷丸五錢

右爲細末拌勻每服三四錢或爲丸散加減用之小兒一錢用白湯露一宿或木香湯或東南上石榴根皮調下至晚用米粥補之忌生冷腥葷甚妙後其雙和飲半月亦補氣血

當歸　川芎　白芍　熟地黃

黨參　雲苓　箭芪　炙甘草各三錢

右㕮咀每服五錢生薑三片水煎服

詩曰　破積除蟲逼死胎　穿腸透膈下轉開
不但水腫并風腫　銅鉄金銀取下來

積塊不消用

鐵針砂　皂礬　百草霜各三錢　同炒紅細末米糊爲丸每服一錢即消虛人忌服

腫症門

消水神丹　治水腫按之如泥者是隨按隨起爲氣腫此方治按之如泥者繼由土弱不能剋水而水乃泛濫也天師用

牽牛　甘遂各三錢　一劑下水斗餘而腫消忌食鹽按此方猛烈虛人當兼人參白朮茯苓以培本元而緩其猛厲之性也

舟車神祐丸　治水腫

甘遂　芫花　大戟各一兩俱醋炒　大黄二兩　黑牽牛頭末四兩

青皮　陳皮　木香　檳榔各五錢　輕粉一錢

取蟲加蕪荑五錢

右藥共爲細末水叠爲丸如梧子大每服五七丸或三丸

脾病黄腫

青礬四兩煅成赤色　當歸四兩酒浸七日　百草霜三兩

共為細末酒糊為丸如梧子大每服五丸至七丸溫酒下

一月後其黃自去　此方係正效祖傳七世

又方　小麥一斤淘淨　皂礬半斤同炒黃為末加黑棗肉半斤

搗勻米醋打糊為丸梧子大每薑湯下八九十丸日三服

或用平胃散加青礬二兩為丸亦效　方出活法機要

痢疾門

拔絕神丹　此方係雷真君治血痢腹痛不拘紅白凡暫一日百

次者皆效

當歸　白芍各一兩輕者減　檳榔　滑石各三錢

木香一錢五分　萊菔子一錢五分　枳殼二錢　服者神效

經驗第一方　痢疾初起忌溫補忌發汗忌大下忌利小便惟寬

腸去滯清熱消積爲妙用

川黃連一錢二分　條黃芩一錢二分　杭白芍一錢二分　山查肉一錢二分

陳枳殼一錢二分　川厚朴八分姜製　堅檳榔八分　靑皮八分　桃仁一錢去皮尖研

紅花三分酒洗　全當歸　地榆　生甘草各五分

右用水五茶盃煎二盃入南木香三分食後溫服如滯澁

加酒炒大黃一錢單白者去桃仁地榆加橘皮四分木香二分

香連丸　治下痢赤白裏急後重

黄連去蘆二十兩用吳茱萸十兩酒浸濕同炒令赤揀去茱萸不用　木香四兩八錢八分不見火

右爲細末醋糊爲丸如梧桐子大每服三十丸空心飲下

白頭翁湯　治熱痢下重

白頭翁二兩　黄連　秦皮各三兩　水煎服

婦人産後痢虚極者加甘草　阿膠各二兩　出金匱玉函

痢疾簡便方

初冬時取白蘿蔔連莖葉多收攤在屋上任他日曬夜露多

經宿霜雪不必遮蓋至立春節前一日收回用繩穿掛在陰處

遇患痢者以水煮加紅糖食即愈將此蘿蔔切碎拌放碗
内蒸熟常作小菜並可免喉痰亦療肺癰

倉廩湯　治禁口痢有熱乃毒氣衝心食即吐即人參敗毒散陳倉米

人參　茯苓　甘草炙　前胡　川芎　羌活
獨活　桔梗　柴胡　枳殼　陳倉米各等分

右㕮咀每服五錢生薑湯冲服　**艮花栗蒙豆**

一方用豬腰子一枚搗爛加麝香少許包肚臍眼上自然開胃

參苓白朮散　治久瀉及大病後痢後調消渴者尤宜

人參　山藥　蓮肉去心　白扁豆去皮姜汁浸炒各一斤半

白朮炒三斤 桔梗炒令黃色 砂仁 白茯苓去皮 薏苡仁一斤 炙甘草一斤

右為細末每服貳錢米湯調下加薑棗煎服或棗肉和藥丸如梧子大每服七十丸空心用米湯送下

痔瘡門

槐花湯 治痔瘡下血先服此藥俟血止後服養營湯

槐花炒 大生地 當歸各二錢 川芎 枳殼 荆芥穗 地榆 黃芩 防風 甘草各一錢 側柏葉炒二錢 烏梅二個 臭椿樹為引

養營湯 治痔血止卽服此方血卽黃水者此方亦效

當歸　箭芪炙　焦朮各二錢　熟地五錢　雲苓
黨參蜜三錢　石斛　橘紅各一錢　首烏製四錢　川芎一錢
五味十分　甘草八分　大棗三枚　爲引　血如黃水者加陳棕灰
蚊蛤醋炒各二錢　脫肛者加蜜升麻二錢　微痛加柿餅灰二錢

黑玉丹　治新久腸風痔漏疼不可忍者並穀道發癢神效
刺蝟皮　槐角各三兩　豬後蹄甲四十枚　牛角䚡剉　亂髮皂角水洗
敗棕各二兩以上六味俱入鍋內炒存性　苦練皮一兩　生芝麻　雷丸各一兩
乳香五錢　麝香一錢
右爲末酒煮米糊爲丸如梧子每服八粒先嚼胡桃一枚

以温酒吞下海藻湯亦可日三服五日永除根不可雜服
別藥

化痔丸

硫黄　皮硝　甘草各等分　和丸每服一二十丸痛止痔消

讝妄門

八毒赤丸　王肯堂曰治鬼疰病人國信副使許可通到雄州病請予看脉予診之脉中乍大乍小乍短乍長此乃氣血不匀邪氣傷正本官說在路宿邯鄲驛中夢青衣婦人不見面目以手脇下打了一拳遂一點痛往來不止兼之寒熱而不能

食乃鬼擊也予曰可服八毒赤丸本官言嘗讀名醫錄云此藥爲殺鬼杖子遂予藥三粒臨卧服旦下清水一斗立效又進白海青陳慶玉第三子因晝卧水仙廟中夢得一餅食之心懷憂思心腹痞滿飲食減少約一載有餘漸漸瘦弱腹脹如蠱屢易醫藥及師巫禱之皆不效又不得安卧召予治之予診之問其病始末因思之此疾記非外風寒又非內傷生冷將何據而醫因思李子豫八毒赤丸頗相當遂合以五七丸服之下靑黃涎斗餘漸漸氣調以別藥理之數月良愈不二年身體壯實如故故因錄之此藥可謂神妙宜齋戒沐浴

淨室修合

雄黄　礬石　硃砂　附子炮　藜蘆

丹皮　巴豆各一兩　蜈蚣一條

右八味爲末煉蜜丸如小豆大每服五七丸冷水送下

太乙備急散　治卒暴中惡客忤五尸入腹鬼刺鬼痱及中蠱疰

吐血心腹痛滿并陰毒傷寒六七日不瘥者

雄黄研水飛　硃砂水飛各一兩　川椒　桂心　芫花醋炒各五錢

巴豆去油　藜蘆各二錢五分　附子炮去皮　野葛一錢五分

右爲細末盛磁瓶內封乏人若有急疾者每服一錢温酒下

老幼減半服之病在頭目上膈者自吐病在腹自利此藥大有奇效

音瘖門

訶子湯　治失音不能言語

訶子四個半生半炮　桔梗壹兩半生半炙　甘草貳寸半生半炙

右為細末每服二錢童便一盞水一盞煎五十沸温服甚者三服即愈

發聲散　治咽喉語聲不出

瓜蔞皮剉　白殭蠶去頭　甘草各等分各炒黄

右爲細末每服三錢溫酒下薑汁亦可

治暴嗽失音語不出方

杏霜　薑汁　沙糖　白蜜各一升　五味子

紫菀各三兩　通草　貝母各四兩　桑白皮五兩

右以水九升煮五味紫菀通草貝母桑皮取三升去滓入杏霜薑汁白蜜沙糖和勻微火煎取四升初服四合日次

新加

通治門

一粒金丹　治男婦大小一切內外諸症惟驚風痰喘痧氣更妙

雄黃　鬱金　巴霜各五錢　乳香　沒藥

木香　陳皮　牙皂各一錢

右爲極細末醋糊爲丸如黃豆大硃砂爲衣每服一丸疔瘡落積三丸亦可惟孕婦忌服

八寳平安散亦名救生散治七十二症痧四時感冒傷寒瘴氣時氣瘟疫霍亂水瀉瘧疾痢疾小兒驚風及蠱瘟馬牛瘟氣大能發汗散邪兼治發背搭手等瘡及人咬傷腫疼內症點眼角或吹鼻內外症用燒酒調敷

明雄　硃砂　枯礬　硼砂　火硝另研各二錢

冰片三厘 麝香二厘 赤金箔二十張

右藥爲極細末收貯勿洩氣男左女右用骨簪點大眼角

內鼻吸亦可

火龍丹 無所不治惟體弱孕婦不宜

巴豆去皮去油三錢 丁香三錢 胡椒五錢 菉豆去殼一兩 枯礬三錢

右爲末米糊丸如胡椒大硃砂爲衣每服三丸白水送下

藥酒門

史國公浸酒方 專治左癱右瘓四肢頑麻骨節痠疼諸般寒濕

風氣

當歸　虎脛骨酒浸一日炙　羌活　鱉甲炙
防風去蘆　秦艽　川牛膝　松節　晚蠶砂各二兩
枸杞子五兩　乾茄根八兩飯上蒸熟
用無灰酒一斗絹袋盛藥入酒內封十日取飲時不可面
向罈口恐藥氣衝入頭面飲酒不可間斷飲盡藥渣曬乾
為末米糊為丸如梧子大空心酒下五十丸忌食發風動
氣之物

長松酒　滋補一切風虛乃廬山休休子所傳

長松一兩五錢即仙茆狀似獨活而香乃酒中之聖藥也　熟地一兩　生地黃七錢

黃芪炙 陳皮各七錢 當歸 厚朴 五加皮各五錢

白芍 人參各四錢 蒼朮米泔 法半夏 天門冬各二錢

麥門冬二錢 紅棗八個 老米一撮 燈芯五寸長一百二十節

酒米二斗造酒一罈用袋盛藥入窨之乃飲 韓氏醫通

神仙長壽酒 此酒專能固精種子強筋壯水大有補益

熟地四兩 當歸 枸杞各三兩 白菊 沙蒺藜

茯神 杜仲 地骨皮 山藥 兔絲子各二兩

楮實子 牛膝 韭子 巴戟 故紙各一兩

桑椹四兩 佛手柑二個 桂圓肉四兩

右用酒十觔將藥入內煮三炷香久每日隨量服之久則
延年益壽

錦囊西洋藥酒　治噎膈反胃冷痢久瀉

紅豆蔻　紫豆蔻　肉豆蔻麪包煨熟去麪去油
公丁香各一錢細末　白洋糖四兩　共入大麯酒一觔瓷瓶盛之固
口十日攪勻每服半杯治噎食不下甚驗

異授筋骨痛藥酒

黨參　焦朮　雲苓　廣皮　當歸　川芎
白芍　熟地　安桂　桂枝　防杞　仙茅

秦艽　杜仲　牛膝　蒼朮　苡仁　川烏

老貫草　伸筋草　石楠藤　筋骨草　虎骨炙　千金草

五加皮　甘草各三錢　燒酒三斤同燉每日隨量飲

婦人門

有無無有丸　治婦人百病氣血停滯由經水不調七情所傷憂鬱成疾胸腹脹滿肚痛不舒腰膝無力以致潮熱往來心驚口苦經水久閉或崩或帶亦或痰咳　宜服之蓋有積而詒去積無孕而能有孕誠婦科之仙方也　亦名九製香附丸

香附一斤用水浸洗去皮筋晒乾磨碎和用

獨勝湯去瘀積　五靈脂三兩　水煎濃去渣將藥水浸香附蒸晒晒乾二製用

澤蘭湯治經閉　調血脈　澤蘭　柏子仁　當歸　白芍　熟地　牛膝　茺蔚子各三錢　煎水浸香附如前三製用

逍遙散治肝經血虛六鬱　柴胡　甘草　茯苓　白朮　當歸　白芍　丹皮　黑山梔　薄荷各三錢　煎水浸香附如前

平胃散開胃除濕　藿香　厚朴　蒼朮　陳皮各四錢　煎水浸香附中蒸晒如前五製用

二陳湯化痰治咳嗽　法半夏　陳皮　茯苓各五錢　甘草二錢

生薑七片煎水去渣浸香附蒸晒如前六製用

煖肝湯治肝腎陰寒小腹疼痛疝氣　當歸　枸杞　茯苓　小茴　烏藥　肉桂　沉香各四錢　煎水如前七製用

四君子湯補氣　人參　茯苓　焦朮　炙甘草　大棗各五錢　煎水去渣浸香附蒸晒亦然八製用

四物湯補血　熟地　白芍　當歸　川芎各五錢　煎水去渣浸香附蒸晒同上九製用

毓麟珠治婦人氣血虛而經不調不孕者　人參　白朮　茯苓　芍藥　川芎　炙草　杜仲　鹿角霜　川椒

熟地 當歸 兎絲子各四錢煎濃去渣浸香附中蒸晒乾為末

九製香附十二兩 黃芪 黨參 茯神 焦朮 當歸 熟地

小茴炒 故紙 棗仁 丹參 續斷各一兩 川芎 白芍

甘草炙各五錢共爲細末益母草一觔煎濃去渣加蜂糖八兩復熬滴水成珠和前藥末擣和爲丸如梧子大每三四十丸服至有孕則止

續斷丸 治月水不斷口乾心煩四肢羸乏飲食減少

川續斷 當歸 烏鰂骨 黃芪各一兩 牛角䚡燒

五味子 甘草 龍骨燒 赤石脂各五錢 熟地二兩

地榆五錢 艾葉 附子 乾薑 川芎各七錢

右爲末蜜煉爲丸如梧子大每服三十丸空心溫酒下

赤龍丹 治崩中不止

禹餘糧炒 烏鰂骨 鹿茸 龍骨 石燕煅

阿膠 當歸 乾薑炒各等分

右爲末酒醋糊爲丸每服五十丸溫酒下

十灰丸 治崩中下血不止

紺繒灰 黃絹灰 馬尾灰 艾葉灰 藕節灰

蓮房灰 油髮灰 赤松皮灰 棕櫚灰 蒲黃灰

右研勻用醋煮糯米糊丸如梧子大每服七十丸空心服

白芷散　治赤白帶下

白芷二兩　海螵蛸二個煅　胎髮一團煅

右爲細末空心溫酒下

龍虎仙衣

生附子　肉桂　當歸　紅花　金櫻子　續斷

杜仲　牛膝　木瓜各五錢　麝香一分　蘄艾四兩

右藥研爲細末蘄艾揉軟做一燒腰用紅布裹紬面以棉

花同艾絮勻將藥夾中間如法密行繫裹腰間可以使內

寒滯消外邪不侵臂膝疼痛彷照治之亦妙加藥隨便

外科門

衛生湯 解毒消癰清熱和血初起最宜

金銀花三錢 歸尾 貝母去心各一錢五分 草節 牛蒡子炒研 荊芥各錢 白芷 連翹去心 花粉各八分 防風 乳香去油 沒藥去油各五分

如大便閉結熱毒盛者加酒軍一二錢水煎服

降癰活命飲 治癰疽發背對口一切大毒未成者消已成者潰

當歸酒洗五錢 生黃芪 金銀花 白芷 穿山甲炒

生甘草各三錢上部加川芎三錢中部加杜仲三錢下部加牛膝三錢腎囊加車前子三錢瘡勢大者倍用當歸黃芪銀花一日二劑以平爲期毒已熟不破用胡桃一個嚼爲泥敷頂上尋麻雀屎立者一粒插其中自破

鐵箍散　治一切腫毒惡瘡瘰癧

陳米粉炒黑八兩　白酒麯　五倍子各四兩　大黃三兩　白芨一兩

穿山甲煅　白芷各二兩　雄黃　白蘞各一兩

右爲細末糯米做成長條晒乾臨用醋磨搽之做此散者須用五月五六月六七月七等日取百草汁做之更妙一

專治新久頑惡臁瘡諸藥不效及脚膝風濕瘡年深月久不能收口等症

明松香　明黃蠟各八兩　川椒二兩

右藥先將松香入童便浸半年取起長流水浸一日一夜取銅勺鎔化傾水內漉起晒乾研細末再將黃蠟鎔化入松香末攪勻傾涼水內不待冰硬取起手捏成團預將川椒炒研細末鋪深掉上以藥團滾遍椒末急手扯至椒末與藥交鎔卽捏成團收貯用以刀切片量瘡大小隨熱水燙軟手捏成餅向患處貼之用軟綿條扎緊何日揭看時用川椒蒼朮葱

湯淨洗仍將藥貼之

銀青散　治下疳疼極潮痒爛甚　瘡瘍臁水淋漓紅爛腫痛並三黃梅瘡小兒痘疤橫爛者　後餘毒不清滿頭發黃泡等瘡

白螺殼一兩火煅　橄欖核二錢火煅　寒水石二錢　冰片加臨用

右爲細末磁瓶收貯用　麻油調搽濕處乾掺即效

經驗瘰毒敷藥方

血竭四錢　乳香去油　沒藥去油　雄黃　硃砂各三錢

珍珠豆腐煮　輕粉各一錢　麝香八分　冰片六分

右爲細末如瘰紅腫加輕粉三錢如瘡腐不起加升丹一

錢降丹五分瘡不平者加去皮肉桂末二錢瘡白色者倍加珍珠象皮末一錢瘡[illegible]者卽用此方去珍珠麝香亦可收口

接骨膏 治骨碎筋斷

當歸一兩 川芎五錢 骨碎補各一兩 川烏八錢火煨 木爪二錢

乳香 沒藥各五錢 黃香一兩 老古錢七個酒製七次

右藥爲末用香油二兩[illegible]熬和藥爲膏油紙攤貼

治一切無名熱毒

木芙蓉葉菊花葉同煎水[illegible]洗或搗爛敷或單用一味以用

蒲公英白汁熬膏貼或用[illegible]草卽箭頭草焙爲末雞蛋清

諸般俱效

紫白癜風歌

紫癜白癜一般風　附子硫黃最有功

薑汁調勻茄蒂擦　若經三度永無蹤

治遠年臁瘡皮破見血金瘡及諸般腫毒

雄猪邊油一觔冬天加二兩熬過去渣如疮有亞用細辛一兩入油煎一二沸去細辛不用

黃蠟四兩熬化松香五錢兒茶四錢官粉燒紅一兩樟腦六錢

冰片一分麝香一分輕粉五分血竭四錢乳香四錢

沒藥四錢　惟冰片麝香乳香沒藥俟油冷方下攪勻

右共爲末入油熬用棕濾入磁碗內冷定用盆打水將磁碗放於中心退過火性聽用先以艾葉葱白連須草節煎水洗淨患處棉紙用甘草湯煮過揉熟攤藥貼之

膿窠疥瘡方

血餘三錢　松香研　五倍子研　枯礬各二錢

清油濁油并用草紙一幅將各藥攤勻捲成紙燃燭蘸油火上點取滴下細油以粗碗接貯俟冷用針挑破疥瘡出膿茶清洗淨用雞羽蘸油搽之

右掌九

大楓子四十九去殼　樟氷　花椒　檳榔各二錢
水銀一錢　枯礬　雄黃各二錢
先將楓子同水銀研至不見星再研油核桃數枚令爛入前藥搗丸如龍眼大日則手搓鼻聞并擦患處夜則合掌中睡不過數日必愈用絹袋亦可

癬疥靈方

白蕪荑一兩　檳榔　吳茱萸各五錢　硫黃二錢
右爲細末或猪油或香油調搽

一妙散

治結核瘰癧遍滿頸項神效

夏枯草　金銀花　蒲公英

右藥各五錢水酒各半煎服

神驗痧丸

雄黃　大黃　巴豆去心皮各三錢

右藥三味共和一處用石臼石杵椿爛如泥以飛羅麵陳醋煮糊同藥搗爛爲丸如鳳仙大病重者三十三丸輕者十九二十一丸量數爲度熱水送下後打噎則愈如泄更好候泄三四次以新汲井水飲之則止病重不省人事將二十三丸用滚水化開從口角灌入服後將病人扶起端坐片時即醒

至輕者可以不服初服藥時忽吃生冷恐不泄瀉忌雞魚葱
蒜牛馬犬肉并炙煿辛熱飲酒行房至七日方好不可疏忽

白膏藥　治棒瘡臁瘡

鉛粉一兩　甘石煅水飛過　白石脂煅　龍骨　乳香
沒藥　楓香　樟腦　水銀各一錢　麝香
片腦各一分　黃蠟三兩　白蠟一兩　豬油一兩五錢
右末先熔蠟次入油和勻候冷調末攪勻　油紙攤貼臁瘡
作隔紙膏貼之

生肌散

白礬　檳榔各一兩　黃丹　血竭各一錢　輕粉五分

陀僧一錢五分　共爲細末乾摻

返魂丹　治十三種疔

硃砂　膽礬各一兩五錢　血竭一　銅緑　蝸牛生用

雄黃　枯礬各一兩　輕粉一　沒藥蟾酥各五錢　麝香少許

右將蝸牛蟾酥搗爛餘藥爲末同研和爲丸如芡實大每服一丸令病人先嚼葱白三寸吐在手心將藥丸裹在葱白内用熱酒一盞吞入人行五里路久有汗出即瘥

雄黃丸　治疔瘡大便秘實不通心腹疼痛

巴豆粒十四　麝香少許　全蝎　牙皂　雄黄

大黄　鬱金各一兩

右末米糊丸如菉豆大硃砂爲衣每服五七九茶清送下

以利爲度

奪命返魂散　治一切疔瘡增寒發熱昏悶不語腫徧皮膚不思

飲食

大黄　連翹　梔子各二錢五分　巴豆　杏仁各二錢去皮尖炒黑

人言五錢用大蒜五個去心塡入人言同燒過性研爲末　牽牛頭末　苦丁香各二錢

共爲細末每服五分病重一錢用新汲井花水調下如痳

重無脈者吃下藥約一頓飯時吐了可醫不吐無救

打傷門

八厘散 治跌打損傷接骨散瘀

蘇木麵半兩錢 煅紅花 番木鱉油煠去尾名一錢 丁香五厘

麝香一分 自然銅七次醋淬 乳香 沒藥 血竭各三錢

共爲細末黃酒調服童便亦可每服八厘

跌打吐血不止

乾荷葉爲末沖酒連服數次即愈藕節亦可 乾荷花更妙

跌打散藥方

大黄　桂子　薑黄各五錢　桂枝　風藤
防己　白芷　骨碎補各三錢　王不留行一錢
右為末用醋一斤糯米一碗共搗爛敷患處即愈

打傷瘀血疼痛　此藥固本消瘀
當歸　防杞　小茴　淮膝　五加皮各二錢
烏藥　苡仁　木瓜各三錢　續斷　風藤
骨碎補　寄奴　虎骨各二錢　細辛　川芎
獨活　杜仲　紅花各一錢　生地一錢四分　南星
桂枝　乳香　沒藥各一錢五分　甘草　酒煎服

跌打敷藥

寄奴 川烏 草烏 薄荷 各四錢

生梔子三錢 生大黄 沒藥 各二錢

右藥用葱一把薑一塊麪酒同搗爛炒熱敷患處外以布

袋扎緊對時一換

接骨丹 治打傷骨碎服之自接

古錢七個火燒紅入酒醋淬之以碎爲度

右細末酒冲三分重則五分創效

定痛膏 治打撲損傷動筋折骨跌磕木石壓傷赤腫疼痛

芙蓉葉二兩　紫金皮　獨活　生南星　白芷各五錢

右藥加生馬藍菜墨斗菜共搗爛用葱汁老酒炒溫包患處

接骨靈丹

天南星　木鱉各四錢　沒藥　乳香各五錢　官桂一兩

右爲末薑一斤去皮取汁入米醋少許白麪爲糊同調攤紙上貼患處以帛縛之用杉木皮夾定纏好

紫金丸

白芷　紫金皮　破故紙各醋炒　寄奴　當歸鹽炒

赤芍米汁炒　黑牽牛　川牛膝茶水浸　生地鹽水浸炒　川芎

草烏醋炒 川烏煨去皮臍 二味俱 木香 霍香 碎補

官桂 羌活 獨活以上各一兩 熟地炒 蒼木 杜牛膝米水煨各兩半

右為細末煉蜜為丸如彈子大黃丹為衣每服一丸磨酒

服之如刀傷川薄荷或木瓜生薑燈芯俱可煎湯服之看

病上下如上食前服在下食後服 老人加人參五錢去白芍生地

生肌止血立效方 治金瘡碎一切風冷續筋骨

石灰二升搗生地黃青蒿汁和作團火煆紅細研 狗頭灰細研 青鞘 艾葉

地松 密陀僧各五錢 黃丹一兩炒 螵蛸三分細研

右為細末研勻密封之每遇金瘡敷之

打傷簡便方

七里香煎酒服搗渣包患處

一方夜合樹皮去粗皮搗煎酒服靜養一二日其傷自全

一方臭虫七個研冲酒服即效

一方紅野花椒根打斃有微氣研末冲服或童便冲服自愈

奇驗刀口藥　雀不站根嚼敷細末摻之亦可

一方擣生蘚敷之　一方冰糖燈草同研敷之

一方羊角煅一個　五倍子炒四錢　食鹽燒二錢

共末並治喉痛牙疼名黑虎丹

普濟門

平安如意丹

茅山蒼朮色黑而小有硃砂點者為佳米泔水浸軟切片曬乾為末三兩　丁香不拘公母為細末六錢

明天麻蒸切曬乾為末三兩六錢　錦紋大黃切片曬乾為末六兩　麻黃去節去根曬乾為末三兩

六眞蟾酥好燒酒浸化九錢　麝香須上好者為末三錢　甘草去皮微炒為末二兩四錢　明雄黃透明者研末水飛三兩六錢　硃砂研細為末水飛三兩六錢

右各為細末以糯米粥漿和之丸如蘿蔔子大用硃砂為衣候乾磁瓶收貯備用　此丹在塘西兌價一換實能起死回生居家出行俱宜常佩

一受寒若痧脹肚疼頭眩眼黑將七丸放舌下俟舌微麻嚥下

一受寒受暑痧脹上吐下瀉絞腸腹痛心口悶亂不省人事等症先將五六丸研細吹入鼻內再以七丸放於舌下俟舌麻吞下如未愈再灌三五丸溫水送下

一小兒走馬牙疳將此藥研末冷茶調塗卽愈

一牙疼者納一丸疼處卽愈

一癱瘓以七丸啥舌下服二三服卽愈

一感冒風寒惡心頭痛肚脹及風痰等症以七丸放舌下俟舌微麻嚥下卽愈

一山嵐瘴氣夏月途行及空心觸受穢氣口啥三丸能使邪熱不侵

一此丹惟孕婦忌服

一胃口疼痛者以七丸放舌下俟舌微麻嚥下卽愈

一膨脹噎膈等症以三丸放舌下俟舌微麻嚥下卽愈

一小兒急慢驚風疫涎壅盛以六七丸研末水調服

一癰疽疔毒及蛇蝎蟲毒所傷搗末用好酒調敷立見消愈

此藥不獨治痧兼治驚風急症凡小兒驚風兩脚直而眼反白牙關緊閉不能服藥者卽將四五丸研末吹入鼻內卽

刻醒轉隨以此末藥調湯灌之無不立愈
如遇有自縊之人輕輕解下即速以藥末吹入鼻內若胸口尚温者皆可復生又凡跌死打死驚死嚇死魘魅死及氣閉死溺死痰冷厥不省人事者只要略有微氣皆可將此藥研末吹鼻滿口可冀復活既活之後仍服內科藥此係急救　仙方惟望仁人君子將藥常佩在身隨時救濟獲福無量矣萬邑易成富公濟送此方加荸慈姑西防風天南三味京城此方獨加羌活一味有志備合濟送者隨便加之
可也

異提丸　專治不服水土不論蠻方瘴地夏月酷暑途中勞苦起居飲食不節酒食過度觸冒風寒山嵐瘴氣中暑中毒內傷外感致生瘧疾瀉痢惡心嘔吐頭眩迷悶身體瘦削遍身疼痛痧症咳嗽胸腹脹滿發熱惡寒或單熱單寒等症

藿香　薄荷　半夏姜汁製　山查　砂仁姜汁炒

香附　神麴　紫蘇　麥芽　陳皮

扁豆　黃芩　蒼朮陳土炒　甘草　厚朴姜汁炒

以上各一兩共爲細末用荷葉煎水爲丸如梧桐子大每服酌二錢小兒減半清開水送下　各症引子

寒症姜湯下　暑症霍香湯下　瘧症姜湯下　咳嗽百部湯下　泄瀉姜茶下

紅白痢紅白糖湯下　水瀉車前子湯下　霍亂吐瀉胡椒七粒菉荳四十九顆煎湯下

藿應丸

赤茯苓　蘇葉　川羌活　枳殼　薄荷葉

前胡　軟防風　烏藥　香白芷　桔梗

川厚朴　蒼朮　炒黄芩　橘紅　淨砂仁

木香　香附　半夏製　藿香葉　白川芎

泉神麯　葛根以上各二兩　山查肉　麥冬　肉荳蔻去殼

草菓濕紙包煨熟此味如在西北乾燥之地不宜合入慎之　川獨活　生甘草以上各七錢

共爲細末米糊爲丸如豆大硃砂爲衣每服五六錢

湯引　小兒急驚風薄荷湯　積驚風米湯　受驚燈芯湯　脾驚蘿蔔子湯

肚痛生姜湯　泄瀉煨姜湯　感冒潮熱蘇葉湯　腹痛砂仁湯　咳嗽桑白皮湯下

熱甚燈芯湯　痢疾五指草湯蘿蔔葉湯　痢症肚痛艾葉湯　心氣痛菖蒲湯送下

遍身筋骨痛乳香湯婦人產後咳嗽紅花當歸湯心下膨悶生姜湯

仙傳藥茶方　此茶專治四時感冒風寒頭痛肚痛惡寒惡熱胸膈不寬神思懶倦咳嗽吐痰初起等症併治水瀉痢疾

新會皮炒　青皮炒　柴胡　檳榔　紫厚朴薑醋炒

麥芽炒　葛根　秦艽　白芷　甘草

藿香　枳殼　薄荷　木通　神麯

蒼朮炒各四錢　半夏麯一錢　山查一兩　萊菔子炒　紫蘇

獨活　羌活各七錢　升麻三錢　川芎二錢　先用湘潭茶三

斤將薑汁一杯拌透晒乾再入前藥和炒收貯看症輕重以

一二錢許至一錢爲度小兒減半煎湯或加砂糖冰糖送下

觀音救苦針　神治一切風寒濕氣手足骨節疼痛瘋癱不仁用菉豆大一粒按定痛處有錢放上向孔內灸三壯重者或五壯將發發不腫立效　如畏懼者用薑片或蒜切片隔之其力稍緩頭面忌灸

硫黃六錢　火硝一兩五錢　水片五分　麝香五分　乳香　沒藥各二錢俱去油　川烏　草烏　雄黃　血竭各二錢　蜈蚣一條不見火亦可　共爲極細末用棉花攤開如薄紙將藥末匀匀鋪上捲緊捍成條以蘇麻或小竹筒收貯不可洩

氣隨用時剪成豆瓣大灸患處神效

紫金錠　一名玉樞丹

千金子三兩去殼去油　山慈菇一兩八錢去毛　五倍子四兩打細茶煎焙淨用

紅芽大戟一兩　雄精一錢　犀角二錢　山豆根　川連各二錢

防風　荊芥　香　兒茶各二錢　硼砂五分　蟾酥二錢

冰片一錢二分　麝香一錢二分　珠二錢二分　沉香二錢　勾藤　琥珀各三錢

右藥共爲細末和勻　糯米糊爲錠　硃砂爲衣　做好用紙畚

調貯收好　此方能治　一切無名腫毒諸瘡等症　口嚼噙化

最能解毒化痰生津　止渴安神開鬱

中暑仆迷跌打毆傷吐血及鼻血常出將黎峒碎用涼水或童便送下

風瘴瘟疫噙化　癰疽無名腫毒諸瘡金銀花薄荷湯下外用燒酒末敷

瘰癧金銀花夏枯草湯下　惡[illegible]及顛狗蛇傷研末調敷齒傷口燒酒末敷

痢疾初染陳茶湯下　腸風下血槐花湯下　眼紅腫痛久年爛腳陳茶調敷

喉風雙鵝起泡臭爛粒米不進金銀花湯洗童便磨服

小兒口內生瘡燒酒磨抹　四時感冒頭眩熱症　發斑口乾舌

瘋顛狂亂譫語燈心麥冬湯和童便服　胎毒　湯火傷研末調搽桐油搽

絞腸痧氣肚脹衝心痛如刀刺白湯磨服　牙痛出血

虛勞痰嗽夜眠不寐含化　瘧疾臨發常山檳榔湯下

用藥須各依引服服後　忌食魚腥生冷孕婦忌服

神水金丹　治七十二種痧並治痢疾瘧毒尤美

神水三錢　巴豆去盡油炒黑二錢　丁香三錢公母各半　廣木香二錢

硃砂水飛淨二錢　十製半夏二錢　明雄水飛淨二錢　蟾酥二錢人乳化開

麝香六分　冰片六分　沉香一錢六分　真茅朮一兩米泔水微炒　大黃二兩蒸去渣成膏

右爲細末將大黃傾入爲丸如指甲花子大晒乾磁瓶收

聽用病重者服七粒次者五粒輕者三粒無不神效

製神水法　水銀九兩　硝三十六兩火上烊化傾入水銀調

和不可少停即取出凄成薄片剪作十餘塊鑿眼將粗棉線

宁好用大酒甕一個將陳藏糟五斤米醋五斤調和傾入甕內鋪平將鉛片懸掛在內離糟醋寸許甕口上將箬子紮好鹽泥封固將甕埋半段入土露半在上無雞犬婦人之地至四十九日取起開去泥看鉛片上便有白霜取拂下放在瓦罐內晒露七日便成神丹也埋甕起甕俱要齋戒三日糟醋渣不用

紫金丸

丁香 降香 檀香 廣香 乳香去油 甘松 三奈
白芷 細辛 沉香 没藥去油 良薑 花椒 胡椒
大茴 肉桂 杏霜 陳皮 羌活 防風 川芎各晒忌火

甘草　炮姜　建麯　麥芽　萊菔子　丑牛　白芥

南星　檳榔各微炒　三稜　青皮　莪朮三味醋炒　枳實麩炒

厚朴姜汁炒　以上照製各藥五錢足其爲細末外加麝香五

分生研合前藥麥麵糊爲丸如細彈子大眞百草霜研細

爲衣陰乾透收罔固封每用一錢小兒五分

此丹治症用引照後各症調服功效最靈

一治男女大小寒溫風痧症用生姜紫蘇引○一治痰痧用

酒沖服或姜湯亦可○一治小兒急慢驚風用蘇薄荷竹瀝

南星姜汁金銀器湯下○一治諸般氣痛或酒或姜加香附

引下○一治赤白痢症赤加紅糖白加白糖紅白並引俱用

烏梅生姜湯下○一治嘔吐惡心用藿香煨姜湯下○上吐

下瀉用烏梅藿香煨姜湯下○一治女人脇痛用炙鱉板五

錢川芎三錢全歸一兩香附三錢煎湯沖服〇一治暑熱寒
溫等症用烏梅生姜湯下〇一治瘧疾用桃柳枝生姜湯下
〇一治噎膈氣脹水食脹滿用糊米姜皮湯下〇一治新久
咳嗽不止用紫蘇桑皮生姜引下〇一治筋骨痛疼用木瓜
泡酒沖服〇一治小腸疝氣荔核小茴根煎酒沖服孕婦忌
用血枯火勝者忌用

普濟消災普度丸

大生地　杭白芍　粉葛根　白芷　川芎　連翹
川羌活　紫蘇葉　藿香葉　防風　升麻　以上十一味各五兩
廣陳皮　雲茯苓　半夏　麻黃　甘草
嫩桂　以上十六味各三兩　共爲細末煉蜜爲丸每服五錢

此方乃仙傳靈驗奇方專治男婦大小一切時行瘟疫及各

種雜症隨症用引病輕者一服重者二服三服無不神效謹
將各症各引開列於後

一時行瘟疫等症用荊芥穗三錢青蒿一錢生姜一錢煎湯下
一瘧痢瘟疹等症用紫蘇二錢荊芥穗三錢煎湯下
一山嵐瘴癘一切不正之氣用生姜三錢煎湯下
一傷暑各症用香薷一錢白扁豆一錢煎湯下
一傷寒各症用生姜三片防風二錢羌活七分煎湯下
一霍亂上吐下瀉用藿香葉二錢生姜一錢煎湯下
一寒熱往來口渴腹不饑者用生石膏一錢柴胡二錢煎湯下
一身熱頭痛用紫蘇一錢防風一錢五分川芎一錢煎湯下
一身熱發渴用紫蘇一錢黄芩五分煎湯下
一身熱發狂用生石膏二錢黄連四分煎湯下
一陽氣虚弱不能發汗者乾姜一錢大棗三枚煎湯下
一大小便自利而身熱者用當歸一錢煨姜二錢煎湯下
一大小便不利而身熱者用生姜二錢蘇葉一錢煎湯下
一咳逆作喘口渴濕熱煩燥用麥冬一錢大黄一錢大棗二

枚煎湯送下

四肢酸軟用乾姜一錢大棗三枚煎湯下

四肢麻木桑枝七寸大棗二枚乾姜一錢煎湯下

筋骨疼痛用桂枝一錢五分當歸二錢煎湯下

中風口眼喎斜用生姜三錢當歸一錢白芷一錢煎湯下

中痰口眼喎斜用生姜汁五匙半夏末一錢五分白滾水送下

九種心痛用香附一錢五分良姜一錢五分煎湯下

飲食積滯腹痛下泄用神麯三錢煎湯下

飲食積滯腹痛不泄用神麯一錢木通一錢煎湯下

傷生冷腹痛用山查三錢生姜一錢煎湯下

傷飲食腹痛用麥芽二錢生姜一錢煎湯下

腹痛水瀉用生姜一錢炒老米一撮煎湯下

脾虛作瀉用白扁豆三錢煎湯下

胸腹煩悶膨脹用砂仁一錢生姜一錢煎湯下

男婦痞塊用神麯三錢檳榔一錢煎湯下

瘧疾用草菓一錢檳榔一錢煎湯下

虛人瘧疾用生姜一錢檳榔一錢煎湯下

痢疾用陳茶三錢生姜二錢煎湯下

一痰涎壅閉頭昏眩嘔用生姜汁三匙滚白水調下
一舌腫喉毒初起川銀花五錢煎湯下
一兩耳紅腫痄腮各症用銀花三錢元參一兩錢五分桔梗二錢煎湯下
一大頭瘋症用荆芥一錢鼠粘子一錢薄荷五分煎湯下
一肺癰用白合三錢煎湯下
一乳癰初起用蒲公英銀花瓜蔞各二錢通草一錢煎湯下
一喉嚨腫痛及雙單鵞等症用元參三錢桔梗三錢煎湯下
一虛火牙齒腫痛用熟石膏二錢煎湯下
一實火牙齒腫痛用生石膏二五分煎湯下
一兩眼腫痛用薄荷八分桑葉一錢煎湯下
一虛寒咳嗽用款冬花一錢五分甜杏仁一錢煎湯下
一痰火咳嗽用生姜汁蘿蔔汁各三匙滚白水調下
一五淋症用車前子二錢川草薢二錢煎湯下
一婦女經期患前各症照前引加當歸一錢白芍一錢煎湯下
一孕婦患前各症照前引加白朮一錢黄芩一錢煎湯下
一產後患前各症照前引加益母草三錢紅花三分煎湯下
或加當歸二錢乾姜八分亦可

一小兒驚風馬牙等症用生姜汁一匙滚白水調下

一小兒食積痞塊等症用山查三錢史君子肉四錢煎湯下

乳積者加雷丸

蕪荑各一錢

普濟藿香正氣丸　治四時瘟疫腹脹瘧疾瘴氣雨濕寒氣中寒

腹痛吐痢中暑感風吐瀉中濕身腫濕瀉或水土不服脾

胃不和飲食停滯復感外寒頭痛憎寒或吐逆咳嗽惡心

有痰痞悶不舒發熱多汗秋夏霍亂吐瀉煩渴不思飲食

等症皆宜此方

藿梗　半夏　砂仁　蘇葉　厚朴　香附　廣皮

伏毛　乾葛　白芷　麥芽　蒼朮　茯苓　防風

建麯　甘草　羌活　柴胡　赤芍　檳榔　川芎
升麻　桔梗　枳殼以上各等分
共爲細末老米糊丸如桂圓大每服一二丸淡姜湯送下
有火用茶湯送下忌厚味小兒一次半丸亦可

沆瀣丹　治小兒一切胎毒胎熱胎黃面赤目閉鵞口口瘡重舌
木舌喉閉乳蛾渾身壯熱小便黃赤大便閉結麻疹斑瘰
遊風癬疥流丹癮疹痰食風熱痄腮面腫十種火丹諸般
風搐及大人頭面三焦風熱等症並皆神效
杭川芎酒洗九錢　錦莊黃酒炒九錢　厚黃柏酒炒九錢

條黄芩酒炒九錢　黑牽牛炒去頭末六錢　蘇薄荷四錢五分
粉滑石水飛六錢　淨連翹去心六錢　尖檳榔童便酒洗七錢九分
京赤芍炒六錢　荊芥穗四錢五分　陳枳殼四錢五分麩炒
以上共爲細末煉蜜爲丸如芡實大月內之兒服一丸稍
大二九俱用茶湯化服乳母忌油膩煎炒等物帷胎寒胎
怯面青唇白者忌用服後但覺微有泄瀉則藥力行病即
減矣如不瀉再服之病重每日三服以愈爲度此方斷不
峻厲幸毋疑畏惟大人日服三五十丸按病輕重服之噙
症畏寒胸中蓄熱者勿

內府秘授青麟丸（出敬信錄）

錦紋大黃十觔或百觔先以淘米水浸半日切片曬乾再入無灰酒浸三日取出將大半乾用後藥逐次蒸曬

第一次用側柏葉墊甑底將大黃蒸一炷香取出曬乾○以後每次俱用側柏葉墊底起甑去葉不用

第二次用菉豆熬濃汁將大黃拌透蒸一炷香取起曬乾○第三次用大麥熬汁照前拌透蒸一炷香取起曬乾

第四次用黑料豆熬汁照前拌透蒸一炷香取起曬乾

第五次用槐條葉熬汁拌蒸曬乾每蒸以香爲度○第六次用桑葉熬汁拌蒸曬乾如前

第七次用桃葉熬汁拌蒸曬乾如前○第八次用車前草熬汁拌蒸曬乾如前

第九次用厚朴煎汁拌蒸曬乾如前○第十次用陳皮熬汁拌蒸曬乾如前

第十一次用半夏熬汁拌蒸曬乾如前○第十二次用白朮熬汁拌蒸曬乾如前

第十三香附熬汁拌蒸○第十四黃芩熬汁拌蒸
次用香附晒乾如前　次用黃芩晒乾如前
第十五無灰酒拌透串蒸三炷
次用無灰酒香取起晒乾
以上如法蒸晒製就爲極細末每末一觔入黃牛乳二碗藕汁
二兩梨汁二兩薑汁二兩童便二兩須取無病而清白者並無葱蒜腥
穢之氣方可用如無以煉蜜二兩代之煉蜜六兩和勻搗藥爲
丸如梧桐子大每服二錢小兒一錢照病用引
此方耑治男婦小兒耳目口鼻唇齒舌喉一切風熱諸病驚
風血熱咳嗽痢疾便閉骨蒸自汗中風中暑老年百病心神
不安痰火顛狂腸澼五痔黃疸瘡疥皮膚騷癢五淋溺血亂

蛾雙蛾單蛾蛾可服之應驗如神原本湯引甚有餘條未能
全刊凡腐瘡者燈心石膏引○癢者荊芥薄荷引○風熱者
燈心薄荷引○頭病川芎引○目病菊花引○齒痛炒梔蒺
藜引○口渴麥冬燈心引○喉痛甘草桔梗引○傷風紫蘇
西風引○咳嗽薑汁引○驚風勾藤蟬退引○大便閉枳殼
引○小便閉車前仁引○不寐棗仁引○瘡疾銀花花粉引
○黃疸茵陳引○痢疾檳榔紅花引○血症當歸茅根引○
餘病類推孕婦無忌惟陰寒畏冷足手厥冷者勿服

七寶如意丹　當歸酒洗淨一兩　檳榔雞心者一兩　木香一兩　紫菀去鬚洗淨一兩

人參去蘆一兩 川烏泡去皮尖一兩 川連去蘆鬚一兩 伏苓去皮一兩 桔梗去蘆一兩
乾薑慢火煨一兩 柴胡去蘆一兩 肉桂去皮晒一兩 菖蒲洗淨一兩 猪牙皂去皮一兩
川椒去子一兩 吳茱萸去梗盐水浸一夜一兩 厚朴去皮姜汁浸一兩 巴豆去殼去油三錢
大附子童便泡去皮一個 以上十九味選用道地好藥照分稱準
如法製就擇五月五日午時合或每月十七日遇庚申甲子
天德福德吉日以雞犬不鳴婦女不到之處爲丹室先安
眞君神位具陳合藥救人情詞將藥末和勻入臼中杵三千
下煉蜜爲丸如梧桐子大用好辰砂爲衣收貯瓶內置潔淨
處遇病照後開湯引五更時吞服忌魚腥油膩等物孕婦忌服

湯引

一蠱脹五九九九廿草湯下○一痞塊五九九九蓬朮湯下
一痢氣五般食積心腹膨脹心氣痛五九九九生姜湯下○
一酒毒便紅三九五九溫酒下○一陰症傷寒九九姜湯下
一腸中氣塊五九煨姜湯下○一腹中成塊痛不止五舟七
九皂角煎酒下○一瘧疾三九五九桃枝湯下○一誤吞毒
物九九温酒下○一膀胱疝氣腫痛三九研蘿蔔子或茴香
湯下○一喉閉七九九九温酒下○一瘟疫熱病三九五九
井水下○一鬼祟邪氣七九黑棗荊芥湯下○一陰陽二毒
傷寒傷風三九五九薄荷湯下○一嵐瘴不服水土伏屍傳
勞五癇九九姜湯下○一大麻風成塊面如蟲行口眼歪斜
撓眉爛肉五九九九偏身麻木左癱右瘓偏正頭風五九七
九鶴膝風紫白癜風癬三九五九俱荊芥煎酒下○一
腸風臟毒三九陳米湯下○一消渴瀉泄三九諸般痢大小
便閉七九温酒下○一赤痢五九七九黃連湯下○一白痢
五九七九甘草湯下○一氣喘咳嗽三九五九生姜湯下○
一番胃吐食五九七九草橙茄湯下○一五淋五九甘草灯

芯湯下○一腰背痛三丸五丸鹽湯下○一十腫水氣五丸茯苓湯下○一瘦虫三丸甘遂湯下○一黃疸五丸茵陳湯下○一諸痔三丸淡礬湯下○一血氣刺痛三丸元胡湯下○一産後腸痛下血五丸阿膠酒下○一血崩五丸百草霜調酒下○一死胎七丸苧麻煎酒下○一鬼胎三丸紙窩錘燈三字化灰開水同下○一血常頭痛三丸艾湯下○赤白帶三丸絲線灰調酒下○一月經不調及不受孕五丸艾醋湯下○一小兒急慢驚風一歲一丸三歲三丸金銀花薄荷湯下○一痢疾一歲一丸三歲三丸史君子燈芯湯下○一氣痛一歲一丸三歲三丸姜湯下○一唾涎咬牙一歲一丸鹽湯下○一腮腫丹瘤瘰癧三丸五丸溫酒下○右藥引一時不便用開水亦可小兒不能吞下化開服々此丹每有起死回生之妙

金錢散　治刀傷斧傷跌打損傷等症

馬前子半斤去毛炒黃便泡一月換新童便加枳殼六兩同

泡七日去章便晒乾焙乾亦可細末瓷瓶收貯遇有患處摻之止血生肌打傷重者沖酒服五分骨斷者加然銅一錢煆土鱉三個煎酒沖服效驗非常

沉香百消丸 去沉香名五香丸 治一切積聚善能消積消痞消痰消氣消滯消腫消痛消血消痢消蠱消膈消脹消悶藥料尋常功甚效大修德堂利人溥矣

香附 米醋炒　五靈脂 揀去沙石 各四兩　黑丑　白丑 各七　沉香 三錢

右藥五味共為細末醋糊為丸如菉豆大每服錢許小兒減半生薑送下有火者清茶送下如孕婦泄瀉久病者勿

服忌人參

華山碑記九類集出良朋　治一切積滯不論心痛脹悶那胷傷酒傷食面黃肌瘦十般丕氣共藥十九味服後萬病皆除功難盡述陳真人惟恐後人遺棄因留華山碑記

酸榴一對　陳皮　三稜　巴豆　大戟　芫花　五靈脂

甘遂　檳榔　桃仁　豆豉　大黃　皂角　烏梅

枳殼　青皮　木香　麥芽　神麯

以上各味一兩藥品俱要真正共爲粗末入膏粱酒五斤全藥煎乾焙炒微烟復研細末醋糊爲丸如菉豆大茶酒

在下誤與弱加減服之重者三四十丸輕者二三十丸小兒有積三五七丸效難盡述

金瘡鐵扇散　治一切刀傷自刎咽喉半斷囟破受傷將斃者皆可救治凡遇此者先令敷藥後必扇之活人無數原本詳有官案救治未能全載方附於後　○此方得之呂元甘公兩施刊送

象皮五錢切片用小鍋焙黃色以乾為度勿令焦　龍骨五錢用上白者生研

老材香一兩山陝等省無漆民間棺殮但用松香黃蠟塗於棺內數十年後有遷葬者棺朽另易新棺其朽棺內之香蠟即謂之老材香東南各省無老材香即以數百年陳石灰代之其效與老材香同

寸白香一兩即松香中黑色者　松香一兩與寸柏香一同鎔化攪傾入冷水取出晾乾

飛礬一兩將白礬入鍋內熬透便是

以上六味共爲細末貯磁罐中遇有刀石破傷者用藥敷傷口以扇向傷處搧之立愈忌臥熱處如傷處發腫皮紅凝煎黄連水用鵝毛洗塗之即消

七厘神效散

歸尾二錢 乳香二錢五分 沒藥二錢五分 紅花八錢 雄精八錢

硃砂二錢五分 兒茶二錢五分 血竭二錢五分 冰片三分 麝香三分

右藥十味共爲細末凡治刀傷跌打損傷及虎傷狗咬昏迷沉重者用酒或温水沖服三錢輕者一錢外以藥搽

刀口傷處如跌打未破者止用冲服不必敷掩若大傷者止用掩口不必冲服約人行七里飽愈屢試屢驗真神方也惟孕婦忌用

觀音救苦靈膏

大黃　生地　三稜　莪朮　川烏各二兩　羌活　白芷

黃柏　大戟　巴豆去殼　皂角　麻黃一　肉桂　枳實各八錢

木別　蓖麻去殼　甘遂各二兩　香附　芫花　桃仁　厚樸

檳榔　杏仁　細辛　獨活　防風　全蝎　玄參

穿山甲　五棓　花粉各七錢　蛇退　黃連各五錢　當歸一兩五錢

蛇蛻四兩　蜈蚣十條

以上稱足爲末用真麻油六斤浸五日加黄丹三十六兩

照後法熬膏

治症貼用列后

偏正頭風貼患處或捲條塞鼻○眼目赤腫將耳上所剃出血貼上○脹臌側腫各貼患處○咽喉雙單蛾貼患處仍將膏含化立愈○頭面虚腫風火牙痛貼患處○九種心痛肚腹痛將各貼患處甚者作丸吞溫水送○中風以筋撬開口作丸滴水吞○瘧疾貼臍上甚者作丸熱水滾酒吞○痢疾貼胃口紅痢用枚圓連殼核七枚打碎煎湯吞丸白痢用荔枝七枚打碎煎湯吞赤白痢兼用○勞瘵有虫貼夾脊尾骨肚臍飲甘草湯七日勞虫盡死○咳嗽吐痰貼前後心不可吞服○膨脹貼臍下丹田服丸亦可噎膈貼胃口吞丸○痰火哮喘貼前後心吞丸○大小便閉貼背臍吞丸○傷寒薑姜湯吞　汗出而愈六七日不大便者吞下即愈○女人赤白

帶下及經閉不通斷服丹田○難產及衣包不下作丸攝酒吞○血塊痞積貼患處若壯健者作丸吞一日便瀉出矣○小兒驚風作條塞鼻吞丸痛痘貼臍○腫毒惡瘡貼患處吞丸○臁瘡即十年不愈者貼之每日換洗十日全愈○痔漏內捲條外貼○便血腸紅夢遺白濁俱貼肚臍○吐血鼻血貼兩足心俱飲甘草湯

景岳會通膏　凡諸癰毒瘡塊風氣骨節疼痛無所不治

大黃　當歸　川芎　芍藥　生地　麻黃　木別仁

細辛　白芷　防風　荆芥　蒼朮　羌活　骨碎補

川烏　甘草　烏藥　南星　半夏　香附　蘿蔔子

官桂　蒼耳　草烏　艾葉　皂角　枳殼　萆麻子

三稜　蓬朮　巴豆　五棓　獨活　桃仁　透骨草　晒乾

蘇木　紅花　續斷　連翹　梔子　苦參　水紅花子

槐花　皂刺　乾薑　全蝎　殭蚕　川山甲　蜂房各一兩

蛇退一條　蜈蚣十四根　血餘一兩　獨蒜頭四　蟾一隻不用亦可

右藥五十四味用麻油七斤浸三日先煎血餘蓖麻木別桃仁巴豆蝦蟆獨蒜待半枯然後入餘藥去渣丹收後下細藥十味先研細末

阿魏一兩切碎入膏內化　乳香　木香　沒藥各二兩

丁香　雄黃　硃砂　血竭　兒茶各五錢　麝香不拘二三錢

右麝香丁香木香三味宜收後下之以上收油法凡熬成熟油一斤下飛淨好黃丹八兩若欲微嫩則祇下七兩五錢熟

熬再加炒丹如老再加熟油嫩化和勻攤貼 治驗難以盡述

紫雲膏 治一切無名腫毒

白芨 白蘞 馬前子 商陸根 當歸 獨活 萆麻仁

羌活 赤芍 生大黃各一兩 男子頭髮一團 麻油二斤春夏

浸藥三日依法熬膏每淨油一斤以炒黃丹八兩收之

許眞君救荒丸 倘歲値大荒飢餓者槩此方

所費不多壹料可濟千人

黄豆七斗水淘淨 黑芝蔴三斗照前淘淨同蒸蒸過即曬擘去皮 饑午時曬三蒸三曬遇陰雨火焙乾爲

末磨細開水搗爲丸如核桃大日服二丸可

止一日飢○小料十分之一可救百人之飢

○以上普濟二十餘方惟冀仁人君子脩合普 濟功德無量古

今施藥証案求子得子求壽得壽應如影響若能隨便備治

樂施拯救書曰作善降之百祥易曰積善之家必有餘慶余

將爲 諸君頌卜之也

亟拙錫 珍子謹識

醫學一統

[illegible]

丁未年重九

丁未年重刊

醫學一統

板存重慶府較場

古藥街儀

醫學一統

合陽特生黄爲良編輯
萬邑亞拙王錫鑫校訂

萬金一統

萬金者萬象之精粹也。一統者總括之大義也。太初者氣之始也。太始者形之始也。太數者質之始也。天者輕清而上浮也。地濁重濁而下凝也。陽之精者爲日。東升而西墜也。陰之精者爲月。夜見而晝隱也。天不足西北。西北陰也。地不滿東南。東南陽也。天氣下降。陽中有陰也。地氣上升。陰中有陽也。平旦至日中。天之陽。陽中陽也。日中至黄昏。天之陽。陽中陰也。合夜至雞鳴。天之陰。陰中陰也。雞鳴至平旦天之陰陰中陽也。三才者、天地人也。天地者、萬物之上下也。陰陽者、男女之氣血也。左右者、陰陽之分布也。木火者、陰陽之徵兆也。金木者、生成之終始也。玄氣凝空水生、赤氣炫空火生、蒼氣浮空木生、素氣橫空金生、黃氣際空土生、天地絪縕萬物化醇、男女媾精陰陽化生也。命者、天之賦也。精者、身之本也。形者、生之舍也。氣者、生之原也。神者、生之用也。心者、君主之官、神明出焉。肺者、相傳之官、治節出焉。膽者、中正之官、決斷出焉。膻中者、使臣之官、喜樂出焉。肝者、將軍之官、謀慮出焉。脾者、諫議之官、智用出焉。胃者、倉廩之官、五味出焉。大腸、傳導之官、變化出焉。小腸者受盛之官化物出焉腎者作强之官伎巧出焉三焦者決瀆之官水道出焉膀胱者州都之官津液藏焉氣化則能出矣十二官以外有命門命門精神之所舍男子以藏精女子以繫胞三陽者太陽陽明少陽也三陰者太陰少陰厥陰也陽明者兩陽合明也厥陰者兩陰交盡也手太陰肺也手陽明大腸也手少陰心也手太陽小腸也手厥陰心包手少陽三焦也足太陽膀胱也足少陰腎也足少陽膽也足厥陰肝也足陽明胃也足太陰脾也頭者諸陽之會也齒者腎之標骨之餘也髮屬心禀火氣也鬚屬腎禀水氣也眉屬肝禀木氣也毛屬肺禀金氣也咽者嚥物通水穀接三

脘以通胃也。喉者、候氣有九節、通五臟以系肺也。聲者、根出於腎也。善嚏者、肺氣也。善噫、脾氣也。呵欠者、腎氣也。髮者、血之餘也。爪者、筋之餘也。神者、氣之餘也。魂者、神明之輔弼也。魄者、精氣之匡佐也。榮者、水穀之精氣也。衛者、水穀之悍氣也。直行者、謂之經也。旁行者、謂之絡也。脉者、天真委和之氣也。三部、寸關尺也。九候、浮中沉也。五臟、心肝脾肺腎也。六腑、膽胃大小腸膀胱也。三焦、六腑之一。包絡、五臟之六。心與小腸脉、君火也。肝與膽脉、風木也。腎與膀胱脉、寒水也。肺與大腸脉、燥金也。脾與胃脉、濕土也。心包三焦、相火也。每部各有浮中沉三候也。浮主皮膚、候表及腑也。中主肌肉候胃氣也沉主筋骨候裏及藏也寸為陽在上部法天為心肺以應上焦主心胞以上至頭之疾也關為陰陽之中為中部法人為肝脾以應中焦主膈以下至臍之疾也尺為陰為下部法地為腎命以應下焦主臍以下至足之疾也四時脈弦鈎毛石也春脈弦者東方肝木也夏脈鈎者南方心火也秋脈毛者西方肺金也冬脈石者北方腎水也四季脈遲緩者中央脾土也四時不脈者六脈俱帶和緩也有胃氣則生無胃氣則死一呼一吸為一息也一息四至為平脈也五至無疴閏太息也太過不及病脈也關格覆溢死脈也三遲二敗冷而危也六數七極熱生多也八脫九斃

十歸墓也。十至一二疾脈也。兩息一至死脈也。五臟金木水火土也。相生吉，相尅凶也。若心見沈細，肝見短濇，腎見遲緩，肺見洪大，脾見弦長，皆遇所尅也。若心見緩，肝見洪，肺見沈，脾見濇，腎見弦，皆遇所生也。男子左手脈大於右者順也。女子右手脈大於左者順也。男子尺脈常弱，寸脈常盛，是其常也。女子尺脈常盛，寸脈常弱，是其常也。男得女脈爲不足，女得男脈爲有餘。左手屬陽，右手屬陰也。兩手關前爲陽，關後爲陰也。汗多亡陽陰也。諸陰寒，諸陽熱也。人迎者，左手關前一分是也。人迎以候天之六氣，風、寒、暑、濕、燥、火外感也。人迎浮盛則傷風也，緊盛則傷寒也，虛弱則傷暑也，沉細則傷濕也虛數則傷熱也氣口以候人之七情喜怒憂思悲恐驚內傷也喜脉散也怒脉激也憂脉濇也思脉結也悲脉緊也恐脉沉也驚脉動也人迎脉緊盛大於氣口一倍爲外感風寒皆屬表陽也腑也氣口脉緊盛大於人迎一倍爲內傷勞倦皆屬裏陰也臟也人迎氣口俱緊盛此爲夾食傷寒爲內傷外感也男子久病氣口充於人迎者爲有胃氣也女子久病人迎充於口氣者亦得胃氣也男不久瀉女不久吐也外因者六淫之邪也內因者七情之氣也不內外因者飲食勞倦跌撲也六脉者浮沉遲數滑濇也浮者在陽爲表爲風爲虛也沉者在陰爲裏爲濕爲實也遲

者在臟爲陰爲寒爲冷也數者在腑爲陽爲熱爲燥也濇者氣多血少也滑者氣少血多也八症者表裏虛實寒熱邪正是也八要者浮沉遲數滑濇大緩也表者脉浮以別之病不在裏也裏者脉沉以別之病不在表也虛者脉濇以別之五虛也實者脉滑以別之五實也寒者脉遲以別之臟腑積冷也熱者脉數以別之臟腑積熱也邪者脉大以別之外邪相感也正者脉緩以別之外邪無感也洪弦長散浮類也伏實短牢沉類也細小微散遲類也疾促緊急數類也動搖流利滑類也芤虛結滯濇類也堅實鈞革大類也濡弱柔和緩類也

○七表者浮、芤、滑、實、弦、緊、洪也。

浮按不足舉有餘在表。

浮者陽也脉內上行也。輕手按之滿指浮上。重手按之即無是爲浮脉。寸浮主傷風風邪上攻頭目而熱痛。關浮主胃氣虛弱而腹脹滿。尺浮主風邪入肺經大腸乾燥難通主中風。

芤脉中空兩畔居爲血。

芤者陽也浮大而軟中空傍實指下按之兩頭有中間無是爲芤脉。寸芤爲胸中積血或吐血或衄血。關芤主腸胃間生瘡濃血或大便中出血。尺芤主腎虛小便出血淋等症主失血。

滑體如珠中有力爲吐。

滑者陽也脉往來流利如珠走盤按之不濇不進不退是爲滑脉。寸滑主嘔逆痰飲 關滑主胃熱不欲食食卽吐。尺滑主小便淋濇尿赤疼痛主應吐。

實形偪偪如彊俱爲熱

實者陽也脉來迢迢而長動而有力而壯也。實是邪氣之實由正氣之本虛邪得乘之非元氣之自實故實者洩其邪氣經曰邪氣盛則實也。寸實主胞膈燥熱 關實主中焦腸胃刺痛 尺實主小腸脹滿小便淋痛主應下弦如始按弓弦狀爲寒。

弦者陽也。直也。按之挺直勁急狀如弓弦。時時帶數是爲弦脉。爲血氣收斂不舒暢主陰伏。寸弦主頭痛胞中急痛。關弦主胃寒腹痛。尺弦主小腹痛及臍下拘急主拘急。

緊若牽繩轉索切爲寒。

緊者陽也。脉來勁急按之長舉之若牽繩轉索之狀。爲邪氣激搏伏於榮衛之間。寸緊主風邪上攻頭面目痛。關緊主胸膈疼痛。尺緊主臍下脹滿疼痛主應疼。

洪舉按之皆極大爲脹偏主熱。

洪者陽也大也按之極大舉之有餘來至大而去且長是爲洪脉爲榮絡大熱血氣燔灼表裏皆熱寸洪主上焦胸膈有熱關洪主胃熱嘔反胃尺洪主下部有熱大便難下血小便赤澁及脚痠疼

○八裏脉微沉遲緩濇伏濡弱也

微來如有如無爲虚

微者陰也小也指下尋之往來甚微再再尋之若有若無又曰細極而軟無浮沉之别是爲微脉此爲敗血不止面赤無光爲氣血俱虚之候寸微主榮氣不足血少關微主氣結脾胃虚弱腹痛尺微主臍有積身寒小腹痛

沉舉都無按有餘

沉者陰也脉在肉下行也輕按全無重按乃見是為沉脉主氣脹兩肋手足時冷為陰逆陽鬱之候寸沉主胸中有痰關沉主心下冷氣中滿而痞且痛尺沉主腰脚重痠痛小便稠數

遲脉一息三度至為寒為痛

遲者陰也緩也脉來不急數也一息三至是為遲脉為陰盛陽虛之候或是脾虛或是腎寒為不足為虛浮而遲表而寒沉而遲裏有寒寸遲主心上有寒關遲主胃寒腹痛手足逆冷尺遲主腰脚重及下元虛冷

緩脉呼吸來徐徐爲弱

緩者陰也慢也往來紓緩呼吸徐徐不急而遲緩也一曰小於遲脉也以氣血向裏故脉來徐緩主腎間生氣耳鳴邪風積氣衝背爲痺爲不仁爲弱爲痰爲氣不足爲眩暈在上爲項强在下爲脚弱浮緩極沉緩極主氣血弱寸緩主風邪上攻而搐項筋痛關緩主脾胃氣結腹痛脹滿難伸尺緩主藏冷結聚腎虛下元冷

濇脉如刀輕刮竹少血

濇者陰也不流利圓滑也虛細而遲往來極難分伍不調謂脉蹇濇也其狀如雨沾沙如刀刮竹爲氣多血少精血不足之候寸濇

主心氣虛血少。關澀主脉血不足血散不能停留。尺澀主精血不足腎虛氣弱腸鳴下冷皆虛勞危症也

伏甚於沉須切骨霍亂積聚陰毒

伏者陰也藏也脉伏在肉下不上見也輕手取之絶不可見重取着於骨乃得爲陰陽潛伏毒氣閉三關關極閉塞之候寸伏主胸中積聚關伏主腸澼常欲瞑目尺伏主宿食不消癥瘕攻痛泄瀉

濡脉輕得重則散爲虛

濡者陰也脉無力浮而軟細也按之無有舉之則浮細小而軟必輕手乃可得如綿衣在水中綿漫在水虛浮見如水面若用指按

之則隨手而軟散不與手應此爲濡脉卽內經所謂輕浮也爲血氣俱不足之候寸濡主頭眩白汗關濡主少氣精神離散也尺濡主下元虛冷惡寒泄瀉

弱脉沉微舉卽無爲虛

弱者陰也不盛也脉來極細而軟按之欲絕未絕舉之卽無如爛綿相似輕手乃得重手乃無由精氣不足故脉委弱不振爲元氣虧耗痼冷之候寸弱主陽氣衰憊關弱主氣虛喘促尺弱主陰氣結陽氣少骨軟發熱又云少血下元極虛骨肉痠痛也

○九道脉者長短虛促結代牢動細也

長脈流利通三部。長者脈道迢迢然過於本位也。病主陽毒及三焦熱。

短脈本位尚不及。病主短氣。壅鬱不得舒暢。

虛脈遲大無力軟。病主氣血少。若虛弱則生驚。

促脈來數而急促。病主陽極兼氣滯。

結脈時止而遲緩。病主積氣兼閟痛。

代脈不還眞可吁。病主氣耗。

牢脈如弦沉更實。病主滿急。常主疼痛。

動脈鼓動無定居。病主虛癆血痢崩帶。

細脉雖有但如線病主氣少○

○七怪脉者謂不治之診也○

雀啄連來三五啄屋漏半日一點落魚翔似有一似無蝦遊靜中跳一躍彈石硬來尋即散搭指散亂為解索更有釜沸湧如羹旦點夕死不須藥○

○奇經八脉者陽維、陰維、陽蹻、陰蹻、衝任督帶也○陽維病苦寒熱也陰維病苦心痛也○陽蹻病陰緩而陽急也○陰蹻病陽緩而陰急也○寒、水、筋、血、氣、狐、癩也○女瘕聚也○帶之為病腹滿腰脹溶溶若坐水中也中風宜遲浮忌急實也○傷寒宜洪大忌沉細也○咳嗽宜浮濡忌沉伏也。腹脹宜洪大忌虛小也。下利宜虛小忌浮洪也。狂疾宜實大忌沉細也。霍亂宜浮洪忌微遲也。消渴宜數大忌虛小也。水氣宜浮大忌沉細也。鼻衄宜沉細忌浮大也。心腹疼痛宜沉細忌浮大也。上氣浮腫宜浮滑忌微細也。頭痛宜浮滑忌短濇也。喘急宜浮滑忌沉濇也。唾血宜沉弱忌浮大也。金瘡宜微細忌緊數弦也。中惡宜緊細忌浮大也。中毒宜洪大忌微細也。吐血宜沉小弱忌浮實大也。腸澼宜沉遲忌數疾也。內傷宜小弱忌弦緊也。風痺宜虛濡忌緊急也。溫病發熱忌微小也。腹中有積忌虛弱也。病熱忌脉靜也。病洩忌脉大也。翻胃宜浮緩忌沉濇也。欬逆宜浮緩忌弦急也。

諸氣宜浮緊忌虛弱也病滿宜滑實忌虛浮也婦人妊娠宜洪大忌沉細也產婦面赤舌青母活子死也面青舌赤沫出母死子活也面青舌青唇口俱青母子俱死也婦人已產宜小實忌虛浮也婦人虛勞右手數大者危也男女俱魚口氣大者亦危也循衣摸牀口臭不可近面色蒼髮直如麻遺尿不知舌捲囊縮眼目直視月無光彩牙齦黑臭汗出不止頭面俱痛眎物所見黑瑱耳目病及漸入口溫病大熱脈細小溫病汗出不至足形瘦發肘堅急以上諸般皆不利也人病脈不病者爲內虛也病欲閉目不欲見人者宜緩急而長忌短濇而浮也病者開目而渴心下牢者宜緊實

而數。忌浮濇而微也。若吐血復衄血者，宜沉細，忌浮大而牢也。病若譫語妄語，身常有熱，脉宜洪大，忌手足厥冷，脉微而細也。若大腹泄者，宜微細而濇，忌緊大而滑也。諸風掉眩，皆屬於肝。風木動搖。諸寒收引，皆屬於腎。寒性縮急。諸氣膹鬱，皆屬於肺。肺主氣。諸濕腫滿，皆屬於脾。脾不運行。諸痛癢瘡瘍，皆屬於心。火微則癢，火甚則痛。諸厥固泄，皆屬於下。下謂腎也，兼水火之司。陰精水衰則有熱厥，命門火衰則有寒厥，腎開竅於二陰，水衰火實則二便不通而爲固，水衰火實則二便不禁而爲泄。諸痿喘嘔，皆屬於上。上謂肺也，脾主氣，肺熱葉焦則諸臟無所稟氣，故有肺痿及筋脉骨肉諸痿喘嘔，亦屬上焦。諸熱瞀瘛，皆屬於火。昏亂抽掣。諸禁鼓慄，如喪神守，皆屬於火。內熱而外反寒，蓋火性就燥，內極既甚，衛外之陽皆湊入內，故外皆鼓慄也。諸逆衝上，皆屬於火。厥陰心包。諸燥狂越。皆屬於火。諸病胕腫。熱盛於內、水隨火溢。酸痛驚駭。皆屬於火。諸脹腹大皆於熱。太陰脾。熱鬱於內爲熱脹、脹亦有寒鬱而生寒脹者、東垣曰、大抵熱少寒多爲故立中滿分消丸治熱中滿分消湯治寒脹。諸病有聲。鼓之爲鼓。鼓脹。皆屬於熱。李士才曰、三病中多有屬寒者。諸轉反戾。轉筋之類。水液渾濁。皆屬於熱。大腸小腸。諸嘔吐酸。暴注下迫。火瀉裏急。皆屬於熱。少陽膽。諸項強直。皆屬於濕。太陽膀胱濕盛而兼風木之化。諸暴強直。皆屬於風。厥陰肝風性動急二症相類而一屬濕一屬風。諸病水液澄澈清冷。吐瀉。皆屬於寒。少陰腎。故大要曰。謹守病機。各司其屬。有者求之。或有熱有濕或有風有寒。無者求之。或無水或無火或非熱或非寒。盛者責之。虛者責之。五虛者脈細心虛皮寒肺虛氣少肝虛泄利前後腎虛飲食不入脾虛。漿粥入胃。泄注止。則虛者活。五實者肝盛心實皮熱肺實腹脹脾實前後不通腎實悶瞀肝實大小便通利而得汗者生矣五勝者氣勝則熱熱勝則腫燥勝則乾寒勝則浮濕勝則濡泄五惡者心惡熱肺惡寒肝惡風脾惡濕腎惡燥也六脫者脫氣脫血脫津脫液脫精脫神也五勞者久視傷血勞於神也久臥傷氣勞於肺也久坐傷肉勞於脾也久立傷骨勞於腎也久行傷筋勞於肝也盡力謀慮勞傷乎肝應筋極也曲運神機勞傷乎脾應極也意外過思勞傷乎心應脈極也預事而憂勞傷乎肺應氣極也矜持志節勞傷乎腎應骨極也頭者精神之府頭傾視深精神將脫也背者胸中之府背屈肩垂府將壞也腹者腎之府轉搖

不能。腎將敗也。骨者髓之府。不能久立。久立則振掉。骨將憊也。膝者筋之府。屈折不能行。則傴僂。筋將憊也。一損損於皮毛。皮聚而毛落矣。二損損於血脈。血脈虛少。不能榮於臟腑也。三損損於脾。肌肉消瘦。飲食不能肌膚也。四損損於肝。筋緩不能收持也。五損損於骨。骨痿不能起於床也。從上下者。骨痿不能起床者死也。從下上者。皮聚而毛落者死也。肺主皮毛。損其肺者。當益其氣也。心主血脈。損其心者。當調其榮衛也。脾主肌肉。損其脾者。當調其飲食。適其寒溫也。肝主筋。損其肝者。當緩其中也。腎主骨。損其骨者。當益其精也。憂愁思慮傷心也。逆寒飲冷傷肺也。恚怒氣逆傷肝也。飲食勞倦傷脾也。坐濕入水傷腎也。亢則害，承乃制也。寒極則生熱，熱極則生寒也。木極而似金也。火極而似水也。土極而似木也。金極而似火也。水極而似土也。五鬱者，達、發、奪、泄、折也。木鬱達之，謂吐之，令其調達也。火鬱發之，謂汗之，令其疏散也。土鬱奪之，謂下之，令無壅滯也。金鬱泄之，謂滲泄解表利小便也。水鬱折之，謂抑之，制其衝逆也。心下逆滿者，下之道也。氣上衝逆，起則眩暈，吐之過也。肉瞤筋惕，足踡惡寒者，汗之過也。脫陽者見鬼，氣不守也。脫陰者目盲，血不榮也。重陽者狂，氣并於陽也。重陰者癲，血守於陰也。氣留而不行者，爲氣先病也。血壅而不濡者，爲血後病也。

五臟不和則九氣而不通也。六腑不和則流結而為癰也。手屈而不伸者病在筋也。手伸而不屈者病在骨也。瘛者筋脈急而縮也。瘲者筋脈緩而伸也。搐搦者手足牽引一伸一縮。舌吐不收者陽强也。舌縮不能言者陰强也。春傷於風。夏必飧泄。風木尅土夏傷於暑。秋必痎瘧。秋暑熱伏藏復感秋風必為寒熱瘧。秋傷於濕。冬必咳嗽。秋濕既多冬木復旺寒濕相搏故咳冬傷於寒。春必病溫。寒毒最為殺伏藏肉裏至春為溫病夏為熱風病百病之媒也。風痱者謂四肢不舉收也。偏枯者謂半身不遂也。風懿者謂奄忽不知人也。風痺者謂諸痺類風狀也。癱者坦也。筋脈弛縱坦然而不舉也。瘓者渙也。血氣散漫渙然而不周也。寒者殺厲之氣也。傷寒者身熱無汗惡寒也傷風者身熱有汗惡風也太陽頭痛身熱脊強也陽明目痛鼻乾不眠也少陽耳聾脇痛寒熱嘔而口苦也太陰腹滿自利尺寸沉而津不到咽也少陰則舌乾而口燥也厥陰則煩滿而囊縮也寒熱往來者陰陽相勝也四肢不收者脾病也肉痿者肌肉不仁也五飲者支飲留飲痰飲懸飲溢飲也支飲者咳逆倚息短氣其形如腫也苓桂干朮湯留飲者背寒如掌大心下有留飲也脇下痛引缺盆脇下有留飲也短氣而渴胸中有留飲也治苓桂朮湯及腎氣湯與甘草甘遂湯痰飲者水走腸間瀝瀝有聲也宜苓桂干朮湯懸飲者水脇下咳嗽引重也宜甘遂半夏湯十棗湯溢飲者水流行於四肢汗

不出而身重也。宜大小青龍湯發汗以散其水。五泄者脾泄、胃泄、大腸泄、小腸泄、大瘕泄也。脾泄者腹中脹嘔逆也。宜補。胃泄者飲食不化也。宜溫補。大腸泄者食已窘迫也。宜行氣。小腸泄者溲便膿血也。宜和血。大瘕泄者。裹急後重也。宜和下。又有鶩溏泄者大腸有寒也。宜溫。腸垢者大腸有熱也。宜攻下。飧泄者食不化脾病也。宜補脾。脾弱者大便堅而小便利也。宜養血而潤燥。又有數重泄者凡水泄濕也。腹痛腸鳴而泄者火也。痛甚而泄泄而痛減者食也。任傷寒泄食者邪熱不殺谷也。五膈者、憂、恚、寒、熱、氣也。五噎者憂、思、勞、食、氣也。九氣者喜、怒、憂、思、悲、恐、驚、寒、暑也。五積者心肝脾肺腎也。心積任臍上至心下形如手臂伏梁肝積在左脇下形如覆盆肥氣也脾積居中在胃脘形如覆盆痞氣也肺積在右脇下大如覆杯息賁也腎積發入小腹上至臍下若豚狀奔豚也五疸者黃汗黃疸酒疸穀疸女勞瘟也五輪者風血肉氣水也八廓者天地水火風雷山澤也五癭者肉筋血氣石也六瘤者骨脂肉膿血石也九種心痛者飲食風冷熱悸蟲疰出來痛也七疝者寒水筋血氣狐㿗也三消者上消屬肺多飲水而少食大便如常也（大渴飲心移於肺傳爲消膈人參白虎湯主之）中消屬胃多飲食而善飢二便黃赤穢濁消少也（調胃承氣湯二黃丸主之）下消屬腎小便濁淋如膏狀煩燥引飲耳輪焦乾也（東垣用六味地黃丸）要之皆屬血虛也五淋者

氣血石膏勞也五痔者牡牝脉血腸痔也五痺皮痺脉痺肌痺骨痺筋痺也痛痺者筋骨攣痛也著痺者著而不行也行痺者走動不定也周痺者周身疼痛也腎移寒於肝則癰腫少氣也脾移寒於肝則癰腫筋攣也肝移寒於心則狂膈中矣心移寒於肺則肺消肺消者飲一溲二也肺移寒於腎爲涌水涌水者按腹不堅水氣客於大腸疾行則鳴濯濯如囊裹水之臟病也脾移熱於肝則爲驚衄也肝移熱於心則死也心移熱於肺傳爲消膈也肺移熱於腎傳爲柔痓也腎移熱於脾傳爲腸澼少陽痢病艶不可活也胞移熱於膀胱則癃溺血宜導赤散膀胱移熱於小腸隔腸不便上爲口糜

也小腸移熱於大腸爲虙瘕爲沉也大腸移熱於胃善食而瘦謂之食㑊胃移熱於膽亦曰食㑊也膽移熱於腦則頭頞鼻淵鼻淵者濁涕不止也五味辛甘苦酸鹹也多食辛則脉急而爪枯也多食甘則骨痩而毛落也多食苦則皮膚而髮拔也多食酸則肉胝䐢而脣揭也多食鹹則脉凝而變色也食酒者氣厚而上升陽也食肉者味厚而下降陰也味之薄者爲陰中之陽味薄則通酸苦甘鹹是也味之厚者爲陰中之陰味厚則泄酸苦鹹寒是也氣之薄者爲陽中之陰氣薄則發泄辛甘淡平寒凉是也氣之厚者爲陽中之陽氣厚則發熱辛甘溫熱是也輕淸成象本乎天者親

上重濁成形本乎地者親下氣味辛甘發散爲陽也氣味酸苦湧泄爲陰也清陽發腠理清之清者也清陽實四肢清之濁者也濁陰走五臟濁之清者也七方者大小緩急奇偶複也大者君一臣三九制之大也小者君一臣二制之小也緩者補上制下制以緩緩則氣味薄也急者補上治下制以急急則氣味厚也奇者君一臣二奇之制也君二臣三亦奇之制也偶者君二臣四偶之制也君四臣六亦偶之制也複者奇之而不出則偶之是爲重方也十劑者宣補瀉輕重滑濇燥濕也宣可去壅薑橘之屬通可去滯木通防杞補可去弱人參羊肉瀉可去閉葶藶大黃輕可去實葛根

麻黃重可去怯磁石鐵漿滑可去著冬葵榆皮澁可去脫牡礪龍骨燥可去濕桑皮赤小豆濕可去枯白赤石英又寒可去熱大黃朴硝熱可去寒附子官桂之屬是也百病晝則增劇夜則安靜是陽病有餘乃氣病而血不病也夜則增劇晝則安靜是陰病有餘乃血病而氣不病也晝則發熱夜則安靜是陽氣自旺於陽分也晝則安靜夜則發煩燥是陽氣下陷入陰分也晝則發熱煩燥夜皆亦然是重陽無陰也夜則惡寒晝則安靜是陰血自旺於陰分也夜則安靜晝則惡寒是陰氣上溢於陽中也夜則惡寒晝皆亦然是重陰無陽也急宜瀉其陰峻補其陽也晝則惡寒夜則煩燥

飲食不入名曰陰陽交錯者死也。火多水少爲陽實陰虛，其病爲熱也。水多火少爲陰實，其病爲寒也。白者肺虛，黑者腎足也。肥人濕多，瘦人火多也。在表者汗而發之，在裡下而奪之，在高者因而越之。慓悍者按而收之。臟寒虛脫者治以炎焫也。衂病攣急者治以鍼刺也。血實蓄急熱腫者治以砭石也。氣滯痿厥寒熱者治以引導也。經絡不通病生於不仁者治以醪醴也。血氣凝滯病生於筋脈者治以熨藥也。人能健步以髓會絕骨也。肩能任重以骨會大杼也。或人瘖而不寐也。少壯寐而不寤也。前富後貧者多鬱火也。前貧後富者喜傷心也。開鬼門者謂發其汗也。潔淨府者未利小便少狀新病攻邪爲主也衰或久病補虛爲先也調理脾胃醫中之王道也節戒飲食却病之良方也望而知之者謂神望其五色以知其病也聞而知之者謂聖聞其五音以知其病也問而知之者謂工問其所欲五味以知其病也切而知之者謂巧切其脈以察其病也能識感中傷三者治病之微甚也明内外不内外因者表裏之虛實也外感法張仲景也内傷法李東垣也熱病法劉何間也雜病法朱丹溪也能窮究四家之精微者醫家之道備矣

天一生水在人爲腎腎之竅爲耳又主骨齒精於此生焉地二生火在人爲心心之竅爲舌又主血氣毛髮神於此生焉天三生木

在人爲肝。肝之竅爲眼。又主筋膜爪甲。血於此藏焉。地四生金。在人爲肺。肺之竅爲鼻。又主皮膚。喘息氣於此出焉。天五生土。在人爲脾。脾之竅爲唇。又主肉。色氣與血皆此出納焉。

腎者肝之母也。肝者心之母也。心者脾之母也。脾者肺之母也。肺者腎之母也。所謂肝爲相火。則有瀉而無補。腎爲眞水。則有補而無瀉。故有補腎之丸。而無瀉腎之藥也。

心熱則口苦。肝熱則口酸。脾熱則口乾。肺熱則口辛。腎熱則口鹹。口淡者胃熱也。口臭者五臟之燥火也。